"十二五"普通高等教育本科国家级

高等学校医学规划教材配套教材

（供基础·临床·预防·口腔及药学等专业用）

# 医学免疫学
# 复习指南和题集
## （第2版）

Yixue Mianyixue Fuxi Zhinan He Tiji

**主　编** 吕昌龙　李　一　李殿俊

**副主编** 曹雅明　杨　巍　刘　平

**编　者**（按姓氏拼音排序）

| | | | |
|---|---|---|---|
| 曹雅明 | 中国医科大学 | 崔逢德 | 延边大学 |
| 冯　辉 | 中国医科大学 | 官　杰 | 齐齐哈尔医学院 |
| 金艾顺 | 哈尔滨医科大学 | 金权鑫 | 延边大学 |
| 李　一 | 吉林大学 | 李殿俊 | 哈尔滨医科大学 |
| 刘　辉 | 大连医科大学 | 刘　平 | 哈尔滨医科大学 |
| 刘北星 | 中国医科大学 | 刘永茂 | 吉林大学 |
| 栾希英 | 滨州医学院 | 吕昌龙 | 中国医科大学 |
| 祁赞梅 | 中国医科大学 | 单凤平 | 中国医科大学 |
| 孙　逊 | 中国医科大学 | 台桂香 | 吉林大学 |
| 王金岩 | 中国医科大学 | 王庆辉 | 中国医科大学 |
| 徐　雯 | 哈尔滨医科大学 | 杨　巍 | 吉林大学 |
| 於昊龙 | 辽宁何氏医学院 | 袁小林 | 大连大学 |
| 张　佩 | 辽宁医学院 | | |

高等教育出版社·北京

内容提要

　　本书为"十二五"普通高等教育本科国家级规划教材《医学免疫学》(第8版)的配套教学辅导用书。全书共25章,每章分为三个部分:第一部分为复习纲要,将医学免疫学主教材各章节的主要内容加以提炼,可以理解为该章节的骨架。第二部分为习题部分,可分为基础层次(包括A型、B型选择题)和扩展层次(包括C型、X型选择题、填空题、判断改错题、名词解释、问答题和病例分析题)两个层次,在基本涵盖了各章节的重点及难点的同时,尽量满足了不同专业背景读者的需要。第三部分为参考答案部分,放在数字课程上,供读者参考。

　　本书以医学免疫学课程教学大纲为指引,以打造简明、适量、适用的教辅用书为目标,以国家执业医师考试大纲,研究生入学考试纲要及同等学历人员申请学位全国统一考试大纲的要求为内容,其题型与其一致,可供广大高等医学院校本科阶段的学生复习使用,亦可作为国家执业医师考试,研究生入学考试及同等学历人员申请学位全国统一考试的辅导用书。

**图书在版编目（CIP）数据**

　　医学免疫学复习指南和题集 / 吕昌龙 , 李一 , 李殿俊主编 . --2 版 . -- 北京：高等教育出版社，2015.12（2016.12 重印）

　　供基础、临床、预防、口腔及药学等专业用

　　ISBN 978-7-04-044192-5

　　Ⅰ. ①医… Ⅱ. ①吕… ②李… ③李… Ⅲ. ①医药学 - 免疫学 - 医学院校 - 教学参考资料 Ⅳ. ① R392

　　中国版本图书馆 CIP 数据核字（2015）第 308479 号

| 策划编辑 | 杨　兵 | 责任编辑 | 杨　兵 | 封面设计 | 张　楠 | 责任印制 | 田　甜 |

| | | | |
|---|---|---|---|
| 出版发行 | 高等教育出版社 | 网　　址 | http://www.hep.edu.cn |
| 社　　址 | 北京市西城区德外大街4号 | | http://www.hep.com.cn |
| 邮政编码 | 100120 | 网上订购 | http://www.hepmall.com.cn |
| 印　　刷 | 北京人卫印刷厂 | | http://www.hepmall.com |
| 开　　本 | 787mm×1092mm　1/16 | | http://www.hepmall.cn |
| 印　　张 | 16.25 | 版　　次 | 2010 年 3 月第 1 版 |
| 字　　数 | 390千字 | | 2015 年 12 月第 2 版 |
| 购书热线 | 010-58581118 | 印　　次 | 2016 年 12 月第 3 次印刷 |
| 咨询电话 | 400-810-0598 | 定　　价 | 29.50 元 |

# 前　言

作为当代生命科学的前沿学科之一，医学免疫学进展突飞猛进、日新月异。不断涌现出的新发现、新领域、新技术和新思想，改写和颠覆着已有的知识体系。为了反映学科进展，满足高等医学教育发展的需要，《医学免疫学》（吕昌龙、李一、李殿俊主编）自1986年以来反复进行了8次修订，受到了师生广泛的好评。

然而，医学免疫学的学习并不容易。其知识系统抽象庞杂，难以全面掌握。如何引导学生在有限的时间里适当、适量地吃透基础知识，并应用其理论解决实际的医学问题，成为医学免疫学教学过程中面临的重要课题。适逢我国高等医学教育改革的深入和执业医师考试制度改革的落实，一本立足于帮助学生掌握医学免疫学基础理论、理解医学免疫学与临床的关系和应用，并提供与执业医师考试相匹配的习题资源的题集成为了医学免疫学学习的必要辅助教材。

《医学免疫学复习指南和题集》第2版作为配套教材，其知识点与《医学免疫学》第8版保持了同步更新。考虑到不同层次学生的需求，本次修订在继承第1版概念明确、重点突出、习题丰富的基础上重新编排，将全书的习题划分为基础层次和扩展层次两部分。基础层次的命题以新版执业医师考试大纲医学免疫学模块的学习要求为主导，扩展层次则覆盖研究生入学考试纲要及同等学历人员申请学位全国统一考试大纲的需要。为满足PBL教学和创新实践型人才培养的需要，本次修订在部分章节新增了少量"病例分析题"，旨在为高等医学教育改革提供一点新的思路，起到抛砖引玉的作用。

本书修订完稿之际，恰逢中国科学家在抗疟疾领域获诺贝尔生理学或医学奖的喜讯传来。愿本书为中国医学高等教育的发展做出贡献。本书内容如有不当之处，敬请批评指正。

吕昌龙　李一　李殿俊

2015 年 10 月

数字课程（基础版）

# 医学免疫学
# 复习指南和题集
## （第2版）

主编　吕昌龙　李　一　李殿俊

"十二五"普通高等教育本科国家级规划教材

医学免疫学复习指南和题集（第2版）主编　吕昌龙　李一　李殿俊

| 用户名 | | 密码 | | 验证码 | | 6874 | 进入课程 |

**内容介绍**　　纸质教材　　版权信息　　联系方式

医学免疫学复习指南和题集(第2版)数字课程与纸质教材一体化设计，紧密配合。数字课程包括参考答案等资源，丰富了教材内容，为学生自主学习提供便利。

**相关教材**

**医学免疫学(第8版)**
主编 吕昌龙 李殿俊 李一

**医学免疫学常用实验技术(第2版)**
主编 吕昌龙 李殿俊 李一

高等教育出版社

# http://abook.hep.com.cn/44192

# 使用说明

本书各章内容分为三个部分：复习纲要，习题，参考答案。参考答案放在数字课程上。

【复习纲要】基本覆盖了该章节所有应重点复习的基础知识点。特别是执业医师考试大纲规定的知识点。建议课前预习和课后复习时仔细通读并熟记。

【习题部分】分为基础层次和扩展层次。基础层次均为 A 型题和 B 型题，覆盖了该章节所有的基础知识，特别是执业医师考试大纲规定的知识点。建议课后及时完成。扩展层次有多种类型的习题，可满足参加研究生入学考试等高层次选拔考试人员的需要。建议学有余力的学生期末复习时选做。

现将部分类型习题和参考答案的使用说明如下：

【选择题】

A 型题即单项选择题。由一个题干和五个备选答案组成。应试者按主体的目的和要求从五个备选答案中选出最合适的答案即最佳答案，其余的答案可能部分正确或者不正确，为干扰选项。这类试题常常具有比较意义，在答题时，应找出最佳的或最恰当的备选答案。

执业医师考试中医学免疫学模块的出题类型主要是 A 型题。

B 型题为配伍题。本类试题先列出五个备选答案，接着提出多个问题。应试者给每一个问题从前面的备选答案中选配一个最合适的、最正确的答案。五个备选答案中的每一个可被选一次或几次，也可能一次不选。

C 型题是另一种类型的配伍题。与 B 型题不同的是，C 型题只有四个备选答案，即两种现象可能出现的四种情况。与 B 型题一样，每个备选答案可被选用一次或几次，也可能一次不选。

X 型题即不定项选择题，它由一个题干和四个备选答案组成。此类试题可有数个正确答案，答案的数目和组合均无规律性。做此类试题时应试者应选出所有正确答案，多选或少选均为错答。

【填空题】

参考答案中的"1."指有一个正确答案填写，"2~5."指有四个正确答案可填写在任何一个空内。

【判断改错题】

参考答案中"√"表示正确，不需改正。"×"表示错误，需要改正。改正的内容使用黑体字。在改正过程中，不正确的内容需要改写为正确的内容。

【名词解释】和【问答题】

名词解释题旨在考查学生对免疫学基本概念的理解和掌握。作答时应简明扼要地回答相应的概念。如同一名词有多种通用名称的，应予以列出。

问答题考查读者对免疫学基本概念、基本原理的理解、掌握和灵活运用。作答时应注意条目之间的逻辑关系，做到层次分明，有理有据。

名词解释和简答题的参考答案建议学生作答后熟记。

【病例分析题】

病例分析题鼓励发散思维，其答案的表述不要求与参考答案完全一致，但其叙述的免疫学理论、名词、方法等关键词的内容必须一致，并且其内容符合医学和免疫学规律。

# 目　录

第一章　绪论……………………………………………………………………………………… 1

第二章　抗原……………………………………………………………………………………… 6

第三章　免疫器官与组织………………………………………………………………………… 17

第四章　固有免疫细胞…………………………………………………………………………… 26

第五章　适应性免疫细胞 —— T 细胞…………………………………………………………… 35

第六章　适应性免疫细胞 —— B 细胞…………………………………………………………… 45

第七章　抗原呈递细胞…………………………………………………………………………… 54

第八章　抗体……………………………………………………………………………………… 59

第九章　补体系统………………………………………………………………………………… 73

第十章　细胞因子………………………………………………………………………………… 85

第十一章　主要组织相容性复合体……………………………………………………………… 99

第十二章　细胞黏附分子………………………………………………………………………… 111

第十三章　固有免疫应答………………………………………………………………………… 117

第十四章　适应性免疫应答——T 细胞介导的细胞免疫应答…………………………………… 127

第十五章　适应性免疫应答——抗体介导的体液免疫应答……………………………………… 139

第十六章　免疫应答的调节……………………………………………………………………… 147

第十七章　免疫耐受……………………………………………………………………………… 158

第十八章　自身免疫……………………………………………………………………………… 165

第十九章　超敏反应……………………………………………………………………………… 178

第二十章　移植免疫……………………………………………………………………………… 190

第二十一章　肿瘤免疫…………………………………………………………………………… 198

第二十二章　抗感染免疫………………………………………………………………………… 213

第二十三章　免疫缺陷…………………………………………………………………………… 221

第二十四章　免疫预防…………………………………………………………………………… 233

第二十五章　免疫学检测技术…………………………………………………………………… 241

主要参考文献……………………………………………………………………………………… 251

# 第一章 绪论

## 【复习纲要】

免疫学（immunology）：研究机体免疫系统的组成（免疫器官、免疫细胞和免疫分子）、结构及其免疫生物学（生理性的和病理性的）功能的学科。

### 一、免疫学科的形成

（一）免疫学开创期：16–17 世纪，种人"痘苗"预防天花。

中国最先开始用种人"痘苗"预防天花。最早记载于 11 世纪，16 世纪广泛使用，17 世纪传到其他国家，如俄国、朝鲜、日本、土耳其、英国等。

（二）抗传染免疫兴隆期：18–20 世纪初，抗传染免疫得到充分发展。

1. 确定免疫性分类：自动免疫和被动免疫，两者又称为适应性免疫。

（1）自动免疫：注射疫苗给机体，主动产生免疫力。

a. 牛痘苗的发明：18 世纪末（1798 年），英国乡村医生 Jenner 首先发明种牛痘预防天花。

b. 减毒疫苗的发明：19 世纪末期，Pasteur（法国化学家，免疫学家）和 Kock（德国细菌学家）成功地进行人工分离培养细菌并制成减毒活疫苗，进行疾病预防。如：高温培养炭疽杆菌，获得减毒株制成炭疽菌苗，预防炭疽病；将狂犬病毒注入家兔，获得减毒株制成狂犬病疫苗，预防狂犬病。

（2）被动免疫：注射抗体或免疫细胞给机体，被动获得免疫力。1890 年，Behring（德国）和北里（日本）创建血清疗法。如：将白喉类毒素注射给动物，获得抗白喉毒素血清，治疗白喉。

非特异性免疫：指人体的天然组织结构和生理功能在机体免疫中的作用。如：人皮肤、黏膜屏障；Bordet（比利时）发现补体的作用；Metchnikov（俄国）发现巨噬细胞的吞噬功能。

2. 提出体液和细胞免疫学说

1908 年 Ehrlich（德国），提出抗体产生的侧链学说，认为机体的免疫功能以抗体为主。

1884 年，Metchnikov 提出细胞免疫学说，即吞噬细胞的吞噬功能，认为机体免疫功能以细胞为主。

长时间内，在抗传染免疫方面以体液免疫学说占主导地位。

3. 观察到免疫效应的两面性

生理性：免疫防御功能——抗传染免疫；免疫稳定功能——消除衰老死亡细胞；免疫监视功能——抗肿瘤。病理性：变态反应，自身免疫病

4. 建立了血清学技术

抗原–抗体反应的检测法，如：凝集反应、沉淀反应、中和反应和补体结合反应。用于传染病的诊断和流行病学调查。也推动了非传染免疫研究进展，如：1901年，Landsteiner（奥地利）进行了血型抗原的研究，发现 ABO 血型，用于人类输血。

（三）免疫系统的确立：20 世纪中叶至今。

1. 免疫系统的确立

免疫系统分为固有免疫系统和适应性性免疫系统。

固有免疫系统（innate immune system），又称天然免疫系统（natural immune system）或非特异性免疫系统（non–specific immune system）：包括皮肤、黏膜屏障、天然免疫细胞和天然免疫分子。

适应性免疫系统（adaptive immune system），又称获得性免疫系统（aquired immune system）或特异性免疫系统（specific immune system）：

20 世纪 60 年代以前：确认淋巴结、脾、骨髓为免疫器官。

20 世纪 60 年代以后：确认①胸腺为免疫器官（中枢性），胸腺激素产生，T 细胞发育；②小淋巴细胞不是终末细胞，可活化、转化和增殖，并且有长寿命、短寿命两种；③骨髓中多能干细胞分化成各类免疫细胞；④淋巴细胞再循环，可充分接触抗原；⑤免疫细胞的类型、免疫分子的认识。

2. 免疫应答的认识逐渐完善

免疫应答是免疫细胞识别抗原后活化、增殖、分化，产生的应答产物（如抗体和效应性免疫细胞），参与生理性和病理性效应的过程。免疫应答包括固有免疫应答（非抗原针对性的）和适应性免疫应答（抗原针对性的）。提出了免疫耐受的概念。

## 二、人体免疫系统的三大功能

免疫（immunity）：机体识别和排除异物，维持机体生理平衡和稳定的功能。

表 1-1　人体免疫系统的三大功能分类及其表现

| 功能 | 正常表现 |
| --- | --- |
| 免疫防御（immunologic defense） | 抗感染性免疫 |
| 免疫稳定（immunologic homeostasis） | 消除炎症或衰老细胞 |
| 免疫监视（immunologic surveillance） | 防止细胞癌变 |

## 三、免疫学的最重要特点和最大贡献

1. 最重要特点：①识别性；②特异性；③记忆性；④调节性；⑤膜表面分子的多样性。

2. 最大贡献

（1）疫苗：牛痘苗接种预防天花成功，1979 年 WHO 宣布，天花在世界上被消灭。疫苗研究进展迅速，基因工程疫苗在我国早已应用于肝炎的预防。

（2）红细胞血型抗原：红细胞血型抗原的发现解决了输血反应。多种血型抗原被发现，如 Rh 血型抗原等。

（3）移植抗原：人类白细胞抗原（HLA）的发现，提高了器官移植成功率及延长其生存时间。

（4）特异性抗体制剂：特异性抗体制剂用于感染性疾病的防治，如白喉抗毒素，破伤风抗毒素、抗病毒血清等。抗非感染性疾病特异性抗体制剂用于移植排斥和肿瘤等疾病的防治。

（5）骨髓移植：骨髓移植用于白血病的治疗。我国已建立骨髓库。此外，干细胞移植，脐血移植用于疾病的治疗。

（6）克隆技术：分子克隆（基因克隆）及细胞克隆技术已用于多个学科领域。

（7）免疫学技术：具有特异、敏感、微量等特点，广泛应用于临床疾病诊断科学研究领域。

# 【习题部分】

## 一、基础层次

### A 型题

1. 可清除突变细胞，防止肿瘤发生的免疫功能是
   A. 免疫防御功能　　　　　B. 免疫监视功能　　　　　C. 免疫稳定功能
   D. 抗感染作用　　　　　　E. 吞噬功能

2. 清除损伤及自身衰老死亡细胞的免疫功能是
   A. 免疫监视　　　　　　　B. 免疫稳定　　　　　　　C. 免疫防御
   D. 补体作用　　　　　　　E. 吞噬作用

3. 免疫学是生命科学的重要组成部分之一，它起始于
   A. 生物化学　　　　　　　B. 病理学　　　　　　　　C. 病毒学
   D. 微生物学　　　　　　　E. 生理学

4. 提出抗体产生的侧链学说的学者是
   A. Jenrler　　　　　　　　B. Ehrlich　　　　　　　　C. Behring
   D. Bordet　　　　　　　　E. 北里

5. 提出细胞免疫学说的学者是
   A. Ehrlich　　　　　　　　B. Metchnikov　　　　　　C. Behring
   D. Landsteiner　　　　　　E. Tiselius

6. 发现 ABO 血型抗原的学者是
   A. Jerne　　　　　　　　　B. Burnet　　　　　　　　C. Medawar

D. Landsteiner        E. Behring

7. 免疫的正确概念是
   A. 机体对病原微生物的防御能力
   B. 机体抗传染的过程
   C. 机体识别和排除抗原性异物的功能
   D. 机体清除自身衰老、死亡的组织细胞的功能
   E. 机体清除杀灭自体突变细胞的功能

8. 免疫监视功能低下时，易发生
   A. 超敏反应      B. 移植排斥反应      C. 自身免疫病
   D. 肿瘤      E. 免疫缺陷病

9. 免疫功能不包括
   A. 免疫防御      B. 免疫监视      C. 免疫稳定
   D. 免疫记忆      E. 蛋白质的消化和吸收

10. 最早创造用人痘苗接种预防天花的国家是
    A. 中国      B. 朝鲜      C. 英国
    D. 俄国      E. 日本

11. 创用牛痘预防天花的学者是
    A. Pasteur      B. Jenner      C. Koch
    D. Landsteiner      E. Ehrlich

12. 医学免疫学研究的是
    A. 病原微生物的感染和机体防御能力
    B. 抗原抗体间的相互作用关系
    C. 人类免疫现象的原理和应用
    D. 动物对抗原刺激产生的免疫应答
    E. 细胞突变和免疫监视功能

13. 免疫监视功能是指机体
    A. 抵抗病原微生物感染的功能      B. 杀伤、清除自身突变细胞的功能
    C. 识别和排除异物的功能      D. 清除自身衰老、死亡细胞的功能
    E. 防止寄生虫感染的过程

14. 下列组合正确的是
    A. 肿瘤细胞 – 中性粒细胞 – 免疫防御
    B. 自身衰老细胞 – 抗体 – 免疫监视
    C. 葡萄球菌感染 – 中性粒细胞 – 免疫防御
    D. 病毒感染 – 抗体 – 免疫自稳
    E. 结核分枝杆菌感染 – 中性粒细胞 – 免疫监视

## 二、拓展层次

**X 型题**

1. 免疫功能的正常表现有
   A. 清除病变细胞
   B. 自身稳定
   C. 抗病毒
   D. 清除突变细胞

2. 免疫功能的异常表现有
   A. 超敏反应
   B. 发生肿瘤
   C. 自身免疫病
   D. 持续感染

**名词解释**

3. 免疫
4. 免疫防御
5. 免疫稳定

6. 免疫监视
7. 医学免疫学

（吕昌龙）

**ⓔ 参考答案**

# 第二章 抗原

## 【复习纲要】

### 一、抗原的基本概念及其基本特性

1. 抗原（antigen，Ag） 能刺激机体免疫系统发生免疫应答的物质。

2. 抗原的基本特性 免疫原性和抗原性。

免疫原性（immunogenicity）是指抗原能刺激机体免疫系统产生特异性抗体或致敏淋巴细胞的性能。

抗原性（antigenicity）又称免疫反应性，是指抗原能与相应的抗体或致敏淋巴细胞在体内外发生特异性结合的性能。

### 二、影响免疫原性的因素

1. 异物性 个体发育过程中免疫细胞从未接触的物质即异物，包括异体物质、同种异体物质及自身物质。异物性是构成抗原的首要条件。亲缘关系越远，其免疫原性越强。

2. 相对分子质量 相对分子质量越大，免疫原性越强。低于 4kD 者无免疫原性。

3. 化学组成及结构 化学组成复杂，尤其含有芳香族氨基酸如酪氨酸的蛋白质免疫原性较强。

4. 可降解性 即能被抗原呈递细胞降解的性质，如含 L- 氨基酸的蛋白质易被抗原呈递细胞降解后进行呈递。

此外还与宿主的遗传因素、年龄、性别和健康状态有关；与免疫原的剂量及进入途径有关。

### 三、抗原的特异性

特异性是指抗原刺激机体产生免疫应答及其与相应抗体或致敏淋巴细胞发生特异性结合的特性。抗原的特异性由抗原决定簇决定。

1. 抗原决定簇（antigenic determinant） 又称表位（epitope），是抗原分子中的特殊化学基团，是与 TCR/BCR 或抗体特异结合的部位。抗原表位的性质、数目、空间构象决定了抗原的特异性。

2. T、B 细胞表位 与 T 细胞结合的表位称 T 细胞表位，属于相连续的氨基酸序列构成片段，即线性决定簇。与 B 细胞结合的表位称 B 细胞表位，属于空间构象或氨基酸不相连的多肽，即构象决定簇，B 细胞表位也可以是线性决定簇。

3. 交叉反应 一种抗体除了与其相应的抗原反应外，还与其他抗原发生反应的现象称为交叉反应（cross-reaction）。交叉反应的本质是共同抗原的存在。具有相同或相似抗原决定簇的抗原称为共同抗原。

### 四、抗原的分类

1. 完全抗原和不完全抗原

根据性质，抗原可分为完全抗原和不完全抗原。前者同时具备免疫原性和抗原性；而后者只具有抗原性，又称半抗原。半抗原单独不能刺激机体产生效应物质，多为简单的有机小分子如药物，其与大分子蛋白质载体结合后可成为完全抗原。

2. 胸腺依赖性抗原和胸腺非依赖性抗原

根据抗原激活 B 细胞是否需要 Th 细胞的辅助，抗原可分为胸腺依赖性抗原（thymus dependent antigen，TD-Ag）和胸腺非依赖性抗原（thymus independent antigen，TI-Ag）。TD-Ag 只有在 Th 细胞辅助下，才能激活 B 细胞产生抗体；多为蛋白质抗原；既可引起体液免疫应答又可引起细胞免疫应答；产生以 IgG 为主的多种类型的抗体；可产生免疫记忆。TI-Ag 无需 Th 细胞辅助，能直接刺激 B 细胞活化产生抗体；多为多糖类抗原；只能引起体液免疫应答；产生 IgM 类型抗体；无免疫记忆。

3. 异种抗原、同种异型抗原、自身抗原、异嗜性抗原、独特型抗原

（1）异种抗原：指来自不同种属的抗原，如病原微生物及其产物、植物蛋白、异种动物血清等。

（2）同种异型抗原：指同一种属不同个体间的抗原，如 ABO 血型抗原、Rh 血型抗原、HLA 抗原等。

（3）自身抗原：指自身隐蔽的抗原和自身修饰的抗原。隐蔽性自身抗原是指免疫细胞从未接触过的抗原，如眼晶状体、眼葡萄膜色素、甲状腺球蛋白及精子等，当外伤、手术后上述抗原不慎入血易分别引起过敏性眼炎、交感性眼炎、变态反应性甲状腺炎及不孕症等。修饰的自身抗原是指在病毒感染、电离辐射及药物等作用下，抗原自身成分发生改变。如长期服用甲基多巴，可引起红细胞成分发生改变，导致自身免疫性溶血性贫血。

（4）异嗜性抗原（heterophil antigen）：亦称 Forssman 抗原，指一类与种属特异性无关的，存在于人、动物、植物、微生物组织间的共同抗原。大肠埃希菌 $O_{86}$ 与人 B 型血成分、肺炎球菌 $O_{14}$ 与人 A 型血成分有共同抗原，因此人类 ABO 血型天然抗体的产生与异嗜性抗原存在有关；溶血性链球菌与人肾小球基膜和心肌瓣膜有共同抗原成分，因此链球菌感染后易导致溶血性链球菌感染后肾小球肾炎和风湿性心脏病。支原体与 MG 株链球菌、立克次体与变形杆菌、EB 病毒与羊红细胞有共同抗原成分，因此可利用 MG 株链球菌、变形杆菌和羊红细胞与疑似患者血清发生凝集反应诊断支原体肺炎、斑疹伤寒和传染性单核细胞增多症。

（5）独特型抗原：TCR、BCR 或 Ig 的 V 区所具有的独特氨基酸顺序和空间构象，可诱导自体产生相应抗体，这些独特的氨基酸序列称为独特型抗原，可以与其诱生抗体可在体内形成独特型免疫网络，调节免疫应答。

4. 变应原与耐受原

能诱导机体产生变态反应（超敏反应）的抗原被称为变应原（allergen），如植物花粉、青霉素等；诱导机体产生免疫耐受的抗原称为耐受原（tolerogen），如某些肿瘤抗原。

## 五、超抗原（superantigen，SAg）

某些细菌或病毒产物能直接激活多种 T 细胞克隆，不需要抗原呈递细胞呈递，没有严格的 MHC 限制性，称为超抗原。超抗原分为外源性超抗原和内源性超抗原。前者主要是细菌毒素，如金黄色葡萄球菌肠毒素、A 族链球菌 M 蛋白等；后者多为病毒感染后，病毒 DNA 与宿主 DNA 整合表达出的产物，如 HIV 在体内的某些产物。

SAg 的特点为：具有强大激活 T 细胞能力，一般多肽抗原刺激机体仅能激活 $1/10^6 \sim 1/10^4$ 的 T 细胞，而 SAg 在较低浓度就可刺激增殖大部分具有 TCR-$V_\beta$ 序列的 T 细胞，被激活的 T 细胞可达到 5% ~ 20%；抗原无需处理，一端可直接与 MHC Ⅱ 类分子结合，另一端与 T 细胞 TCR β 链的 V 区结合；与细胞结合无 MHC 限制性。SAg 与多种细菌性食物中毒、某些自身免疫病、免疫抑制及 AIDS 和某些肿瘤发生有关。

## 六、佐剂

佐剂（adjuvant）是一些先于抗原或同时与抗原混合注入机体，可增强抗原的免疫原性或改变免疫应答类型的辅佐物质，属于非特异免疫增强剂。

佐剂其种类繁多，主要有：①油性佐剂，如弗氏佐剂（Freund adjuvant），是目前动物实验最常用的佐剂；②无机化合物，如磷酸铝或氢氧化铝；③微生物及其产物，如分枝杆菌、短小棒状杆菌及其他革兰阴性菌的脂多糖等；④脂质体，可作为多种抗原的佐剂；⑤免疫刺激复合物，如皂角苷佐剂 Quil-A、胆固醇和两性分子抗原的稳定的非共价结合混合物；⑥其他佐剂，如正在研究中的细胞因子佐剂，有 IL-2、IL-12、IFN-γ 等。

佐剂增强机体免疫应答的机制各不相同：①改变抗原的物理性状，延缓抗原降解和排除；②引发局部炎症反应，增强单核–巨噬细胞对抗原的呈递能力；③帮助抗原到达特异的免疫细胞器官；④刺激淋巴细胞增殖分化，增强和扩大免疫应答。

## 【习题部分】

## 一、基础层次

### A 型题

1. 决定抗原特异性的是

    A. 抗原的化学性质              B. 抗原分子结构的复杂性

C. 抗原分子的特殊化学基团      D. 抗原相对分子质量的大小

E. 抗原的物理性状

2. 根据 B 细胞激活是否依赖 Th 细胞辅助可将其分为

   A. TD-Ag 和 TI-Ag           B. 完全抗原和半抗原

   C. 天然抗原和人工抗原        D. 异种抗原和自身抗原

   E. 同种异型抗原和异嗜性抗原

3. 一般不具有免疫原性的抗原分子应小于

   A. 100 kD             B. 10 kD             C. 4 kD

   D. 1 kD              E. 0.4 kD

4. 属于隐蔽自身抗原的物质是

   A. 甲胎蛋白            B. 免疫球蛋白        C. 眼晶状体蛋白

   D. 受药物影响的血细胞    E. HLA 抗原

5. 对表位的描述正确的是

   A. 是抗原上与相应抗体结合的部位

   B. 是抗体上与相应抗原结合的部位

   C. 是补体上与相应抗原抗体复合物结合的部位

   D. 通常与抗原的凹陷部位相结合

   E. 是 B 或 T 细胞上与抗原特异性结合的部位

6. 引起变态反应性甲状腺炎（桥本甲状腺炎）的抗原是

   A. 异种抗原           B. 同种异型抗原       C. 异嗜性抗原

   D. 自身抗原           E. 独特型抗原

7. 同种动物不同个体之间组织细胞有差别的成分属于

   A. 独特型抗原         B. 异种抗原        C. 同种异型抗原

   D. 异嗜性抗原         E. 交叉抗原

8. 半抗原

   A. 既能触发细胞免疫应答，又能触发体液免疫应答

   B. 只能触发体液免疫应答

   C. 是抗原与载体的结合物

   D. 通常具有多肽的性质

   E. 能与相应抗体发生特异性结合

9. 关于抗原的正确叙述是

   A. 机体对抗原的应答效果与抗原的免疫途径有关

   B. 半抗原与载体结合后能诱导抗体产生，但此抗体缺乏结合抗原的能力

   C. Th 细胞辅助所有抗原刺激机体产生抗体

   D. 单独用半抗原免疫动物即能产生抗体

   E. 免疫抗原的剂量与免疫应答程度呈正相关

10. 属于半抗原的是
    A. ABO 血型物质　　　　　B. 磺胺　　　　　　　　C. 葡萄球菌肠毒素
    D. LPS　　　　　　　　　E. 细菌荚膜多糖

11. 能刺激机体产生抗二硝基酚（DNP）抗体的是
    A. DNP　　　　　　　　　B. DNP- 牛血清白蛋白　　C. 大剂量 DNP
    D. 小剂量牛血清白蛋白　　E. 大剂量牛血清白蛋白

12. 免疫原性极弱的是
    A. 核酸　　　　　　　　　B. 蛋白质　　　　　　　C. 类毒素
    D. 抗毒素　　　　　　　　E. 多糖

13. 免疫佐剂可以
    A. 改变免疫原的特异性　　　　　　B. 增强弱免疫原的免疫原性
    C. 增强半抗原的免疫原性　　　　　D. 减少免疫原毒性
    E. 增强免疫交叉反应性

14. B 细胞识别的决定簇通常是
    A. 构象决定簇　　　　　　B. 隐蔽性决定簇　　　　C. 连续性决定簇
    D. 顺序决定簇　　　　　　E. 线性决定簇

15. 进入人体循环后，易引起机体对自身组织产生免疫应答的是
    A. 流感病毒　　　　　　　B. 伤寒病毒　　　　　　C. 眼晶状体蛋白
    D. 红细胞血型抗原　　　　E. 类毒素

16. 关于异嗜性抗原的正确组合是
    A. 大肠埃希菌 $O_{86}$- 人 A 血型成分　　B. 肺炎球菌 $O_{14}$- 人 B 血型成分
    C. 大肠埃希菌 $O_{14}$- 人心肌组织　　　D. 大肠埃希菌 $O_{14}$- 人结肠黏膜
    E. 立克次体 – 大肠埃希菌

17. 关于抗原决定簇的正确叙述是
    A. 与特异性抗体 Fab 部分或致敏淋巴细胞膜特异性受体结合的部位
    B. 致敏淋巴细胞膜上与抗原特异性结合的部位
    C. 与相应抗体的 Fc 段特异性结合的部位
    D. 不完全抗原不具有决定簇
    E. 佐剂是决定簇的别名

18. 胸腺依赖性抗原
    A. 需在胸腺中加工处理
    B. 需要 Th 细胞的辅助才能刺激抗体的产生
    C. 仅引起迟发型超敏反应
    D. 易于诱导产生细胞免疫应答
    E. 只能激活 T 细胞，不能激活 B 细胞

19. 关于半抗原的正确叙述是
    A. 既有免疫原性，又有抗原性

B. 只有免疫原性，而无抗原性

C. 只有抗原性，而无免疫原性

D. 只有与蛋白质载体结合后才能与相应抗体结合

E. 只有与蛋白质载体结合才具有抗原性

20. 抗 TI-Ag 的抗体产生过程中的参与细胞是

    A. Th 和 B 细胞       B. NK 和 B 细胞       C. Th、B 和 Mφ 细胞

    D. B 细胞       E. Mφ 和 B 细胞

21. 抗 TD-Ag 的抗体产生过程中的参与细胞是

    A. Th 和 B 细胞       B. NK 和 B 细胞       C. Th、B 和 DC 细胞

    D. B 细胞       E. Mφ 和 B 细胞

22. 下列属于胸腺非依赖性抗原的是

    A. 类毒素       B. SRBC       C. 荚膜多糖

    D. BCG       E. 抗毒素血清

23. 用弱免疫原制备抗体的最佳免疫方式是

    A. 肌内注射       B. 皮下注射       C. 腹腔注射

    D. 静脉注射       E. 加佐剂皮内注射

24. 接种牛痘获得对天花的免疫力是因为

    A. 巨噬细胞增强对病毒的吞噬能力       B. 被动免疫

    C. 交叉反应       D. 天然免疫力的增强

    E. 抗原特异性的丧失

25. 抗原分子一般具备两种特性，即

    A. 异物性和可降解性       B. 多样性和多价性

    C. 胸腺依赖性和胸腺非依赖性       D. 免疫原性和抗原性

    E. 免疫原性和耐受性

26. 超抗原

    A. 有严格的 MHC 限制性

    B. 无需经 APC 加工可直接与 MHC II 类分子结合

    C. 与自身免疫无关

    D. 不需要 MHC II 类分子

    E. 只可活化少数 T 细胞克隆

27. T 细胞与 B 细胞通常识别

    A. 同一抗原分子上的相同表位       B. 同一抗原分子上的不同表位

    C. 同一抗原分子上的相似表位       D. 不同抗原分子上的相同表位

    E. 整个抗原分子

28. 与蛋白质载体结合后才具有免疫原性的物质是

    A. TD 抗原       B. TI 抗原       C. 变应原

    D. 半抗原       E. 佐剂

29. 关于免疫原性影响因素的正确叙述是
    A. 相对分子质量大小是决定免疫原性的唯一条件
    B. 含有大量芳香族氨基酸的蛋白质免疫原性较弱
    C. 含有单一氨基酸或糖基组成的聚合物免疫原性较强
    D. 颗粒性抗原的免疫原性强于可溶性抗原
    E. 一般聚合状态的蛋白质较其单体的免疫原性弱

30. TI 抗原激发 B 细胞产生的抗体类型为
    A. IgM                   B. IgD                   C. IgE
    D. IgG                   E. IgA

31. 因进行输精管结扎术而造成的自身免疫性睾丸炎的原因是
    A. 隐蔽性抗原的释放      B. 自身抗原发生改变      C. 分子模拟作用
    D. 决定簇扩展            E. 自身抗原被修饰

32. 服用甲基多巴发生自身免疫性溶血性贫血的原因是
    A. 隐蔽性抗原的释放      B. Th 与 Ts 细胞调节异常   C. 分子模拟作用
    D. 决定簇扩展            E. 自身抗原被修饰

33. A 族溶血性链球菌感染导致风湿性心脏病的原因是
    A. 隐蔽性抗原的释放      B. Th 与 Ts 细胞调节异常   C. 分子模拟作用
    D. 决定簇扩展            E. 自身抗原被修饰

34. 器官移植引起排斥反应的是
    A. 同种异型抗原          B. 异种抗原              C. 自身抗原
    D. 异嗜性抗原           E. 隐蔽抗原

35. 天然蛋白抗原通常具有
    A. 单一种类抗原决定簇              B. B 细胞丝裂原和重复 B 细胞表位
    C. 仅位于分子内部的线性决定簇       D. T 细胞表位和 B 细胞表位
    E. 只位于分子表面的构象决定簇

36. 关于超抗原的正确叙述是
    A. 金黄色葡萄球菌肠毒素是一种内源性超抗原
    B. 经 APC 的加工处理后与 MHC Ⅱ类分子具有高亲和力
    C. 不与 MHC 分子结合，无 MHC 限制性
    D. 内源性超抗原存在于所有哺乳动物体内
    E. 与 T 细胞 TCR-β 链 V 区连接

37. 与半抗原偶联的载体作用是
    A. 赋予半抗原较大的分子量和复杂的结构
    B. 赋予半抗原特异性
    C. 改变机体对半抗原的免疫应答类型
    D. 加快半抗原在体内的分解
    E. 加快半抗原的抗原呈递过程

38. 关于丝裂原叙述正确的是
    A. 刀豆蛋白主要对 B 细胞敏感
    B. 特异的淋巴细胞激活剂
    C. SPA 主要刺激人的 T 细胞
    D. 不需要通过 T、B 细胞表面的受体作用
    E. 在体外非特异性刺激静止的淋巴细胞转化为淋巴母细胞

39. 对人而言，属于隐藏的自身抗原物质是
    A. 甲胎蛋白
    B. ABO 血型物质
    C. 神经髓鞘磷脂碱性蛋白
    D. 受电离辐射药物影响的细胞
    E. 免疫球蛋白

40. 从理论上讲，下列哪种动物的血清蛋白对猴子的免疫原性最强
    A. 人
    B. 马
    C. 鸡
    D. 小鼠
    E. 鱼

41. 关于超抗原不正确的是
    A. 可导致中毒性休克
    B. 可诱发自身免疫病
    C. 可非特异激活 T 细胞
    D. 可诱导产生大量细胞因子
    E. 不需要 MHC 分子参与

42. 下列哪种物质对人体来说不是抗原
    A. 动物的免疫血清
    B. 自身释放的晶体蛋白
    C. 异种移植抗原
    D. 自身皮肤移植
    E. 异种血型的红细胞

43. 免疫佐剂是
    A. 增强半抗原免疫原性的物质
    B. 减少免疫原毒性的物质
    C. 增强免疫交叉反应性的物质
    D. 增强造血作用的物质
    E. 增强对抗原免疫应答的物质

44. 下列哪种物质没有免疫原性
    A. TD 抗原
    B. 抗体
    C. 补体
    D. 半抗原
    E. TI 抗原

45. 下列哪种物质对人体来说不是抗原物质
    A. 人血清白蛋白
    B. 牛血清白蛋白
    C. 减毒活疫苗
    D. 类毒素
    E. 细菌外毒素

B 型题
题 46–48
    A. 独特型抗原
    B. 同种异型抗原
    C. 异嗜性抗原
    D. 异种抗原
    E. 自身抗原

46. 同种不同个体间存在的不同抗原是

47. 存在于不同种属之间的共同抗原是

48. 来自不同种属的抗原是

题 49~53

    A. HLA             B. 青霉素            C. 花粉

    D. 进入血液的精子      E. Forssman 抗原

49. 属于半抗原的是

50. 属于同种异型抗原的是

51. 属于常见变应原的是

52. 属于异嗜性抗原的是

53. 属于自身抗原的是

题 54~55

    A. 抗毒素特性         B. 过敏反应         C. 载体效应

    D. 佐剂作用          E. 交叉反应

54. 血清防治白喉反应出

55. 血清引发过敏性休克反应出

题 56~58

    A. SEA            B. ABO 血型物质     C. LPS

    D. BSA            E. DNP

56. 属于 TI 抗原的是

57. 用作载体的是

58. 属于超抗原的是

题 59~60

    A. 完全抗原          B. 半抗原          C. 超抗原

    D. 异嗜性抗原      E. 自身抗原

59. 有抗原性，但无免疫原性的是

60. 不同种系动物、植物或微生物之间存在的共同抗原的是

## 二、拓展层次

### X 型题

1. 关于 TI 抗原正确的是

    A. 具有重复出现的抗原决定簇

    B. 刺激 B 细胞产生抗体时，不需要 Th 细胞的辅助

    C. 化学特性一般为多糖

    D. 可引起再次免疫应答

2. 关于抗原决定簇，正确的叙述有

    A. 是大分子物质             B. 相当于半抗原

    C. 决定抗原的特异性        D. 一个抗原分子可有多种抗原决定簇

3. 与抗原免疫原性有关的是

A. 相对分子质量大小　　　　　　B. 异物性

C. 化学组成及分子结构的复杂性　D. 免疫途径

4. 人类的同种异型抗原是

A. HLA 抗原　　　　　　　　　B. 血型抗原

C. Rh 血型抗原　　　　　　　　D. 种特异抗原

5. 属于 TD 抗原的是

A. 血清蛋白　　　　　　　　　B. 细菌外毒素

C. 类毒素　　　　　　　　　　D. 细菌脂多糖

6. 类毒素

A. 由外毒素经处理而成　　　　B. 主要成分为脂多糖

C. 抗原性与外毒素相似　　　　D. 是细菌的细胞壁成分

7. 关于 TI-2 抗原的正确叙述是

A. 具有 B 细胞丝裂原和单一重复 B 细胞表位

B. 只能刺激 B 细胞产生 IgM 抗体

C. 荚膜多糖属于 TI-2 抗原

D. 刺激 B 细胞产生抗体不需要 Th 细胞辅助

8. 超抗原具有的特点是

A. 无严格的抗原特异性

B. 与 T 细胞 TCRα 链 V 区相连

C. 能激活 T 细胞的多克隆

D. 需抗原呈递细胞加工处理，但无 MHC 限制

9. 关于 Rh 抗原下列正确的是

A. 分布于红细胞膜上的跨膜蛋白

B. 我国汉族人中绝大多数为 Rh 阳性

C. 人类血清中存在抗 Rh 因子的天然抗体

D. Rh 阳性孕妇怀有 Rh 阴性胎儿时可发生新生儿溶血反应

10. TI 抗原引起免疫应答的特点是

A. 只引起细胞免疫　　　　　　B. 只引起体液免疫

C. 不引起再次应答　　　　　　D. 有免疫记忆

11. TD 抗原引起免疫应答的特点是

A. 刺激机体产生抗体需 Th 细胞辅助　B. 可引起体液和细胞免疫

C. 只引起细胞免疫　　　　　　D. 可引起再次免疫应答

12. 交叉反应

A. 否定了抗原的特异性

B. 本质是共同抗原表位的存在

C. 是由于不同抗原之间含有相同的抗原表位

D. 是由于不同抗原之间含有相似的抗原表位

**填空题**

13. 抗原具备两种基本特性，即【1】和【2】。具备这两种特性的抗原成为【3】。

14. 根据抗原性质的不同，可将其分为【4】和【5】。

15. 根据抗原刺激 B 细胞产生抗体时，是否需要 Th 细胞的辅助进行抗原分类，类毒素属于【6】抗原，LPS 属于【7】抗原。

16. 外毒素经 0.3% ~ 0.4% 的甲醛处理后，失去【8】，但保留【9】，成为类毒素。

17. BCR/ 抗体识别的抗原决定簇一般多位于【10】，属于【11】决定簇；TCR 抗体识别的抗原决定簇一般多位于【12】，属于【13】决定簇。

18. 小分子药物多为【14】，必须与【15】结合才能刺激机体产生免疫应答。

19. 目前广泛用于动物实验的佐剂是【16】和【17】。

20.【18】经产妇怀有【19】胎儿时，可因 Rh 血型不符而产生新生儿溶血反应。

21. 根据与人类的亲缘关系分类，MHC 分子属于【20】抗原，抗毒素血清属于【21】抗原。

22. 抗原的结合价是指能与抗体分子结合的【22】的数目，半抗原为【23】价；天然抗原为【24】价。

**判断题**

24. B 细胞表位为免疫原性多肽片段，属于连续性决定簇。

25. B 细胞识别的表位通常是天然表位，常位于抗原分子表面。

26. 同种异型抗原又称 Forssman 抗原。

27. 免疫佐剂可以导致注射部位及其局部淋巴结的炎症反应，有利于刺激免疫细胞的增殖作用。

28. 免疫佐剂可以增强半抗原的免疫原性。

29. 抗原决定簇是抗原结构上具有特异性的部分。

30. 因超抗原可与 MHC Ⅱ类分子高亲和力结合，所以具有严格的 MHC 限制性。

31. 具有免疫反应性的物质一定具有免疫原性。

32. 佐剂可以特异性增强抗原的免疫原性。

33. 因为 Rh 抗原是蛋白质，所以其免疫原性比 A、B 血型抗原强。

**名词解释**

34. 抗原　　　　　　35. 抗原决定簇　　　　　　36. 交叉反应

37. 异嗜性抗原　　　38. 佐剂

**问答题**

39. 影响免疫原的因素有哪些？

40. 同种异型抗原有哪些？各有何医学意义？

（崔逢德　金权鑫）

🅔 **参考答案**

# 第三章　免疫器官与组织

## [ 复习纲要 ]

免疫系统的器官和组织主要由淋巴样组织构成。按其功能不同，分为中枢免疫器官和外周免疫器官及组织。

### 一、中枢免疫器官

中枢免疫器官是免疫细胞发生、分化和成熟的场所，包括胸腺和骨髓。

#### （一）骨髓

骨骼是造血组织，也是各类免疫细胞的发生场所。

1. 造血干细胞的分化　造血干细胞在骨髓微环境中，首先分化成髓样祖细胞和淋巴样祖细胞。髓样祖细胞分化为中性粒细胞、单核细胞、嗜酸性粒细胞、嗜碱性粒细胞、红细胞和血小板；淋巴样祖细胞分化为成熟的 T 细胞、B 细胞和 NK 细胞。

2. B 细胞在骨髓内的发育

（1）B 细胞在骨髓内的发育过程：经历从淋巴样前体细胞（lymphoid progenitor）到早祖 B 细胞（early pro-B cells）、晚祖 B 细胞（late pro-B cells）、大前 B 细胞（large pre-B cells）、小前 B 细胞（small pre-B cells）和未成熟 B 细胞（immature B cells）几个阶段。从未成熟 B 细胞到成熟 B 细胞的最终发育阶段则是在外周免疫器官，如脾等器官内完成。B 细胞的发育依赖于骨髓内的基质细胞（stromal cells）。骨髓基质细胞在 B 细胞发育中有两个作用：①通过细胞间黏附分子的结合，如基质细胞表面表达的细胞黏附分子 VCAM-1 与早祖 B 细胞表达的 VLA-4 结合；②提供生长因子，如 SCF 和 IL-7 等。

（2）B 细胞受体（BCR）的表达：BCR 为膜表面免疫球蛋白（Ig），编码 Ig 的轻、重链基因重排与表达起始于 B 细胞的不同发育阶段。早祖 B 细胞 $D_H$ 与 $J_H$ 连接，晚祖 B 细胞 $V_H$ 与 $DJ_H$ 连接，无 Ig 肽链出现；前 B 细胞出现完整 μ 链表达，与替代轻链（λ5/VpreB）结合形成前 B 细胞受体；小前 B 细胞轻链基因开始重排；未成熟 B 细胞有 IgM 分子表达。

（3）B 细胞发育中的其他分子表达：早祖 B 细胞后的各发育阶段有 CD45R 和 CD19 分子的表达；晚祖 B 细胞表达 c-kit（CD117）、CD43、和 IL-7 受体（IL-7R），晚祖 B 细胞还表达 CD25（低亲和性的 IL-2 受体）；前 B 细胞表达 CD25 和 BP-1（氨基肽酶），大前 B 细胞还表达 CD43 和 IL-7 受体（IL-7R）；B 细胞发育过程中还表达 RAG-1 和 RAG-2（重组活化基因）的编码产物和 TdT（末端脱氧核苷转移酶）等。

**（二）胸腺**

胸腺发生于胚胎早期，吸引造血器官来源的细胞分布其内，在此变成大量的胸腺细胞，进一步发育成 T 细胞谱系。

1. 胸腺的构成与 T 细胞发育的微环境

胸腺由结缔组织形成的间隔分成多个不完整的小叶，每个小叶含有皮质和髓质两部分。胸腺的微环境主要是由胸腺上皮细胞、巨噬细胞、树突细胞及细胞外基质成分构成的。胸腺上皮细胞以两种方式影响胸腺细胞的分化：①上皮细胞与胸腺细胞间通过各自表达的膜分子相互接触，如上皮细胞表达的 MHC- Ⅰ类或Ⅱ类分子与胸腺细胞表达的 TCR 结合。②胸腺上皮细胞可分泌细胞因子（如：IL-1、IL-2、IL-6、IL-7、TNF-α、GM-CSF 等），与胸腺细胞上的相应受体结合。

胸腺内的树突细胞较集中存在于皮质 – 髓质交界处，表达高水平的 MHC- Ⅱ类分子。散在的巨噬细胞表达低水平的 MHC- Ⅱ类分子。这两类细胞借助 MHC- Ⅱ类分子对 T 细胞的选择发育起重要作用。

2. T 细胞在胸腺内的发育

（1）T 细胞在胸腺内的发育过程：来自骨髓的淋巴样干细胞从被膜下区、皮质区到髓质区移行，即从"双阴性（$CD4^-CD8^-$）"胸腺细胞、"双阳性（$CD4^+CD8^+$）"胸腺细胞到"单阳性（$CD4^+$ 或 $CD8^+$）"胸腺细胞（成熟 T 细胞）的成熟过程。最终仅有小于 5% 的胸腺细胞发育成成熟 T 细胞。

（2）胸腺细胞表面膜分子的表达：①"双阴性"胸腺细胞主要存在于被膜下区和浅皮质区。②"双阳性"细胞主要是皮质区胸腺细胞。③"单阳性"TCRαβT 细胞表型为 $CD3^+CD4^+$ 或 $CD3^+CD8^+$，发育成熟的 T 细胞从皮质 – 髓质交界处进入髓质。

（3）编码 TCR 的基因：TCRαβT 细胞和 TCRγδT 细胞来自共同的前体，同一细胞内存在编码 α、β、δ 和 γ 四条肽链的基因。β 和 γ 链基因位于 7 号染色体，α 和 δ 链基因位于 14 号染色体。在胸腺细胞的发育过程中，是 γ、δ 基因成功重排和表达，还是 β 基因成功重排和表达成熟为 γδT 细胞，还是成熟为 αβT 细胞。

（4）胸腺细胞发育中的阳性选择与阴性选择

1）阳性选择（positive selection）：是指发育中的胸腺细胞表达的 TCR 同自身 MHC 分子结合，使得能够识别自身 MHC 分子的胸腺细胞存活继续发育的过程。阳性选择决定 T 细胞对抗原应答的 MHC 限制性。

2）阴性选择：是指胸腺内发育中的表达针对自身抗原 TCR 的 T 细胞与自身抗原结合后死亡，即自身反应性 T 细胞克隆清除的过程。阴性选择决定自身耐受性。

阳性选择和阴性选择过程中被克隆清除的细胞经历了一种生物学的程序化细胞死亡过程，称为凋亡（apoptosis）。细胞凋亡是一种自身调节性死亡，其过程大体是细胞表面分子受到诱导因子刺激并将信号传入细胞内部，接着触发细胞内部某些酶类的活化及相关基因的表达，导致细胞死亡。

## 二、外周免疫器官与组织

外周免疫器官与组织 B 细胞成熟的场所，也是成熟 T 细胞和 B 细胞在抗原刺激下发生免疫应答的部位。外周免疫器官与组织包括淋巴结、脾、黏膜伴随淋巴组织等。

1. 淋巴结：由被膜和实质组成。浅皮质区主要由淋巴滤泡构成，富含 B 细胞；副皮质区（paracortex）主要含有 T 细胞和树突细胞。淋巴结内 T 细胞约占 75%，B 细胞约占 25%。经树突状细胞摄取后或直接进入淋巴液的感染机体的病原体带到淋巴结产生免疫应答。

2. 脾：是人类最大的免疫器官，靠近中央动脉的是动脉周围淋巴鞘（periarteriolar lymphoid sheath，PALS），主要有 T 细胞分布。PALS 的外周有 B 细胞构成的滤泡。T 细胞约占 45%；B 细胞约占 55%。进入血液循环的抗原物质被带到脾产生免疫应答。

3. 黏膜免疫系统：由黏膜局部的黏膜相关淋巴样组织（mucosa-associated lymphoid tissue，MALT）及免疫细胞组成。

（1）黏膜相关淋巴样组织的组成：MALT 是指存在于呼吸道、肠道和泌尿生殖道黏膜局部的散在淋巴组织和一些带有淋巴滤泡的器官化的淋巴组织。位于肠道内的 MALT 称为肠道相关淋巴样组织（gut-associated lymphoid tisses，GALT）。位于呼吸道的 MALT 称为支气管相关淋巴样组织（bronchus-associated lymphoid tissues，BALT）。GALT 包括扁桃体、增殖腺、阑尾、小肠的派尔集合淋巴结（Peyer's patches）和大肠及直肠的孤立的淋巴滤泡。食管与气道的入口处扁桃体和增殖腺形成一个 Waldeyer 环。派尔集合淋巴结上面有被特化的含 M 细胞（又称微折叠细胞）的小肠上皮覆盖。M 细胞内吞肠腔内的分子和颗粒，以囊泡形式转运并再释放到细胞基底面细胞外空间，此过程称为转胞吞作用（transcytosis）。M 细胞不具有抗原呈递细胞的作用。

（2）黏膜免疫系统的淋巴细胞的组成：黏膜免疫系统的淋巴细胞除具有表达 CD4 或 CD8 的 TCRαβT 细胞外，还有 TCRγδ 或 CD8ααTCRαβ 表型的 T 细胞。表达 CD8αα 同质双体 TCRαβT 细胞多于表达 CD8αβ 异质双体的 TCRαβT 细胞。小鼠约 50% 黏膜上皮内淋巴细胞（IEL）是表达 TCRγδ 的 T 细胞；人类约 10% 的黏膜 IEL 是 TCRγδ T 细胞。

（3）分泌型 IgA 的合成过程：分泌型 IgA（SIgA）约占肠道黏膜分泌物中抗体成分的 60%。其分泌过程：固有层的浆细胞合成 IgA 与 J 链连接成二聚体。通过 IgA 的 Fc 段同黏膜上皮细胞表面的多聚 –IgA 受体（poly-IgAR）结合复合物，被内吞并转运到肠腔表面，再经酶切割成含分泌片的 SIgA 分子。

（4）黏膜免疫系统的生物学功能特性：① TCRγδ 和 CD8ααTCRαβT 细胞发挥生物学作用不具有 MHC 限制性；②黏膜免疫系统对大多数抗原诱导产生免疫耐受性；③病原体感染引起炎症反应会导致肠道局部适应性免疫应答的产生。

## 三、淋巴细胞再循环

骨髓和胸腺内发育的初始 T 和 B 细胞从血液经毛细血管进入外周淋巴组织，再从外周淋巴组织经淋巴液返回血液的连续不断循环。此循环益于 T 细胞和 B 细胞接触抗原物质产生免疫应答。

# [习题部分]

## 一、基础层次

**A 型题**

1. T 细胞主要位于
   A. 脾小动脉周围淋巴鞘　　　　　　B. 淋巴小结
   C. 脾小结　　　　　　　　　　　　D. 红髓
   E. 髓索

2. 表达 poly–IgAR 的细胞是
   A. 肠固有层 B 细胞　　　　　　　　B. 肠上皮细胞
   C. 肠上皮间 T 细胞　　　　　　　　D. 肠固有层树突细胞
   E. 肠固有层浆细胞

3. 造血干细胞可以
   A. 增加红细胞数量　　　　　　　　B. 分泌集落刺激因子
   C. 增加胸腺细胞数量　　　　　　　D. 主要呈递抗原给 Th 细胞
   E. 分泌抗体

4. 禽类 B 细胞分化成熟的部位在
   A. 骨髓　　　　　　B. 胸腺　　　　　　　　C. 淋巴结
   D. 脾　　　　　　　E. 法氏囊

5. M 细胞是
   A. 肠道黏膜上皮内具有抗原物质转胞吞作用的细胞
   B. 呼吸道中重要的呈递抗原的细胞
   C. 炎症部位一般最先出现的细胞
   D. 肝内的抗原呈递细胞
   E. 中枢神经系统的吞噬细胞

6. DiGeorge 综合征
   A. 只出现 B 细胞发育不全　　　　　B. 只导致补体合成障碍
   C. 只出现 NK 细胞功能障碍　　　　 D. 只出现 T 细胞发育
   E. T 细胞和 B 细胞应答功能异常

7. 合成和分泌抗体的细胞是
   A. T 细胞　　　　　　B. 巨噬细胞　　　　　　C. 肥大细胞
   D. 浆细胞　　　　　　E. NK 细胞

8. 多功能造血干细胞表面具有鉴别意义的主要标志是
   A. CD3　　　　　　　B. CDR　　　　　　　　C. CD8
   D. CD34　　　　　　 E. CD38

9. T 细胞的阴性选择发生在

    A. 血管                  B. 骨髓                  C. 淋巴结

    D. 脾                    E. 胸腺

10. 不能表达 IL-7 受体的早期胸腺细胞

    A. 不能发育成成熟 T 细胞         B. 发育成 γδT 细胞

    C. 发育成 NKT 细胞               D. 发育成 αβT 细胞

    E. 与 B 细胞共同成熟

11. 早祖 B 细胞

    A. 包含 κ 或 λ 轻链              B. 膜表面假 IgM 表达

    C. 表达 BCR 辅佐分子 Igα 和 Igβ     D. 有 VDJ 基因重排

    E. 胞质内有替代轻链

12. 与 B2 细胞不同，B1 细胞

    A. 发育较晚                  B. 在固有免疫中发挥更重要的作用

    C. 膜表面表达更多的 IgM 和 IgD     D. 有更大的抗原识别受体库

    E. 需要与 T 细胞相互作用才能活化

13. 不具有经典 MHC 限制性的细胞是

    A. CD4$^+$TCRαβ$^+$T 细胞和 CD8αα$^+$TCRαβ$^+$T 细胞

    B. TCRγδ$^+$T 细胞和 CD8αβ$^+$TCRαβ$^+$T 细胞

    C. TCRγδ$^+$T 细胞和 CD8αα$^+$TCRαβ$^+$T 细胞

    D. CD4$^+$TCRαβ$^+$T 细胞和 TCRγδ$^+$T 细胞

    E. CD8αβ$^+$TCRαβ$^+$T 细胞和 CD4$^+$TCRαβ$^+$T 细胞

14. 人类 B 细胞来源于

    A. 脾                    B. 骨髓                  C. 淋巴结

    D. 胸腺                E. 法氏囊

15. 含 T 细胞百分率最高的部位是

    A. 胸腺                  B. 淋巴结                  C. 脾

    D. 扁桃体               E. 外周血

16. 中枢免疫器官是

    A. 适应性免疫应答的启动部位        B. 滤除异物的部位

    C. 大量循环白细胞互相接触的部位     D. 淋巴细胞分化的部位

    E. 模式识别受体结合抗原的部位

17. 下列细胞分化部位为胸腺的是

    A. B 细胞                B. 红细胞                  C. 造血干细胞

    D. NK 细胞              E. T 细胞

18. B 细胞约占外周血中淋巴细胞总数的

    A. 5% ~ 15%            B. 10% ~ 15%           C. 5% ~ 10%

    D. 15% ~ 25%         E. 10% ~ 20%

19. 淋巴结的两个区包括

    A. 皮质和髓质             B. 淋巴液和皮质          C. 网状质和皮质

    D. 淋巴液和髓质            E. 网状质和髓质

20. B 和 T 细胞的受体是

    A. 只同 MHC Ⅰ分子结合           B. 识别病原相关分子模式

    C. 首次接触异物后产生              D. 个体间相似

    E. 发育过程中随机产生

21. 由淋巴样前体细胞发育而来的细胞是

    A. 巨噬细胞              B. B 细胞             C. 红细胞

    D. 树突细胞             E. 肥大细胞

22. 下列关于脾的叙述错误的是

    A. 能够过滤血液中的抗原

    B. 边缘区富含 T 细胞，动脉周围淋巴鞘富含 B 细胞

    C. 有生发中心

    D. 能够清除衰老和有缺陷的红细胞

    E. 是免疫应答发生的部位

23. 参与细胞免疫的活性物质是

    A. 防御素               B. 补体               C. 细胞因子

    D. 抗体                E. 溶菌酶

24. 关于 T 细胞的正确叙述是

    A. 具有非特异性杀伤功能          B. 骨髓为其发育成熟场所

    C. 可分泌特异性抗体               D. 具有抗原呈递功能

    E. 具有免疫调节作用

25. 关于 CD5$^+$B 细胞亚群的正确叙述是

    A. 个体发生较晚              B. 骨髓新生

    C. 产生 IgM 类抗体            D. 对 T 细胞有依赖性

    E. 分布在外周淋巴器官

26. 关于 CD5$^-$B 细胞亚群的正确叙述是

    A. 个体发生较早              B. 自我再生

    C. 产生 IgG 类抗体            D. 对 T 细胞无依赖性

    E. 分布在体腔

27. 关于 TCRγδT 细胞的正确叙述是

    A. TCRγδT 细胞的发生早于 TCRαβ 细胞

    B. VJ 基因片段多于 TCRαβT 细胞

    C. 重排的多样性发生率高

    D. 识别抗原不具有 MHC 限制性

    E. 多数细胞表型为 CD3$^+$CD4$^+$CD8$^+$

28. 发生免疫应答的主要部位是
    A. 胸腺和骨髓　　　　　　B. 淋巴结和骨髓　　　　　　C. 淋巴结和胸腺
    D. 脾脏和骨髓　　　　　　E. 淋巴结和脾脏

29. T 细胞约占外周血中淋巴细胞总数的
    A. 45% ~ 55%　　　　　　B. 55% ~ 65%　　　　　　C. 65% ~ 75%
    D. 35% ~ 45%　　　　　　E. 75% ~ 85%

30. 关于骨髓的正确叙述是
    A. 为外周免疫器官　　　　　　B. T 细胞分化成熟场所
    C. 为人体最大的免疫器官　　　　D. B 细胞分化场所
    E. 免疫应答发生的部位

31. 可在胸腺髓质发现的细胞表型是
    A. $TCR\alpha\beta^+CD3^+CD4^-CD8^+$　　　　　B. $TCR\alpha\beta^+CD3^+CD4^+CD8^+$
    C. $TCR\alpha\beta^+CD3^-CD4^+CD8^+$　　　　　D. $TCR\gamma\delta^+CD3^+CD4^+CD8^+$
    E. $TCR\gamma\delta^+CD3^-CD4^+CD8^-$

32. 关于 B 细胞的正确叙述是
    A. 于胸腺内发育成熟　　　　　　B. 具有细胞毒作用
    C. 浆细胞分泌特异性抗体　　　　D. 可分泌 TNF-β
    E. 不具有免疫记忆功能

**B 型题**

题 33 ~ 35
    A. 骨髓　　　　　　B. 胸腺　　　　　　C. 脾
    D. 法氏囊　　　　　E. 淋巴结

33. 人类 B 细胞发生的场所是
34. 禽类 B 细胞发生的场所是
35. T 细胞分化的场所是

题 36 ~ 38
    A. $CD3^+CD2^+CD4^+CD8^-$　　　　　B. $CD2^+CD3^+CD4^-CD8^+$
    C. $CD19^+CD20^+CD3^-CD40^+$　　　　D. $CD2^+CD3^-CD16^+CD56^+$
    E. $CD35^+CD64^+CD32^+CD14^+$

36. 成熟 B 细胞的 CD 表型为
37. 辅助性 T 细胞的 CD 表型为
38. 成熟 CTL 的 CD 表型为

题 39 ~ 41
    A. 被膜下区和浅皮质区　　　　B. 皮质区
    C. 髓质区　　　　　　　　　　D. 被膜下区和髓质区
    E. 被膜下区和皮质区

39. "双阳性" 细胞胸腺内主要存在位置为

40. "单阳性"细胞胸腺内主要存在位置为

41. "双阴性"细胞胸腺内主要存在位置为

## 二、拓展层次

### C 型题

题 1～4

    A. B 细胞                      B. T 细胞

    C. 两者均是                   D. 两者均不是

1. 来源于骨髓造血干细胞的是

2. 属于天然免疫系统免疫细胞的是

3. 在迟发型超敏反应中起重要作用的是

4. 在体液免疫中起重要作用的是

### X 型题

5. 在介导阳性选择中发挥重要作用的组分是

    A. 胸腺上皮细胞              B. MHC 分子

    C. TCR 分子                  D. CD4 和 CD8 分子

### 填空题

6. 免疫系统可分为固有免疫系统和适应性免疫系统，参与适应性免疫应答的免疫细胞包括【1】、【2】和【3】。

7. 构成免疫系统的器官可分为【4】免疫器官和【5】免疫器官与组织。

8. 中枢免疫器官是免疫细胞发生、分化和成熟的场所，包括【6】和【7】。

9. 外周免疫器官和组织包括【8】、【9】和【10】，是【11】发生的部位。

10. T 细胞在胸腺内发育将经历二种选择，即【12】决定【13】和【14】决定【15】。

### 判断改错题

11. 中枢免疫器官是免疫细胞发生、分化和成熟的场所，包括骨髓、胸腺和脾。

12. 造血干细胞分化的髓样前体细胞可在胸腺内继续分化为 T 细胞，也可在骨髓内继续分化为 B 细胞。

13. 外周免疫器官和组织是 B 细胞成熟发育的场所，也是非特异性免疫应答发生的部位，包括淋巴结、脾和黏膜伴随淋巴组织。

14. 活化的巨噬细胞高表达 MHC Ⅱ类分子，提高其抗原呈递效率。

15. 淋巴滤泡只存在于脾和淋巴结内。

16. 感染对于造血功能没有影响。

17. 所有淋巴细胞表面都表达抗原特异性受体。

### 名词解释

18. 阳性选择                19. 阴性选择                     20. 细胞凋亡

### 问答题

21. 试述 T 细胞在胸腺内发育及成熟的过程。

22. 试述 SIgA 的合成分泌过程。

23. 试述黏膜免疫免疫系统的主要生物学功能特性。

**病例分析题**

24. 骨髓造血干细胞发育来源的 T 和 B 淋巴细胞具有特异性识别"自己"和"非己"的功能。假如一位健康女性（供者）将干细胞捐献给一名无任何遗传关系且造血系统完全被放射线和化疗摧毁的男性（受者），并且大部分供者干细胞分化成造血细胞，小部分干细胞分化为胰腺，肝和心脏细胞。

（1）下述哪种结果是可能的？并请说明其原因。

① 供者造血干细胞发育来源的 T 细胞不会攻击供者细胞分化发育的胰腺，肝脏和心脏细胞，但是会启动针对受者细胞的移植物抗宿主应答。

② 供者造血干细胞发育来源的 T 细胞产生针对全部受者细胞的移植物抗宿主应答。

③ 供者造血干细胞发育来源的 T 细胞攻击供者细胞分化发育的胰腺、心脏和肝细胞，但是不会启动针对全部受者细胞的移植物抗宿主应答。

④ 供者造血干细胞发育来源的 T 细胞不会攻击供者细胞分化发育的胰腺、心脏和肝细胞，也不会启动针对受者细胞的移植物抗宿主应答。

（2）回答以下问题

① 造血干细胞和祖细胞的主要不同特性是什么？

② 裸鼠与 DiGeorge 综合征（胸腺和甲状旁腺缺如）患者之间的共同点是什么？

③ 切除胸腺对新生小鼠和成年小鼠有何影响？请说明为什么。

（吕昌龙）

# ⓔ 参考答案

# 第四章　固有免疫细胞

## [复习纲要]

　　固有免疫细胞是参与固有免疫应答的免疫细胞，主要包括单核巨噬细胞、树突细胞、NK细胞、肥大细胞、嗜碱性粒细胞、嗜酸性粒细胞、γδT细胞等。固有免疫细胞是机体抵御病原微生物入侵的重要防线。

### 一、吞噬细胞

　　1. 单核 – 巨噬细胞系统　　包括血液中的单核细胞（monocyte）和由其衍生的各种组织器官中的巨噬细胞（macrophage，Mφ），参与非特异性免疫防御，而且是特异性免疫应答的启动细胞之一。单核 – 巨噬细胞通过其表面膜分子和分泌的细胞因子参与免疫应答及免疫调节。

　　（1）单核 – 巨噬细胞的主要膜分子：①模式识别受体：固有免疫细胞表面识别病原相关分子模式的相应受体，包括 Toll 样受体、清道夫受体、甘露糖受体等。模式识别受体保证固有免疫细胞识别抗原异物的相对特异性。②调理受体：主要包括 IgG Fc 受体和补体受体。通过抗体或补体介导的调理作用增强吞噬细胞的吞噬能力。③参与呈递抗原和刺激 T 细胞活化的协同刺激分子：主要包括 MHC Ⅰ/Ⅱ类分子和 B7 分子。活化的巨噬细胞表面高水平表达此类分子，呈递抗原，并提供 T 细胞活化所需的协同刺激信号。④细胞因子受体。

　　（2）巨噬细胞的主要生物学功能：①非特异性吞噬杀伤作用：吞噬病原微生物和处理清除损伤及衰老的细胞，维持内环境稳定。②抗原呈递：摄取并处理抗原，呈递抗原肽 –MHC 分子复合物供 T 细胞识别与活化，启动特异性免疫应答。③免疫调节作用：巨噬细胞活化后合成分泌多种细胞因子，调节免疫应答。

　　2. 中性粒细胞　　人外周血中主要类型的白细胞，寿命短，更新快，具有较强的非特异吞噬能力，在抗感染免疫和急性炎症中起关键作用。

### 二、NK 细胞

　　NK 细胞是不同于 T、B 细胞的第三类淋巴细胞，不表达抗原识别受体，胞质中含有嗜天青颗粒，细胞表面有多种受体，不需要抗原预先致敏即可直接杀伤目的靶细胞，在免疫监视，免疫防御及免疫调节方面具有重要作用。

1. NK 细胞的识别机制

（1）利用 IgG Fc 受体识别抗体结合靶细胞。

（2）利用杀伤细胞活化受体（KAR）和杀伤细胞抑制受体（KIR），通过丢失自我和压力诱导模式识别靶细胞，进而活化并分泌细胞毒性物质，导致靶细胞死亡或凋亡。

2. NK 细胞的主要生物学功能

（1）细胞杀伤作用：NK 细胞膜受体识别靶细胞配体，通过直接接触杀伤目的靶细胞；也可通过 ADCC 作用，杀伤结合有特异性抗体的靶细胞。其具体杀伤机制包括：①释放穿孔素和颗粒酶，②表达 FasL 结合靶细胞 Fas，③分泌 TNF-α 等杀伤性细胞因子直接作用于靶细胞。

（2）免疫调节作用：NK 细胞活化后分泌多种细胞因子，调节免疫应答。

### 三、其他固有免疫细胞

树突细胞是体内最强的抗原呈递细胞，可诱导初始性 T 细胞活化，启动适应性免疫应答，并参与免疫应答的调节和免疫耐受的维持；嗜碱性粒细胞，肥大细胞以及嗜酸性粒细胞胞质中均富含有多种生物活性介质和酶类物质，在介导和调节超敏反应和炎症中起重要作用。另外，固有免疫细胞还包括固有样淋巴细胞，后者在生物学功能上均介于固有免疫细胞和适应性免疫细胞之间。固有样淋巴细胞，包括 γδT 细胞、NKT 细胞和 B1 细胞，其表达抗原识别受体，但多样性有限，可识别脂类或多糖类 TI 抗原，在抗感染和免疫调节中发挥重要作用；另外，近年还发现 ILC1 细胞、ILC2 细胞和 ILC3 细胞，其分布于特定组织部位，通过产生多种细胞因子发挥生物学作用，具有诱导淋巴组织形成、免疫调节和抗感染等作用。固有免疫细胞表达的各种受体是其识别病原体等抗原异物的物质基础，固有免疫细胞在维持机体正常生理功能中起重要作用。

## [ 习题部分 ]

### 一、基础层次

**A 型题**

1. 固有免疫细胞不包括

 A. T 细胞     B. Mφ     C. NK 细胞

 D. 中性粒细胞    E. 单核细胞

2. 下述不属于 NK 细胞的杀伤特性的是

 A. 不受 MHC 限制   B. 抗体介导杀伤   C. 预先致敏

 D. 非特异性杀伤    E. 接触杀伤

3. 不属于巨噬细胞的是

 A. 库普弗细胞（Kupffer cell）   B. 小胶质细胞

 C. 破骨细胞        D. 成骨细胞

 E. A 型滑膜细胞

4. 巨噬细胞表面缺乏的标记是

    A. 细胞因子受体        B. 特异性抗原识别受体        C. MHC Ⅱ类分子

    D. C3b 受体             E. IgG Fc 受体

5. 对病原微生物或肿瘤细胞无杀伤作用的细胞是

    A. NK 细胞            B. 嗜碱性粒细胞        C. 活化的巨噬细胞

    D. 中性粒细胞       E. CTL

6. 参与 Ⅰ 型超敏反应的固有免疫细胞为

    A. 单核细胞          B. B 细胞            C. CTL 细胞

    D. NK 细胞           E. 肥大细胞

7. NK 细胞表面具有鉴别意义的标志是

    A. CD2，CD3        B. CD3，CD4       C. CD16，CD11

    D. CD3，CD56      E. CD56，CD16

8. 关于 NK 细胞的生物学作用，下列错误的是

    A. 对肿瘤细胞和病毒感染细胞的杀伤可通过两种机制：直接接触和 ADCC

    B. 杀伤作用主要是特异性的

    C. 抗感染免疫效应发生于 T 细胞介导的适应性免疫应答建立之前

    D. 在抗病毒感染早期起重要作用

    E. 与 CTL 相类似，通过释放毒性蛋白穿孔素和颗粒酶致细胞裂解或凋亡

9. 巨噬细胞表面可识别病原菌表面岩藻糖残基的模式识别受体是

    A. 清道夫受体        B. TLR4          C. 甘露糖受体

    D. C3b 受体         E. TLR2

10. 诱导初始 T 细胞活化的免疫细胞是

    A. 肥大细胞         B. B1 细胞          C. 巨噬细胞

    D. 树突细胞         E. 上皮细胞

11. NKT 细胞表面 TCR 识别的配体分子是

    A. HLA Ⅰ类分子            B. CD1 分子呈递的脂类 / 糖脂类抗原

    C. MICA / B 分子            D. 抗原肽 –MHC Ⅰ类分子复合物

    E. 细菌脂多糖

12. 固有免疫系统识别抗原与 T、B 细胞不同之处在于

    A. 固有免疫系统识别抗原的"个性"

    B. T、B 细胞识别抗原的"共性"

    C. 固有免疫系统无需识别抗原

    D. 固有免疫系统识别抗原的"共性"，而 T、B 细胞识别抗原"个性"

    E. 以上都不是

13. 模式识别受体可识别

    A. 肿瘤相关抗原            B. 肿瘤特异性抗原

    C. MHC–Ⅰ – 抗原肽复合物      D. MHC–Ⅱ – 抗原肽复合物

    E. 细菌表面的脂多糖、磷壁酸等。

14. 固有免疫细胞不能识别下列成分是
    A. 肽聚糖　　　　　　　　　B. 磷壁酸　　　　　　　　　C. LPS
    D. 甘露糖　　　　　　　　　E. 抗原决定基

15. 下列不是固有免疫细胞受体的是
    A. toll 样受体　　　　　　　B. 甘露糖受体　　　　　　　C. CD14
    D. 清除受体　　　　　　　　E. CD3

16. 不具吞噬功能，可通过 ADCC 效应杀伤肿瘤细胞的固有免疫细胞是
    A. 巨噬细胞　　　　　　　　B. γδT 细胞　　　　　　　　C. NK 细胞
    D. NKT 细胞　　　　　　　　E. αβT 细胞

17. 具有非特异性杀伤作用的细胞是
    A. Th 细胞　　　　　　　　　B. CTL 细胞　　　　　　　　C. NK 细胞
    D. TCRαβT 细胞　　　　　　E. Ts 细胞

18. 常用于分离巨噬细胞的方法是
    A. 补体结合试验　　　　　　　　　B. 对玻璃和塑料制品的黏附性
    C. E 花环形成　　　　　　　　　　D. ADCC 效应
    E. 凝集反应

19. 下列有关中性粒细胞的特点，错误的叙述是
    A. 中性粒细胞来源于血液中的单核细胞
    B. 中性粒细胞胞浆中含有髓过氧化物酶、碱性磷酸酶、溶菌酶等
    C. 中性粒细胞具有很强的趋化作用和吞噬功能
    D. 中性粒细胞表面具有 IgG Fc 受体和补体 C3b 受体
    E. 中性粒细胞在抵抗化脓性细菌感染中起重要作用。

20. NK 细胞的受体包括
    A. CDR 和 KIR　　　　　　　B. TCR 和 CR　　　　　　　C. KAR 和 BCR
    D. KIR 和 CR　　　　　　　　E. KAR 和 KIR

21. NKT 细胞表面 TCR 识别的配体分子是
    A. HLA–Ⅰ类分子　　　　　　　　　B. 抗原肽 –MHC–Ⅰ类分子复合物
    C. CD1 分子呈递的糖脂类抗原　　　D. 抗原肽 –MHC–Ⅱ类分子复合物
    E. 细菌脂多糖

22. NK 细胞表面识别非 HLA–Ⅰ类分子配体的杀伤活化受体是
    A. KIR2DL　　　　　　　　　B. KIR3DL　　　　　　　　　C. CD94/NKG2A
    D. NKG2D　　　　　　　　　E. KIR2DS

23. 下列有关 NK 细胞的特点，不正确的是
    A. NK 细胞无需抗原致敏，直接杀伤靶细胞
    B. NK 细胞通过释放穿孔素、颗粒酶杀伤靶细胞
    C. NK 细胞表面的特异性标志为 FcεRⅠ
    D. NK 细胞可通过 ADCC 作用杀伤靶细胞

E. NK 细胞表面表达杀伤活化或杀伤抑制性受体

24. 下列有关树突细胞的说法，不正确的是
    A. 树突细胞因其具有许多分枝状突起而命名
    B. 树突细胞因分布情况或分化程度不同有不同的名称
    C. 未成熟树突细胞摄取加工能力极强
    D. 成熟树突细胞呈递抗原的能力极强，能诱导初始 T 细胞活化
    E. 树突细胞不具有免疫调节作用

25. B1 细胞表面具有鉴别意义的标志是
    A. CD5$^+$、mIgM$^+$          B. CD5$^-$、mIgM$^+$          C. CD5$^-$、M/mIgD$^+$
    D. CD3$^-$、CD56$^+$、CD16$^+$          E. CD3$^-$、CD34$^+$、CD117$^+$

26. B1 细胞所不具备的抗体应答特点是
    A. 直接识别结合相应多糖抗原而被激活
    B. 接受抗原刺激后，相应抗体可在 48 h 之内产生
    C. 产生的抗体以 IgM 为主
    D. 增殖分化过程中，可发生 Ig 类转换
    E. 不产生免疫记忆

27. 巨噬细胞的免疫学功能不包括：
    A. 分泌特异性抗体          B. 免疫调节功能          C. 抗原呈递作用
    D. 吞噬杀伤功能          E. 组织修复作用

28. 下列各项中，哪一项不属于 NK 细胞的生物学功能
    A. 分泌穿孔素，颗粒酶杀伤靶细胞
    B. 分泌细胞因子，如 IFN-γ、TNF-α 抗感染，免疫调节功能
    C. 通过 Fas/FasL 途径杀伤靶细胞
    D. 直接吞噬杀伤靶细胞
    E. 以上答案均不正确

29. 巨噬细胞不表达
    A. C3b 受体          B. 细胞因子受体          C. IgG Fc 受体
    D. MHC-Ⅱ分子          E. BCR

30. 关于 NK 细胞的生物学特性，错误的是
    A. 又称自然杀伤细胞          B. 杀伤靶细胞需要先致敏
    C. 具有 ADCC 作用          D. 具有免疫调节功能
    E. 可以非特异性杀伤靶细胞

31. 关于 γδT 细胞的叙述中，错误的是
    A. 主要分布在黏膜及皮下组织
    B. 抗原受体多样性有限
    C. 识别 MHC 分子呈递的蛋白质抗原肽
    D. 具有免疫调节功能

E. 具有细胞毒作用

32. 关于 NKT 细胞的生物学特性，错误的是
    A. 缺乏 TCR 多样性          B. 识别 CD1d 呈递的脂质抗原
    C. 免疫调节作用            D. 具有细胞毒作用
    E. 主要分布在外周淋巴结中

33. 关于嗜酸性粒细胞的生物学特性，错误的是
    A. 胞质内含有溶酶体颗粒     B. 表面表达 FcεR 和 C3 受体
    C. 参与Ⅲ型超敏反应        D. 对感染蠕虫具有杀伤作用
    E. 参与Ⅰ型超敏反应

34. 巨噬细胞的氧依赖杀菌系统不包括：
    A. 超氧阴离子     B. 游离羟基     C. 溶菌酶
    D. 过氧化氢      E. 一氧化氮

35. 巨噬细胞非氧依赖杀菌系统包括：
    A. 乳酸       B. 单态氧     C. 超氧阴离子
    D. 游离羟基     E. 一氧化氮

**B 型题**

题 36～40
    A. 中性粒细胞     B. 红细胞     C. NK 细胞
    D. 巨噬细胞     E. 嗜碱性粒细胞

36. 在血液中含量最丰富的白细胞是
37. 来源于淋巴样前体细胞的细胞是
38. 在急性炎症中最先到达感染部位的细胞是
39. 能够引起Ⅰ型超敏反应的细胞是
40. 具有清除血循环中免疫复合物功能的血液细胞是

题 41～43
    A. SR     B. KAR+KIR     C. FcεR
    D. TCR     E. BCR

41. NK 细胞具有的受体是
42. 巨噬细胞具有的受体是
43. 肥大细胞具有的受体是

题 44～47
    A. 巨噬细胞     B. 嗜碱性粒细胞     C. 嗜酸性粒细胞
    D. NK 细胞     E. Th 细胞

44. 胞质中含有嗜天青颗粒的细胞是
45. 活化后产生 $H_2O_2$、$O_2^-$ 和 NO 的细胞是
46. 富含碱性蛋白、嗜酸性阳离子蛋白的是
47. 胞质中含有酸性颗粒，内含酸性磷酸酶、过氧化物酶和组胺酶等的细胞是

题 48～52

    A. 嗜酸性粒细胞　　　　　B. 肥大细胞　　　　　C. NK 细胞

    D. 巨噬细胞　　　　　　　E. 中性粒细胞

48. 活化后合成 IL-1、IL-6、IL-8、IL-12 和 TNF-α 的细胞是

49. 活化后合成 IFN-γ、TNF-α、CSF 和 IL-3 的细胞是

50. 活化后合成 TNF、IL-8 和 PAF 的是

51. 活化后合成 PAF、IL-3 和 IL-5 的是

题 52～53

    A. Th 细胞　　　　　　　B. NK 细胞　　　　　C. 巨噬细胞

    D. B 细胞　　　　　　　　E. 肥大细胞

52. 直接识别病原体某些共有高度保守结构的细胞是

53. 表达 Fcε 受体，介导 Ⅰ 型超敏反应的细胞是

题 54～57

    A. 巨噬细胞　　　　　　　B. Th 细胞　　　　　C. CTL 细胞

    D. NK 细胞　　　　　　　E. B 细胞

54. 具有非特异性细胞毒作用的细胞是

55. 具有特异性细胞毒作用的细胞是

56. 具有分泌抗体功能的细胞是

57. 具有吞噬溶菌及抗原呈递作用的细胞是

题 58～60

    A. 内皮细胞　　　　　　　B. 破骨细胞　　　　　C. Kupffer 细胞

    D. 小胶质细胞　　　　　　E. 肥大细胞

58. 骨中的巨噬细胞称为

59. 肝组织中的巨噬细胞称为

60. 神经组织中的巨噬细胞称为

## 二、拓展层次

### X 型题

1. 固有免疫细胞包括

    A. 巨噬细胞　　　　　　　　　　B. T 淋巴细胞

    C. 中性粒细胞　　　　　　　　　D. 肥大细胞

2. 巨噬细胞具有的免疫学功能是

    A. 非特异性吞噬杀伤作用　　　　B. 抗原呈递作用

    C. 免疫调节作用　　　　　　　　D. 产生特异性抗体

3. NK 细胞的膜分子包括

    A. CD16　　　　　　　　　　　　B. CD56

    C. CD2　　　　　　　　　　　　 D. KAR

4. 从广义上讲，属于免疫细胞的是
    A. 红细胞
    B. 血小板
    C. 内皮细胞
    D. 中性粒细胞

5. 关于 NK 细胞的生物学作用，下列正确的是
    A. 对肿瘤细胞和病毒感染细胞的杀伤可通过直接接触和 ADCC
    B. 杀伤作用主要是非特异性的
    C. 抗感染免疫效应发生于 T 细胞介导的特异性免疫应答建立之前
    D. 在抗病毒感染早期起重要作用

6. 具有 ADCC 作用的免疫细胞是
    A. 树突细胞
    B. 巨噬细胞
    C. 中性粒细胞
    D. 嗜碱性粒细胞

7. γδT 细胞的主要生物学作用包括
    A. 对靶细胞杀伤受 MHC I 类分子限制
    B. 非特异杀伤某些病毒感染的细胞
    C. 分泌细胞因子参与免疫调节
    D. 非特异杀伤某些肿瘤细胞

8. 非特异性识别抗原的细胞是
    A. T 细胞
    B. B 细胞
    C. 巨噬细胞
    D. 中性粒细胞

9. 体内执行非特异性免疫功能的淋巴细胞是
    A. γδT 细胞
    B. αβT 细胞
    C. B1 细胞
    D. B2 细胞

10. 中性粒细胞表达的受体包括
    A. 补体受体
    B. Fc 受体
    C. LFA 受体
    D. KAR

11. 表达于病原菌表面的病原相关分子模式包括
    A. G⁻ 菌的脂多糖
    B. G⁺ 菌的肽聚糖
    C. 细菌表面的甘露糖残基
    D. 细菌非甲基化 DNACpG 序列

12. 固有免疫细胞表面模式识别受体包括
    A. toll 样受体
    B. 清道夫受体
    C. 甘露糖受体
    D. C3b 受体

**填空题**

13. NK 细胞来源于【1】前体细胞；NK 细胞特征性表达【2】和【3】分子。

14. 固有免疫细胞中，具有 ADCC 作用的是【4】、【5】和【6】。

15.【7】和【8】可以借助表面的【9】和 IgE 抗体连接，受到活化后释放组胺等生物活性物质，在急性变态炎症反应起主要作用。

16. NK 细胞通过表达【10】，识别自身组织细胞表面的【11】，而抑制 NK 细胞杀伤正常

细胞。

17. 参与Ⅰ型超敏反应的固有免疫细胞为【12】和【13】；对Ⅰ型超敏反应起负调节作用且对寄生虫和微生物具有杀伤活性的固有免疫细胞是【14】。

18. 巨噬细胞主要的免疫学功能包括：【15】、【16】和【17】。

19. 介导巨噬细胞吞噬摄取微生物的主要受体有：【18】、【19】、【20】、【21】和【22】等。

20. 通常利用对玻璃或塑料表面具有较强黏附的特性分离【23】和【24】。

21. 通过表达FcγR而发挥免疫监视功能的固有免疫细胞有【25】、【26】和【27】。

22. NK细胞通过【28】或【29】的方式识别靶细胞。通过释放【30】和【31】致细胞裂解。其杀伤特点为：【32】抗原预先致敏，杀伤靶细胞具有【33】。

23. 吞噬细胞主要包括【34】和【35】。

24. 单核吞噬细胞系统是指血液中的【36】和组织中的【37】。

25. γδT细胞是指表达【38】的T细胞，其抗原识别受体的特点是【39】，主要分布于【40】和【41】，具有【42】和【43】的作用。

**判断改错题**

26. 巨噬细胞依据其存在组织部位不同而有不同的命名，如破骨细胞、小胶质细胞、库普弗细胞和单核细胞等。

27. NK细胞无TCR和mIg的表达，不属于淋巴细胞的范畴。

28. 巨噬细胞表面表达TLR受体、甘露糖受体、TCR、FcR和CR1等多种受体。

29. 巨噬细胞和中性粒细胞都具有吞噬功能，前者具有很强的趋化作用，在感染发生时可迅速穿越毛细血管进入感染部位。

30. NK细胞对自身正常细胞不发挥杀伤作用是因为其表面受体KAR能识别自身组织细胞表面的MHCⅠ类分子。

31. NK细胞和CTL均可通过释放毒性蛋白穿孔素导致靶细胞裂解。

32. 巨噬细胞既可通过释放毒性物质特异性杀伤肿瘤细胞，又可释放细胞因子参与免疫调节。

33. NK细胞可通过ADCC效应杀伤靶细胞，不能通过KIR/KAR直接杀伤靶细胞。

34. 活化的巨噬细胞可以产生IL-1、IL-2、IL-6和IL-8等细胞因子介导炎症。

**名词解释**

35. 模式识别受体（PRR）　　36. 病原相关分子模式（PAMP）

37. NK细胞　　　　　　　　38. 中性粒细胞

**问答题**

39. 试述单核-巨噬细胞对病原微生物的识别机制。

40. 简述NK细胞对靶细胞的识别机制。

41. NK细胞为什么能够杀伤病毒感染细胞和某些肿瘤细胞，而不能杀伤正常组织细胞？

（王金岩）

ⓔ **参考答案**

# 第五章　适应性免疫细胞 —— T 细胞

## 【复习纲要】

参与适应性免疫应答的免疫细胞主要包括 T 细胞、B 细胞和抗原呈递细胞。T 淋巴细胞（简称 T 细胞），即胸腺依赖性淋巴细胞（thymus-dependent lymphocyte），是来自骨髓的淋巴样干细胞在胸腺内分化成熟。T 细胞在外周血中约占淋巴细胞总数的 65%~75%，在胸导管内高达 95% 以上。

### 一、T 细胞表面膜分子及其功能

#### （一）TCR-CD3 复合体

TCR-CD3 复合体是由 TCR、CD3 分子和 ζ 链组成。TCR（T-cell receptor），即 T 细胞抗原受体，是 T 细胞表面特异性识别抗原的结构。已知两类，分别是 TCRαβ 和 TCRγδ。

CD3 分子是由四条具有信号转导功能的肽链构成的复合体，包括一条 γ 链、一条 δ 链和两条 ε 链。γ、δ 和 ε 链均含一个膜外 Ig 功能区样结构（属于 Ig 超家族）和一个胞质内称为免疫受体酪氨酸活化基序（immunoreceptor tyrosinge-basd activation motifs，ITAM）的序列。ITAM 在信号传递中起重要作用。CD3 分子具有参与 T 细胞发育过程中的 TCR 的膜表面表达和在 TCR 与抗原接触后产生的活化信号向细胞内传递的作用。CD3 分子主要表达于成熟 T 细胞表面，因此可作为 T 细胞的表面标志，用于外周血中成熟 T 细胞的检测。

TCR-CD3 复合体还包含两条相同 ζ 链的同质二聚体。每条 ζ 链含有三个 ITAM 序列。ζ 链有助于 TCR-CD3 复合体启动的信号的最大转导。

#### （二）其他膜分子

1. CD4 分子和 CD8 分子　成熟 T 细胞只表达其中之一。在外周血液中，CD4$^+$T 细胞约占 65%，CD8$^+$T 细胞约占 35%。

CD4 分子是作为协同受体起作用。在 CD4 T 细胞抗原识别过程中，CD4 分子和 TCR 结合于同一 MHC Ⅱ - 抗原肽复合物。CD4 分子与 MHC Ⅱ类分子结合，TCR 与抗原肽结合。在识别抗原后的早期具有信号转导作用。CD4 分子还是人类免疫缺陷病毒（HIV）的受体。

CD8 分子也作为协同受体起作用。CD8 分子与 MHC Ⅰ类分子的 α2 功能区结合，也可促进 TCR 识别抗原后的 TCR-CD3 复合体介导的信号转导作用。

2. CD2 分子　又称 LFA-2（lymphocyte function associated antigen-2，淋巴细胞功能相关抗原-2）和绵羊红细胞受体（E 受体）。CD2 分子表达于成熟 T 细胞、双阳性和部分双阴性胸腺细胞及 NK 细胞。在活化的 T 细胞表达水平升高。其配体是 LFA-3（CD58 分子）。CD2 分子可介导 T 细胞与抗原呈递细胞间的黏附作用，刺激 T 细胞非特异性活化。也介导胸腺细胞的发育成熟。

3. LFA-1（淋巴细胞功能相关抗原-1）是由一条 α 链（αL）和一条 β 链（β2）组成的异二聚体蛋白分子，为白细胞黏附分子整合素家族中的一个成员。与 ICAM（intercellular adhesion molecule，细胞间黏附分子），如 ICAM-1（CD54）结合，在介导 T 细胞的移行和 T 细胞同 APC 或靶细胞间起重要黏附作用。

4. CD28 分子和 CTLA-4　CD28 分子和 CTLA-4（cytotoxic lymphocyte antigen-4，即 CD152）均是二硫键连接的同质二聚体膜分子，每条链含有一个 IgV 样功能区，都属于 Ig 超家族。CD28 和 CTLA-4 有共同的配体 B7 分子。CD28 分子主要表达于人外周 T 细胞，与表达在 APC 上的 B7 分子结合，为识别 APC 呈递的特异性抗原后的初始 T 细胞提供协同刺激信号，促使 T 细胞活化和增殖。CTLA-4 是 CD28 分子的一种相关蛋白，表达于活化 T 细胞，CTLA-4 同 B7 分子结合提供抑制信号给活化 T 细胞，有效地阻止 T 细胞在免疫应答中的增殖，限制 T 细胞自分泌因子 IL-2 的产生量。

5. CD40L　是一种主要表达在活化 T 细胞表面的糖蛋白，又称 gp39 分子。CD40L（CD40 ligand）同 APC 表面的 CD40 结合，活化 T 细胞，使其进一步增殖。同时也活化 APC 表达 B7 分子。T 细胞表面的 CD40L 与 B 细胞表面的 CD40 相互作用可使 B 细胞从合成 IgM 转换合成其他同种型免疫球蛋白，如 IgG、IgA 和 IgE。

6. CD45 存在分子结构和分子量不同的异型（isoform），CD45RA、CD45RB、CD45RC 和 CD45RO。其异型产生的分子基础是 CD45 分子在 RNA 水平的不同拼接所致。CD45 具有辅助 TCR 受到抗原刺激后的信号转导作用，参与 T 细胞的抗原特异性起始活化。B 细胞表面表达其配体 CD22 分子。

7. 丝裂原受体　T 细胞于体外在有丝分裂原（mitogens），如植物血凝素（phytohemagglutinin，PHA）和刀豆蛋白 A（concanavalin A，con A）的刺激下可进行淋巴母细胞转化。

## 二、T 细胞亚群及其功能

外周成熟 T 细胞按表达 TCR 类型不同可将 T 细胞分为 TCRαβT 细胞（αβT 细胞）和 TCRγδT 细胞（γδT 细胞）两个亚群；按表达的 CD 分子不同可分为 CD4$^+$T 细胞和 CD8$^+$T 细胞亚群；按功能不同可分为辅助性 T 细胞（helper T cells，Th）、细胞毒性 T 细胞（cytotoxic T cell，CTL 或 Tc）和调节性 T 细胞（regulator T cell，Tr 或 Treg）；按对抗原应答所处状态的不同可分为初始 T 细胞（naïve T cell）、活化 T 细胞（activated T cell）和记忆 T 细胞（memory T cell）。

**（一）α β T 细胞：主要是经胸腺发育成熟的 T 细胞。**

1. CD4$^+$T 细胞和 CD8$^+$T 细胞

（1）CD4$^+$T 细胞：CD4$^+$T 细胞的 CD 表型主要为 CD3$^+$CD4$^+$CD8$^-$。CD4$^+$T 细胞表达的 TCR 类型为 TCRαβ，识别抗原时受 MHC Ⅱ类分子限制。CD4$^+$T 细胞主要为 Th 细胞亚群。Th 细胞

依据产生细胞因子的不同可分为两个功能性亚群，即 Th1 和 Th2。

1）Th1 和 Th2：Th1 细胞主要分泌 IFN-γ、INF-β（又称淋巴毒素，LT）等细胞因子，而 Th2 细胞分泌 IL-4、IL-5、IL-10 等细胞因子。Th1 细胞主要有辅助细胞免疫效应功能，Th2 细胞则主要有辅助体液免疫效应功能。Th1 和 Th2 细胞都有免疫调节作用。Th1 和 Th2 细胞亚群间在一定条件刺激下还可互相转换。部分 Th1 细胞还可通过释放细胞因子介导以单个核细胞浸润为主的炎症反应，即介导迟发型超敏反应（DTH）。故称此类细胞为 $T_{DTH}$（或 $T_D$）细胞。

近年来还发现，部分 CD4$^+$T 细胞克隆在分泌 IL-2 的同时，具有极强的靶细胞杀伤能力，即 CD4$^+$CTL。

2）Th17 细胞：Th17 细胞是近来新发现的一个分泌 IL-17A 的有别于 Th1 和 Th2 的 CD4$^+$Th 细胞亚群。Th17 细胞分化经历三个阶段：①首先，Th17 细胞分化可由初始 CD4$^+$ T 细胞在细胞因子 TGF-β 和 IL-6 的协同作用来起始；②其次，新分化而成的 Th17 细胞可分泌 IL-21，IL-21 可通过自分泌的方式促进 Th17 细胞的扩增；③最后，IL-23 可促进 Th17 细胞的增殖并维持其表型特征。与 Th1 和 Th2 细胞不同，Th17 细胞分化不需要自身分泌的 IL-17A。IFN- 和 IL-4 对 Th17 细胞分化有抑制作用。有关 Th17 亚群的生物学功能尚不十分清楚。目前知道，该细胞亚群在自身免疫性疾病及感染、炎症性疾病发病机制中起重要作用。

（2）CD8$^+$T 细胞：CD8$^+$T 细胞表型一般为 CD3$^+$CD4$^-$CD8$^+$，表达 TCRαβ。CD8$^+$T 细胞主要为 CD8$^+$CTL 细胞亚群。

CD8$^+$CTL 表达的 TCRαβ 只能识别自身 MHC Ⅰ 类分子与抗原肽的复合物，具有 MHC Ⅰ 类分子的限制性。CD8$^+$CTL 具有细胞毒作用，可杀伤病毒等细胞内寄生物感染的靶细胞。CD8$^+$CTL 杀伤靶细胞是抗原特异性的。CTL 杀伤靶细胞有两种机制：一是释放细胞毒性蛋白质，使靶细胞裂解；二是诱导靶细胞程序死亡。CD8$^+$CTL 活化后，还可通过释放 IFN-γ、TNFα 和 TNFβ 等细胞因子，参与细胞性免疫应答及免疫调节。

2. 调节性 T 细胞

调节性 T 细胞具有抑制免疫应答的作用。主要有 Th3、Tr1（T regulatory 1）和 CD4$^+$CD25$^+$Treg 细胞。

（1）Th3 和 Tr1：细胞 Th3 细胞经抗原刺激可分泌高水平的 IL-10，还分泌 IL-4 和 TGF-β。Tr1 细胞分泌高水平的 TGFβ。两者均抑制 Th1 细胞及其介导细胞免疫性炎症，降低抗体的合成。

（2）CD4$^+$CD25$^+$Treg 细胞：经细胞间直接接触发挥对 CD4$^+$CD25$^-$T 细胞和 CD8$^+$T 细胞抑制作用，可抑制 IL-2 的分泌，促 IL-10 的分泌。

（3）初始、效应和记忆 T 细胞：初始 T 细胞是一类发育成熟后未受到抗原刺激的 T 细胞。在遇到抗原受到刺激后活化，其中大部分分化成短寿命的效应 T 细胞，另一部分分化成记忆 T 细胞。初始 T 细胞主要表达 CD45RA 分子、效应 T 细胞高水平表达 CD45RO 分子，记忆 T 细胞可表达 CD45RA 和 CD45RO 两种分子。

**（二）γδT 细胞**

γδT 细胞为异质性群体。γδT 细胞可表达 CD2、CD3、CD11a（LFA-1）、CD16、CD25 和

CD45 等分子；少数表达 CD4，其中以 CD8γδT 细胞为主。γδT 细胞具有如下生物学功能：①细胞毒作用。②免疫调节作用。③损伤粘膜的修复作用。

另外还有一个可同时表达 NK 细胞表面标志的 T 细胞亚群，即 NKT 细胞。依据其表现的与固有免疫应答的共同性质，目前认为 NKT 细胞属于固有免疫细胞的一部分。

# 【习题部分】

## 一、基础层次

### A 型题

1. 人类 T 细胞表面特异性识别抗原的受体是
   A. TCR
   B. BCR
   C. 清洁受体
   D. TLR 受体
   E. LPS 受体

2. 具有特异性杀伤作用的细胞是
   A. 肥大细胞
   B. NK 细胞
   C. 中性粒细胞
   D. CTL 细胞
   E. 巨噬细胞

3. CD3 和 CD4 抗原存在于
   A. NK 细胞和 CTL 细胞
   B. Th1 和 Th2 细胞
   C. NK 和 B 细胞
   D. Th1 和 CTL 细胞
   E. 所有 T 细胞

4. CD4$^+$T 细胞的主要功能是
   A. 特异性杀伤作用
   B. 吞噬作用
   C. 免疫辅助作用
   D. 免疫抑制作用
   E. 抗原呈递作用

5. 能够与人类免疫缺陷病毒结合的 CD 分子是
   A. CD2
   B. CD4
   C. CD8
   D. CD21
   E. CD28

6. CTL 细胞的作用是
   A. 具有 ADCC 效应
   B. 直接杀伤靶细胞
   C. 杀伤靶细胞不具有 MHC 限制性
   D. 具有吞噬作用
   E. 非特异性杀伤靶细胞

7. CD8 分子存在于
   A. Th 细胞表面
   B. Th 和 CTL 细胞表面
   C. CTL 细胞表面
   D. 所有成熟 T 细胞表面
   E. B 细胞表面

8. 关于 CD4$^+$T 细胞的正确叙述是
   A. 表型 CD2$^+$CD3$^-$CD4$^+$CD8$^-$
   B. 表达的 TCR 类型为 TCRγδ
   C. 识别抗原时受 MHC Ⅰ类分子限制
   D. CD4$^+$T 细胞生物学功能一致
   E. 部分 CD4$^+$T 细胞具有细胞毒作用

9. 属于 T 细胞膜分子的是
    A. CD40　　　　　　　　B. BCR　　　　　　　　C. B7
    D. CD28　　　　　　　　E. CD21

10. 表达于所有成熟 T 细胞表面的 CD 分子是
    A. CD19　　　　　　　　B. CD3　　　　　　　　C. CD4
    D. CD8　　　　　　　　E. CD40

11. 作为 B7 分子受体的 CD 抗原是
    A. CD2　　　　　　　　B. CD4　　　　　　　　C. CD8
    D. CD25　　　　　　　　E. CD28

12. 可用来鉴定人 CTL 细胞的单克隆抗体是
    A. McAb–CD5　　　　　　B. McAb–CD3　　　　　　C. McAb–CD8
    D. McAb–CD2　　　　　　E. McAb–CD28

13. 作为 E 受体的 CD 分子是
    A. CD2　　　　　　　　B. CD4　　　　　　　　C. CD8
    D. CD3　　　　　　　　E. CD28

14. MHC Ⅱ类分子的受体是
    A. CD28　　　　　　　　B. CD25　　　　　　　　C. CD4
    D. CD8　　　　　　　　E. CD2

15. MHC Ⅰ类分子的受体是
    A. CD25　　　　　　　　B. CD28　　　　　　　　C. CD4
    D. CD8　　　　　　　　E. CD2

16. 在外周血中 $CD4^+$T 细胞约占 T 细胞总数的
    A. 45%　　　　　　　　B. 55%　　　　　　　　C. 65%
    D. 75%　　　　　　　　E. 95%

17. T 细胞的生物学功能包括
    A. 产生细胞因子 IL-8　　　　　　B. 直接非特异性杀伤靶细胞
    C. 抗原呈递作用　　　　　　　　D. 介导 B 细胞合成抗体的类别转换
    E. ADCC 效应

18. Th1 细胞分泌的细胞因子有
    A. IL-1　　　　　　　　B. IL-2　　　　　　　　C. IL-4
    D. IL-6　　　　　　　　E. IL-10

19. Th2 细胞分泌的细胞因子有
    A. IL-1　　　　　　　　B. IL-8　　　　　　　　C. TNF-β
    D. IFN-γ　　　　　　　　E. IL-4

20. 介导迟发型超敏反应的细胞是
    A. 肥大细胞　　　　　　B. NK 细胞　　　　　　C. Th2 细胞
    D. B 细胞　　　　　　　E. Th1 细胞

21. CTL 杀伤靶细胞的特点是
    A. 具有抗体依赖性
    B. 非特异性杀伤
    C. MHC Ⅰ类分子限制性
    D. MHC Ⅱ类分子限制性
    E. 不具有 MHC 限制性

22. 具有 MHC 限制性的是
    A. CTL 杀伤肿瘤细胞
    B. NK 细胞杀伤病毒感染细胞
    C. TCRγδT 细胞识别抗原
    D. 吞噬细胞吞噬抗原
    E. 肥大细胞脱颗粒

23. 参与体液免疫的细胞包括
    A. APC、NK 细胞、B 细胞
    B. APC、B 细胞、T 细胞
    C. NK 细胞、T 细胞、B 细胞
    D. APC、T 细胞、NK 细胞
    E. APC、B 细胞、中性粒细胞

24. 参与细胞免疫应答的细胞包括
    A. APC、Th2、NK 细胞
    B. APC、Th1、B 细胞
    C. APC、CTL、Th1 细胞
    D. APC、B 细胞、NK 细胞
    E. APC、肥大细胞、B 细胞

25. 可产生免疫记忆的细胞是
    A. 巨噬细胞
    B. NK 细胞
    C. APC
    D. T、B 淋巴细胞
    E. 肥大细胞

26. 诱导 Ig 类别转换的分子是
    A. CD28
    B. B7 分子
    C. CD3
    D. CD40
    E. CD56

27. 下列性质不属于 TCR 的是
    A. 与 CD3 形成复合体
    B. 单价的
    C. 有分泌型和膜型
    D. 有免疫球蛋白样的功能区
    E. 有 MHC 限制性

28. γδT 细胞
    A. 有非常大的抗原识别受体库
    B. 表达 NK 细胞特征性的表面分子
    C. 当多次接触抗原时产生记忆效应
    D. 选择性移行到呼吸器官，皮肤和腹膜腔
    E. 抗原应答比 αβT 细胞慢

29. NKT 细胞
    A. 一般是 CD8 单阳性细胞
    B. 与 MHC Ⅱ 呈递的表位结合
    C. 识别由 CD1 分子呈递的糖脂类抗原
    D. 识别抗原受 MHC Ⅰ类分子限制

E. 合成免疫球蛋白并表达到细胞表面

30. T 细胞识别新表位通过

    A. 识别抗原前随机产生大量的 TCR

    B. 通过吞噬作用和胞饮作用在环境中采样

    C. 合成多种表位特异性免疫球蛋白

    D. 选择广泛表达的分子为 TCR 配体

    E. 用基因组编码模式识别受体

31. 通过募集和激活吞噬细胞来进行免疫应答的 CD4$^+$T 细胞被称作

    A. 抗原呈递细胞　　　　　B. 细胞毒性 T 细胞　　　　　C. Th0 细胞

    D. Th1 细胞　　　　　　　E. Th2 细胞

32. 下列细胞中能抑制免疫应答的是

    A. 抗原呈递细胞　　　　　　　　　　B. 无能的 T 细胞

    C. CD4$^+$CD25$^+$Treg 细胞　　　　　　　D. 滤泡树突细胞

    E. 初始 T 细胞

33. 下列细胞需要与 MHC 和 B7 分子互相作用才能激活的是

    A. 无能 T 细胞　　　　　　B. B 细胞　　　　　　　　C. 肥大细胞

    D. 初始 T 细胞　　　　　　E. 自然杀伤细胞

34. 表达 Foxp3 核转录因子的是

    A. B 细胞　　　　　　　　　　　　　B. CD4$^+$/CD8$^+$（双阳性）胸腺细胞

    C. CD8$^+$ 细胞毒性细胞　　　　　　　D. CD4$^+$CD25$^+$ 调节性 T 细胞

    E. Th2 细胞

35. 活化的 T 细胞的 CD152（CTLA4）

    A. 在高尔基体内消失　　　　　　　　B. 与适当的 MHC 结合

    C. 诱导细胞周期的进行　　　　　　　D. 刺激 IL-2 的 mRNA 转录

    E. 移行到膜表面并结合 CD80/86

36. T 细胞表位特异性受体

    A. 可以是胞质或是膜结合型蛋白　　　B. 存在于血浆、淋巴和其他分泌液中

    C. 在浆细胞表面　　　　　　　　　　D. 是跨膜多肽

    E. 在细胞核脂双层

37. T 细胞受体的结构包括

    A. 膜结合性 αβ 或 γδ 异二聚体　　　B. 二硫键连接的重链和轻链复合物

    C. 共价键连接的 CD3 和 CD247 分子　D. 多肽 –MHC 复合物

    E. 可溶性抗原结合的同型二聚体

38. 下列由 Th 细胞表达的分子是

    A. CD4　　　　　　　　　　B. CD8　　　　　　　　　C. GlyCAM–1

    D. IgA　　　　　　　　　　E. IgG

39. TCR 与 CD8 分子共表达时，限制其识别和结合多肽片段的是

    A. CD3 分子　　　　　　B. CD4 分子　　　　　　C. MHC Ⅰ类分子

    D. MHC Ⅱ类分子　　　　E. MHC Ⅲ类分子

40. 下列分子表达在 CD4⁺ 细胞的表面的是

    A. B 细胞受体　　　　　B. CD1d　　　　　　　　C. CD3

    D. CD8　　　　　　　　E. CD19

**B 型题**

题 41 ~ 45

    A. Th1 细胞　　　　　　B. Th2 细胞　　　　　　C. CTL 细胞

    D. Ts 细胞　　　　　　　E. NK 细胞

41. 主要辅助细胞免疫功能的是

42. 主要分泌 IL-4、IL-5、IL-10 等细胞因子的是

43. 主要分泌 IFN-γ、TNF-β 等细胞因子的是

44. 主要辅助体液免疫功能的是

45. 能特异性杀伤靶细胞的是

题 46 ~ 51

    A. CD3　　　　　　　　B. CD4　　　　　　　　C. CD8

    D. CD28　　　　　　　　E. CD2

46. Th 细胞识别抗原的协同受体是

47. 与 TCR 构成复合体的是

48. 人类免疫缺陷病毒的受体是

49. CTL 细胞识别抗原的协同受体是

50. 绵羊红细胞受体是

51. B7 分子的配体是

## 二、拓展层次

**X 型题**

1. 关于 CD3 分子的正确叙述是

    A. 主要表达于成熟 T 细胞表面

    B. TCRαβ 分子合成先于 CD3 分子

    C. 其功能为向细胞内传递 TCR 与抗原结合后产生的活化信号

    D. 常以 TCR-CD3 复合体形式存在

2. 具有分泌细胞因子能力的细胞有

    A. T 细胞　　　　　　　　　　　　B. B 细胞

    C. NK 细胞　　　　　　　　　　　D. 巨噬细胞

3. 区分 T 细胞功能性亚群的标志是

    A. CD2　　　　　　　　　　　　　B. CD3

    C. CD4　　　　　　　　　　　　　D. CD8

4. 表达在成熟 T 细胞表面的分子有

    A. CD3                                B. CD28

    C. CD40                             D. CD2

5. 表达 CD28 分子的免疫细胞是

    A. 巨噬细胞                       B. B 细胞

    C. Th 细胞                       D. CTL 细胞

6. T 细胞表面与其活化和信号转导有关的 CD 分子是

    A. CD2                                B. CD4

    C. CD3                                D. CD8

**填空题**

7. 抗原呈递细胞以不同的方式摄取、处理抗原，通过 MHC Ⅰ类分子或 MHC Ⅱ类分子分别将抗原肽呈递给【1】或【2】T 细胞识别。

8. CD4+T 细胞的表型主要为【3】，其中 Th1 亚群可分泌【4】、【5】等细胞因子，主要辅助【6】；Th2 亚群可分泌【7】、【8】和【9】等细胞因子，主要辅助【10】。

9. Th 细胞的激活导致【11】的分泌和其受体的表达，继而增殖和分化。

10. Th 细胞的激活需要的共刺激信号由 T 细胞的【12】和 APC 的【13】结合激活。

11. 当抗原呈递细胞的【14】结合时，【15】是刺激而【16】则是抑制 T 细胞的激活。

**判断改错题**

12. T 细胞、B 细胞和抗原呈递细胞是主要参与非特异性免疫应答的细胞。

13. TCRαβT 细胞识别抗原具有 MHC 限制性，其中 CD4 分子与 MHC Ⅰ类分子结合，同时也是 HIV 病毒的受体，CD8 分子与 MHC Ⅱ类分子结合。

14. CD8+T 细胞主要为 Th 细胞，辅助体液免疫功能的 Th1 亚群，可分泌 IL-4、IL-5、IL-10 等细胞因子；辅助细胞免疫功能的 Th2 亚群，可分泌 IFN-γ 和 TNF-β 等细胞因子。

15. CD8+T 细胞主要为细胞毒性 T 细胞—CTL，具有非特异性杀伤病毒感染细胞和肿瘤细胞的功能。

16. CD3 分子表达于 T 细胞表面，可与 TCR 形成 TCR-CD3 复合受体分子，将抗原结合所产生的活化信号转导入细胞内部。

17. T 细胞可根据其 CD4 和 CD2 分子的表达分为 Th 细胞和 CTL 细胞；B 细胞可以根据其 B7 分子的表达分为 B1 细胞和 B2 细胞。

**名词解释**

18. TCR                19. CD3 分子            20. CD4 分子

21. CD8 分子        22. CD2 分子            23. Th1 细胞

24. Th2 细胞        25. CD40L              26. CTL

**问答题**

27. 简述 CD4 分子和 CD8 分子的功能。

28. 比较 Th1 和 Th2 细胞的主要特性。

29. 试述 αβT 细胞和 γδT 细胞的异同。

**病例分析题**

30. 一位病人的淋巴结肿大，怀疑是 T 细胞淋巴瘤。使用 TCRα 和 β 的基因探针检测活检组织，未发现有 TCRαβ 基因的显著重排。那么，如何才能排除淋巴细胞的恶变？

（孙　逊）

# ⓔ 参考答案

# 第六章　适应性免疫细胞 —— B 细胞

## 【复习纲要】

骨髓来源的未成熟 B 细胞随着血流到达外周免疫器官的特定部位发育成熟，接触抗原，继续分化为浆细胞（plasma cell）分泌抗体，主要介导特异性体液免疫应答，防御或对抗胞外寄生的病原微生物的感染，在抗病毒感染过程中也发挥重要的作用。此外，B 细胞也是重要的抗原呈递细胞。B 细胞在外周血中含量约占淋巴细胞总数的 5% ~ 15%。

### 一、B 细胞在外周淋巴组织内发育成熟

从骨髓进入外周淋巴组织的未成熟 B 细胞需经历存活能力的选择，大多数未成熟 B 细胞不能获得进入淋巴滤泡的机会，将很快死亡，半衰期不足 3 天。少数未成熟 B 细胞在与其他 B 细胞的竞争中能成功进入淋巴滤泡，继续分化为共表达 mIgM 和 mIgD 的成熟 B 细胞，即初始 B 细胞。初始 B 细胞的寿命相对较长，半衰期为 3~8 周，参与淋巴细胞再循环，可对外源性抗原产生免疫应答。在 B 细胞的分化发育过程中，从淋巴样干细胞到成熟 B 细胞的发育阶段不需要抗原刺激，为非抗原依赖期；而从成熟 B 细胞分化发育为浆细胞和记忆性 B 细胞的过程中，需要接受抗原的刺激而活化、增殖，此过程为抗原依赖期。

### 二、B 细胞表面膜分子及其功能

#### （一）B 细胞抗原受体复合体

B 细胞（抗原）受体（B cell receptor，BCR）复合体由一个膜结合型免疫球蛋白分子（mIg）和与其相连的 Igα/Igβ 异质二聚体组成。mIg 结合抗原表位，Igα/Igβ 传递抗原结合信号。

1. mIg　即膜表面免疫球蛋白，是 B 细胞特异性识别和结合抗原决定簇的结构。不同 B 细胞克隆 mIg 的 V 区序列不同，识别抗原的特异性亦不同。同一 B 细胞克隆在不同发育分化阶段所表达的 mIg 的类型也有所不同，分泌抗体的浆细胞不再表达 mIg。

（1）mIgM　未成熟 B 细胞只表达 mIgM。

（2）mIgD　成熟的初始 B 细胞除表达 mIgM 外，又高表达 mIgD。

（3）mIgG、mIgA 和 mIgE　受抗原刺激活化并发生类别转换的 B 细胞表达 mIgG、mIgA 或 mIgE。

2. Ig α/Ig β　Ig α 和 Ig β 也称作 CD79a 和 CD79 b，通过胞膜外区的二硫键形成二聚体。Igα/Ig β 与 mIg 组成复合体，转导 mIg 结合抗原后产生的活化信号。

**（二）B 细胞的其他膜分子**

1. CD19、CD21 和 CD81 复合体　成熟 B 细胞也和成熟 T 细胞一样表达共受体（coreceptor）。B 细胞共受体是由 CD19、CD21（CR2）和 CD81 三种膜分子组成的复合体。补体活化后产生的 C3d 片段与抗原结合，两者再分别与 CD21 和 BCR 结合，使 B 细胞共受体和 BCR 间形成交叉连接，在 CD19 和 CD81 分子的参与下，可使 BCR 识别抗原产生的信号增强 1 000 倍以上。CD19 也是 B 细胞的重要标志，表达于前 B 细胞至成熟 B 细胞的各个发育阶段。

2. CD40　B 细胞表面的 CD40 具有以下生物学功能：①同活化的 T 细胞表达的 CD40L 结合，提供 B 细胞活化的协同刺激信号；②诱导 Ig 同种型的类别转换；③参与维持生发中心 B 细胞的存活。CD40 除表达于 B 细胞外，也表达于其他抗原呈递细胞，如树突细胞和巨噬细胞等。

3. CD80 和 CD86　CD80 和 CD86 为协同刺激分子，亦称 B7 分子，与 T 细胞表面 CD28 分子结合，提供 T 细胞活化第二信号。CD80 为 B7-1，CD86 为 B7-2，这两种分子均在成熟 B 细胞表面表达。初始 B 细胞为低水平表达，而活化的 B 细胞则呈高水平表达。后者是重要的抗原呈递细胞。

4. 抑制性受体 CD22、CD32 和 CD72　CD22、CD32 和 CD72 是抑制性分子，它们的胞质区含有 ITIM。CD22 的配体是唾液酸，CD32 的配体为 IgG 的 Fc 段，CD72 的配体是 CD100。当 CD22、CD32 和 CD72 通过各自配体直接或间接与 BCR 交联则活化 ITIM，产生抑制信号。CD22 表达在 B 细胞膜上，并随着 B 细胞的成熟表达量增加。CD72 组成性表达在 B 细胞各分化阶段的细胞膜上。浆细胞则不表达此两类分子。

5. MHC 分子　B 细胞膜可同时表达 MHC Ⅰ类分子和 MHC Ⅱ类分子，发挥抗原呈递作用。

6. 黏附分子　由 B 细胞表达的与 T 细胞结合的黏附分子主要有 LFA-1 和 ICAM-1，LFA-2 和 LFA-3 等。

## 三、B 细胞亚群及其功能

### （一）B 细胞亚群

根据表型、组织定位、生物学特性不同，通常将 B 细胞分为 B1 细胞和 B2 细胞两大亚群。B1 细胞得名于其在个体发育过程中出现早于 B2 细胞，B2 细胞即是前面所讨论的传统意义上的 B 细胞。

B1 细胞约占人和小鼠 B 细胞总数的 5%，表达 CD5 分子，也称为 CD5+ B 细胞。B1 细胞主要存在于胸膜腔和腹膜腔液中，其来源尚存在争论，是自我更新的淋巴细胞群，体腔中存在的某些自身抗原或环境抗原维持其存在和增殖。B1 细胞 mIg V 区的多样性有限，仅识别病原体共同抗原和某些自身抗原，在非特异性免疫应答中发挥作用。B1 细胞对糖类抗原的应答较强，对蛋白质抗原的应答较弱，处于半活化状态，主要产生 IgM 抗体。未免疫小鼠血液中大部分 IgM 由 B1 细胞产生，以低亲和力结合多种微生物抗原和自身抗原，被称为天然抗体

（natural antibody）。

### （二）B 细胞的功能

1. B1 细胞　B1 细胞的抗原受体识别环境抗原，在防御胸腔、腹腔和肠道黏膜感染中发挥作用，主要对抗 TI 抗原。此外，生理性自身抗体和天然血型抗体（主要为 IgM，少数为 IgG）也是由 B1 细胞产生的。

2. B2 细胞　B2 细胞的主要功能如下：

（1）介导特异性体液免疫应答

（2）呈递抗原，尤其是低浓度的可溶性抗原。

（3）免疫调节。

# 【习题部分】

## 一、基础层次

### A 型题

1. 具有特异性抗原识别受体的细胞是

    A. 巨噬细胞　　　　　　B. 树突细胞　　　　　　C. 并指细胞

    D. 朗格汉斯细胞　　　　E. B 细胞

2. 有关 B 细胞叙述正确的是

    A. 从淋巴样干细胞发育为成熟 B 细胞需要抗原刺激

    B. B 细胞的共受体由 CD1、CD21 和 CD80 组成

    C. B 细胞表达 IgG 的 Fc 段受体，传导抑制信号

    D. 初始 B 细胞表达 mIgM 和 mIgG

    E. BCR 属于分泌型 Ig

3. B 细胞成为抗原呈递细胞主要是由于

    A. 具有吞噬能力　　　　　　　　　B. 分泌大量 IL-2 的能力

    C. 在骨髓中发育成熟　　　　　　　D. 表达 MHC Ⅱ类分子

    E. 在肠道淋巴样组织中大量存在

4. 与 B 细胞表面 B7 分子结合，参与 T 细胞活化的分子是

    A. CD28　　　　　　　　B. CD3　　　　　　　　C. CD4

    D. CD8　　　　　　　　E. CD40　　　　　　　　F. 非特异性抗体的现象

5. 参与 B 细胞活化的分子是

    A. MHC Ⅰ类分子　　　　B. MHC Ⅱ类分子　　　　C. CD19

    D. Fc 受体　　　　　　　E. CD5

6. B 细胞来源于

    A. 脾　　　　　　　　　B. 骨髓　　　　　　　　C. 淋巴结

    D. 胸腺　　　　　　　　E. 肝

7. B 细胞与其他专职 APC 显著区别是
    A. 通过胞饮摄取抗原　　　　　　　B. 具有很强的摄取抗原能力
    C. 结合低浓度可溶性抗原　　　　　D. 通过 FcR 摄取抗原抗体复合物
    E. 刺激初始 T 细胞活化

8. 属于 B 细胞膜分子的是
    A. CD40L　　　　　　　B. CD28　　　　　　　　C. TCR
    D. BCR　　　　　　　　E. CD56

9. 关于 B 细胞的正确叙述是
    A. 介导迟发型超敏反应的发生
    B. CD3 分子表达于所有成熟 B 细胞表面
    C. B 细胞活化后可分化为浆细胞
    D. B 细胞可分化为肥大细胞产生抗体
    E. B 细胞产生 IgG 抗体无需其他细胞参与

10. 关于 CD5⁺B 细胞亚群的正确叙述是
    A. 个体发生较晚　　　　B. 骨髓新生　　　　　　C. 产生 IgM 类抗体
    D. 对 T 细胞有依赖性　　E. 分布在外周淋巴器官

11. 关于 CD5⁻B 细胞亚群的正确叙述是
    A. 个体发生较早　　　　B. 自我再生　　　　　　C. 可产生 IgG 类抗体
    D. 对 T 细胞无依赖性　　E. 分布在体腔

12. 关于 B 细胞的正确叙述是
    A. 于胸腺内发育成熟　　　　　　　B. 具有细胞毒作用
    C. 浆细胞分泌特异性抗体　　　　　D. 可分泌 TNF-β
    E. 不具有免疫记忆功能

13. 参与体液免疫的细胞包括
    A. APC、NK 细胞、B 细胞　　　　　B. APC、B 细胞、T 细胞
    C. NK 细胞、T 细胞、B 细胞　　　　D. APC、T 细胞、NK 细胞
    E. APC、B 细胞、中性粒细胞

14. 可产生免疫记忆的细胞是
    A. 巨噬细胞　　　　　　B. NK 细胞　　　　　　　C. APC
    D. T、B 淋巴细胞　　　　E. 肥大细胞

15. 诱导 Ig 类别转换的分子是
    A. CD28　　　　　　　B. B7 分子　　　　　　　C. CD3
    D. CD40　　　　　　　E. CD56

16. B 细胞的抗原识别受体是
    A. TCR　　　　　　　　B. FcR　　　　　　　　　C. CD3
    D. CR2　　　　　　　　E. mIg

17. 初始 B 细胞表面表达

    A. mIgM 和 mIgG         B. mIgM 和 mIgD         C. mIgG 和 mIgD

    D. mIgE 和 mIgD         E. mIgG 和 mIgA

18. 用来区分 B1 和 B2 细胞的膜分子是。

    A. CD2               B. CD3               C. CD4

    D. CD5               E. CD8

19. 未成熟 B 淋巴细胞表达的膜免疫球蛋白是

    A. mIgA            B. mIgM          C. mIgE

    D. mIgD            E. mIgG

20. 在外周血中，成熟 B 细胞表型一般为

    A. mIgM+ mIgD+CD5-     B. mIgM+ mIgD+CD5+     C. mIgM−mIgD−CD5+

    D. mIgM+ mIgD−CD5-     E. mIgM−mIgD−CD5+

21. 与 B2 细胞比较，B1 细胞

    A. 发育中出现较晚             B. 在固有免疫应答中更重要

    C. 表面 IgD 表达多于 IgM       D. 识别抗原更广泛

    E. 活化时需要与 T 细胞相互作用

22. 成熟 B 淋巴细胞均具有的分化抗原是

    A. CD3               B. CD4               C. CD5

    D. CD8               E. CD19

23. 下例不是 CD40 的特点的是

    A. 通过与 T 细胞接触维持生发中心 B 细胞存活

    B. 表达于抗原呈递细胞表面

    C. 与 CD40L 结合，提供 B 细胞活化的协同刺激信号

    D. 诱导 Ig 同种型类别转换

    E. 与 BCR 交联，活化 ITIM，产生抑制信号

24. B1 细胞所不具备的抗体应答特点是

    A. 直接识别结合相应多糖抗原而被激活

    B. 接受抗原刺激后，相应抗体可在 48 h 之内产生

    C. 产生的抗体以 IgM 为主

    D. 增殖分化过程中，可发生 Ig 类别转换

    E. 不产生免疫记忆

25. 关于 B 细胞的正确叙述是

    A. 淋巴组织中成熟 B 细胞呈均质性

    B. 一般根据分泌的细胞因子不同将 B 细胞进行亚群分类

    C. 在体腔中发挥抗感染作用的 B 细胞主要识别 TD 抗原

    D. B 细胞具有免疫调节作用

    E. 未活化的 B 细胞可发挥抗原呈递作用

26. 关于 B 细胞膜分子的正确叙述是

A. 未成熟 B 细胞可高水平表达共刺激分子 B7

B. B 细胞表达的抑制性受体胞质区含有 ITAM 基序

C. 补体活化片段 C3d 可增强 B 细胞活化

D. 分泌抗体的浆细胞可持续表达 mIg

E. Igα/Igβ 结合抗原并转导抗原信号

27. 关于 BCR 的正确叙述是

A. BCR 是一个分泌型的免疫球蛋白分子

B. mIg 有五种即 mIgD、mIgG、mIgE、mIgM 和 mIgV

C. B 细胞的 mIg 与其分泌的抗体可识别不同的抗原表位

D. B 细胞识别抗原的特异性基于 mIg 的 V 区序列不同

E. B 细胞可通过 BCR 发挥抗原呈递作用

28. 关于 B 细胞特点的正确叙述是

A. B 细胞主要通过分泌细胞因子介导体液免疫应答

B. B 细胞在骨髓内发育成熟

C. B 细胞在外周血中的含量占淋巴细胞总数多于 T 细胞

D. 骨髓来源的 B 细胞需要进入外周淋巴组织中的淋巴滤泡内存活

E. B 细胞的分化发育不依赖抗原的刺激

29. 关于 B1 细胞的正确叙述是

A. B1 细胞对蛋白质抗原的应答强

B. B1 细胞可识别病原体共同抗原和某些自身抗原

C. B1 细胞对抗细菌外毒素的能力强

D. B1 细胞可表达 mIgM 和 mIgG

E. B1 细胞主要分布在外周免疫器官

30. 关于 B2 细胞的正确叙述是

A. B2 细胞主要识别糖类抗原

B. 血型抗体由 B2 细胞分泌产生

C. B2 细胞的活化不依赖于 T 细胞的辅助

D. B2 细胞在肠道黏膜感染中亦发挥作用

E. B2 细胞不表达共刺激分子

31. 关于 B 细胞共受体的正确叙述是

A. 共受体 CD81 可与补体片段结合

B. 共受体 CD21 是 B 细胞的表面标志

C. 共受体 CD79a/b 可使 BCR 识别抗原产生的信号增强

D. 共受体是由四种膜分子组成的复合体

E. B 细胞的共受体参与抗原信号的转导但不直接与抗原结合

32. 关于 B 细胞表面膜分子的正确叙述是

A. B 细胞表面 CD40L 可与 T 细胞表面 CD40 分子结合

B. B 细胞表面 CD32 可与 IgM 的 Fc 段结合

C. B 细胞表面可同时表达 MHC Ⅰ类和Ⅱ类分子

D. B 细胞表面黏附分子辅助 B 细胞识别抗原

E. B 细胞表面可表达共刺激分子 CD28

33. 关于 B 细胞的正确叙述是

A. 初始 B 细胞寿命短，无法参与淋巴细胞再循环

B. B 细胞分化为浆细胞后，不再表达 mIg

C. B 细胞抵抗胞内寄生微生物的能力强

D. B 细胞不能分泌抑制性细胞因子

E. B 细胞抵抗革兰阴性菌内毒素的能力弱

34. 关于 mIg 的正确叙述是

A. 浆细胞可表达 mIg

B. 未成熟 B 细胞表达 mIgD

C. 类别转换的 B 细胞能表达 mIgV

D. 成熟的初始 B 细胞可高表达 mIgG

E. 受抗原刺激后 mIgG 可表达在 B 细胞表面

**B 型题**

题 35～37

　　A. 骨髓　　　　　　B. 胸腺　　　　　　C. 脾

　　D. 法氏囊　　　　　E. 淋巴结

35. 人类 B 细胞发生的场所是

36. 禽类 B 细胞发生的场所是

37. T 细胞分化成熟的场所是

题 38～39

　　A. TCR　　　　　　B. CD3　　　　　　C. CD4

　　D. MHC Ⅰ类分子　　E. mIg

38. T 细胞识别抗原的受体是

39. B 细胞识别抗原的受体是

题 40～43

　　A. mIg　　　　　　B. CD40　　　　　　C. B7

　　D. CD28　　　　　　E. CD21

40. 存在 B 细胞表面，与抗原决定簇结合的分子是

41. 作为 B 细胞共受体复合体成分之一的是

42. 与 B7 分子结合，诱导 T 细胞激活的是

43. 介导 B 细胞发生类别转换的分子是

## 二、拓展层次

### C 型题

题 1 ~ 4

    A. B 细胞                 B. T 细胞

    C. 两者都对             D. 两者都不对

1. 起源于骨髓造血干细胞的是

2. 属于固有免疫系统细胞的是

3. 介导迟发型超敏反应的是

4. 介导体液免疫应答的是

题 5 ~ 8

    A. B1 细胞             B. B2 细胞

    C. 两者都对             D. 两者都不对

5. 能分泌 IgM 的是

6. 表达 CD5 分子的是

7. 识别 TD–Ag 的是

8. 在 IV 型超敏反应中发挥重要作用的是

### X 型题

9. 具有抗原呈递作用的细胞是

    A. 巨噬细胞            B. 树突细胞

    C. NK 细胞             D. B 细胞

10. B 细胞表面的主要膜分子包括

    A. CD40               B. Fc 受体

    C. B7                 D. 补体受体

11. 能特异性识别抗原的细胞是

    A. Th 细胞             B. CTL 细胞

    C. B 细胞              D. NK 细胞

12. 关于 B 细胞正确的叙述是

    A. 具有抗原呈递功能      B. 可产生细胞因子

    C. 介导体液免疫应答      D. 参与形成玫瑰花环

13. B 细胞的表面受体包括

    A. BCR               B. Fc 受体

    C. 补体受体           D. 非特异性有丝分裂原受体

### 填空题

14. CD79a 和 CD79b，也分别称作【1】和【2】分子。CD79 与【3】组成复合体，传导 B 细胞结合抗原后产生的活化信号

15. 未成熟 B 细胞表达的膜免疫球蛋白是【4】，成熟的初始 B 细胞还高表达【5】。

16. B2 细胞的主要功能包括【6】、【7】以及【8】。

**判断改错题**

17. 外周免疫器官和组织是 B 细胞成熟的场所，是非特异性免疫应答发生的部位，包括淋巴结、脾和黏膜伴随淋巴组织。

18. B 细胞受到抗原刺激后可以分化成为肥大细胞，分泌特异性抗体，介导体液免疫应答。

19. T 细胞可根据其 CD4 和 CD2 分子的表达分为 Th 细胞和 Tc 细胞；B 细胞可以根据其 B7 分子的表达分为 B1 细胞和 B2 细胞。

20. B 细胞共受体是由 CD19、CD40 和 CD81 三种膜分子组成的复合体。

**名词解释**

21. 膜表面免疫球蛋白　　　　　　　　22. CD40 分子

**问答题**

23. 简述 CD40 分子的分布以及生物学功能。

24. 试比较 B1 细胞与 B2 细胞主要特点的区别。

**病历分析题**

25. 男性，10 个月。近期持续哭闹、进食量减少、体重减轻、皮肤反复出现化脓性感染。体格检查：皮肤有化脓灶、淋巴结肿大，肝脾肿大。实验室检测：白细胞及血小板计数水平降低，血红蛋白水平降低。血清 lgM 水平明显升高，IgG 和 IgA 水平明显降低。遗传学检测：X 染色体 CD40L 基因缺陷。初步诊断：X 连锁高 IgM 血症（巨球蛋白血症）。

提问，为什么 CD40L 表达缺失会导致高 IgM 血症的出现？

（冯　辉　祁赞梅）

**e 参考答案**

# 第七章 抗原呈递细胞

## 【复习纲要】

### 一、抗原呈递细胞及其种类

1. 抗原呈递细胞（antigen-presenting cell, APC）是指能摄取处理抗原，并将抗原信息呈递给T淋巴细胞的一类免疫细胞，在机体免疫应答过程中发挥重要作用。专职抗原呈递细胞包括树突细胞、巨噬细胞和B细胞。

2. 树突细胞（dendritic cell, DC）是一群异质性的细胞，抗原呈递功能最强，是唯一能够激活初始型T细胞的专职APC。DC广泛分布于除脑实质以外的全身组织和脏器，数量少。骨髓的多能造血干细胞在骨髓微环境中经由不同分化途径分化成髓系树突细胞和淋巴系树突细胞。DC的发育及迁移分为四个阶段，依次是骨髓及外周血中的前体细胞，外周非淋巴组织中的未成熟DC，存在于输入淋巴管和外周血中的移行DC，以及存在于外周淋巴组织中的成熟DC。未成熟DC和成熟DC在表面膜分子的表达及生物学功能方面有明显不同。未成熟DC抗原摄取和处理能力强，而成熟DC具有较好的抗原呈递能力。目前通过形态学、组合性细胞表面标志以及混合淋巴细胞反应中刺激初始T细胞增殖能力三方面综合鉴定树突细胞。DC的生物学功能主要为摄取处理抗原并呈递抗原供T细胞识别与活化。此外，DC还参与机体免疫耐受的形成和免疫记忆的维持，分泌细胞因子调节免疫应答等。

### 二、抗原的处理与呈递

1. 外源性抗原的处理和呈递　外源性抗原的呈递途径又称为溶酶体或MHC II类途径。抗原呈递细胞通过吞噬、巨吞饮及受体介导的内吞等方式将外源性抗原摄入胞质形成吞噬体，与溶酶体融合形成吞噬溶酶体。外源性抗原被蛋白水解酶降解为小分子抗原肽，与来自内质网的MHC II类分子结合形成复合物后，表达在细胞表面，供CD4+T细胞识别。

2. 内源性抗原的处理和呈递　内源性抗原呈递途径又称为胞质溶胶或MHC I类途径。内源性抗原在胞质中被蛋白酶体降解为小分子抗原肽后，经TAP转运至内质网中，与MHC I类分子结合，形成抗原肽-MHC I类分子复合物，转运到APC表面，供CD8+T细胞识别。

3. 脂类抗原的 CD1 分子呈递　CD1 分子呈递糖脂类抗原，供 CD1 限制性 T 细胞识别，在机体抗微生物感染和对脂类抗原应答中起作用。

4. 交叉呈递　指在某些情况下，APC 摄取处理外源性抗原（或内源性抗原），使其与 MHC Ⅰ类分子（或 MHC Ⅱ类分子）结合，呈递抗原信息供 $CD8^+$（$CD4^+$）T 细胞识别的过程。交叉呈递不是抗原呈递的主要方式。

## 【习题部分】

### 一、基础层次

**A 型题**

1. 属于专职 APC 的是
   - A. 成纤维细胞
   - B. 树突细胞
   - C. NK 细胞
   - D. T 细胞
   - E. 内皮细胞

2. 能显著刺激初始 T 细胞活化的 APC 是
   - A. 单核－巨噬细胞
   - B. B 细胞
   - C. DC
   - D. Th 细胞
   - E. NK 细胞

3. 成熟髓样 DC 功能亚群分类的依据是
   - A. 所分泌的细胞因子
   - B. 呈递抗原能力
   - C. 迁移能力
   - D. 成熟度
   - E. 所摄取的抗原类型

4. 目前所知体内功能最强的抗原呈递细胞是
   - A. 巨噬细胞
   - B. B 细胞
   - C. DC
   - D. 成纤维细胞
   - E. 内皮细胞

5. 成熟 DC 不具备的特点是
   - A. 高表达 CD80
   - B. 高表达 MHC Ⅱ类分子
   - C. 分泌趋化因子
   - D. 具有抗原呈递能力
   - E. 能吞噬抗原

6. B 细胞摄取抗原的方式是
   - A. mIg 特异性结合 Ag 后内化
   - B. 非特异性吞饮 Ag
   - C. 非特异性吞噬 Ag
   - D. 巨吞饮方式摄取 Ag
   - E. 在 Th 细胞辅助下吞噬 Ag

7. 参与胸腺内 T 细胞阳性选择和阴性选择的细胞是
   - A. B 淋巴细胞
   - B. 中性粒细胞
   - C. 树突细胞
   - D. NK 细胞
   - E. 胸腺基质细胞

8. T 细胞识别的抗原是
   - A. 可溶性的蛋白质抗原
   - B. 游离的蛋白质抗原
   - C. 类脂抗原

D. 与 MHC 结合并表达于细胞表面的抗原肽片段

E. 多糖类抗原

9. CD4⁺T 细胞识别的抗原是

A. 抗原肽 –MHC Ⅰ类分子复合物  B. 多糖类抗原

C. 游离的蛋白质抗原  D. 抗原肽 –MHC Ⅱ类分子复合物

E. 脂类抗原

10. CD8⁺T 细胞识别的抗原是

A. 抗原肽 –MHC Ⅰ类分子复合物  B. 多糖类抗原

C. 游离的蛋白质抗原  D. 抗原肽 –MHC Ⅱ类分子复合物

E. 脂类抗原

11. APC 处理过的外源性抗原与 MHC 结合后呈递给

A. B 细胞  B. CD4⁺T 细胞  C. CD8⁺T 细胞

D. 巨噬细胞  E. NK 细胞

12. 抗原呈递细胞中不包括

A. 朗格汉期细胞  B. 巨噬细胞  C. 树突细胞

D. 并指状细胞  E. 中性粒细胞

13. 不受 MHC 限制的细胞间相互作用是

A. Th 细胞和 B 细胞  B. 巨噬细胞和 Th 细胞  C. 树突细胞和 Th 细胞

D. NK 细胞和肿瘤细胞  E. Tc 细胞和肿瘤细胞

14. 人 DC 主要特征性表面标志是

A. CD3  B. CD4  C. B7

D. CD11c  E. CD40

15. 成熟 DC 的生物学特性是

A. 抗原摄取能力强  B. 无协同刺激分子的表达  C. 无诱导 T 细胞活化能力

D. 低表达 MHC 分子  E. 能分泌趋化因子

16. 以下各项中属于内源性抗原的物质是

A. 蛇毒  B. 马血清  C. 大肠埃希菌

D. 破伤风梭菌  E. 肿瘤抗原

**B 型题**

题 17～20

A. 中性粒细胞  B. T 细胞  C. NK 细胞

D. B 细胞  E. 红细胞

17. 具有抗原呈递能力的细胞是

18. 识别抗原具有 MHC 限制性的细胞是

19. 对肿瘤细胞杀伤没有 MHC 限制性的细胞是

20. 具有非特异性吞噬能力的细胞是

题 21 ~ 24

  A. 外源性抗原   B. 内源性抗原   C. Rh 抗原

  D. 半抗原     E. 异嗜性抗原

21. 经由 MHC Ⅰ类途径呈递的抗原是

22. 经由 MHC Ⅱ类途径呈递的抗原是

23. 能引起新生儿溶血症的抗原是

24. B 细胞表位属于

题 25 ~ 28

  A. MHC Ⅰ类分子  B. MHC Ⅱ类分子  C. B7 分子

  D. CD1 分子    E. CD40 分子

25. 能呈递糖脂类抗原的分子是

26. 呈递抗原肽供 CD4⁺T 细胞识别的分子是

27. 呈递外源性抗原的分子是

28. 呈递肿瘤抗原的分子是

29. 呈递抗原诱导 NKT 细胞活化的分子是

30. 呈递抗原肽供 CD8⁺T 细胞识别的分子是

## 二、拓展层次

**填空题**

1. 专职抗原呈递细胞包括【1】、【2】和【3】。

2. 目前只能通过【4】、【5】以及【6】三方面综合鉴定树突细胞。

3. APC 处理呈递的抗原可根据其来源分为两类，一类是【7】，另一类是【8】。

4. APC 将外源性抗原降解为小分子抗原肽，与【9】类分子结合形成复合物，表达在细胞表面，供【10】细胞识别。

5. APC 将内源性抗原降解为小分子抗原肽，与【11】类分子结合形成复合物，表达在细胞表面，供【12】细胞识别。

6. CD1 分子属于【13】类分子，可与【14】形成复合体，呈递【15】或【16】抗原，供【17】T 细胞识别。

7. CD1 限制性 T 细胞包括【18】细胞、【19】细胞、【20】细胞等。

8. DC 的发育和迁移分为四个阶段，依次为骨髓和外周血中的【21】，外周非淋巴组织中的【22】，存在于输入淋巴管和外周血中的【23】，以及存在于外周淋巴组织中的【24】。

**判断改错题**

9. 专职抗原呈递细胞能主动摄取抗原，并处理抗原和呈递抗原信息给 CD4⁺T 细胞，抗原呈递能力弱。

10. 广义 APC 是指能加工处理抗原并以抗原肽 –MHC 分子复合物形式呈递抗原信息的淋巴细胞。

11. DC 在骨髓发育到成熟 DC 后，经血流移行到外周非淋巴组织。

12. 未成熟 DC 和成熟 DC 在表面膜分子的表达和生物学功能方面无明显不同。

13. T 细胞能直接识别游离抗原或细菌病毒表面的抗原成分。

14. APC 将外源性抗原降解为小分子抗原肽，与 MHC Ⅱ类分子结合形成复合物，表达在细胞表面，供 $CD8^+T$ 细胞识别。

15. APC 将内源性抗原降解为小分子抗原肽，与 MHC Ⅰ类分子结合形成复合物，表达在细胞表面，供 $CD4^+T$ 细胞识别。

### 名词解释

16. APC

17. 抗原加工（antigen processing）

18. 抗原呈递（antigen presenting）

19. 外源性抗原（exogenous antigen）

20. 内源性抗原（endogenous antigen）

### 问答题

21. 试述树突细胞的表面标志及生物学功能。

22. 以朗格汉斯细胞为例说明 APC 在迁移成熟过程中生物学特性的变化。

23. 简述外源性抗原及内源性抗原的抗原呈递过程。

（刘北星）

### Ⓔ 参考答案

# 第八章 抗体

## 一、基本概念

抗体（antibody，Ab）是由抗原刺激而产生并能与刺激其产生的抗原发生特异性结合的、具有免疫功能的糖蛋白。

免疫球蛋白（immunoglobulin，Ig）通常把血清或血浆中的抗体成分称为免疫球蛋白。

抗体是生物学功能的概念，免疫球蛋白是化学结构的概念。所有抗体的化学基础都是免疫球蛋白，但免疫球蛋白并不都具有抗体活性。

免疫球蛋白可分为：

膜型免疫球蛋白（membrane immunoglobulin，mIg）B 细胞膜上的抗原受体。

分泌型免疫球蛋白（secreted immunoglobulin，sIg）分泌进入体液，介导体液免疫应答。

## 二、免疫球蛋白的结构

### （一）基本结构

Ig 单体由 4 条多肽链（2 条相同的重链和 2 条相同的轻链）通过二硫键（-S-S-）连接而成，为"Y"字形结构。抗体中四条肽链两端游离的氨基或羧基的方向一致，分别被命名为氨基端（N 端）和羧基端（C 端）。

1. 轻链（light chain，L 链） 由 214 个氨基酸残基组成，相对分子质量约为 25kD。L 链共有两型：κ 型和 λ 型，同一个 Ig 分子上 L 链的型别总是相同的。正常人血清中的 κ：λ 约为 2：1。

2. 重链（heavy chain，H 链） 由 450～570 个氨基酸残基组成，相对分子质量为 50～70kD。根据相对分子质量及含糖基数量不同，重链可分为 5 类，分别为 μ、γ、α、δ、ε 链，。不同的 H 链与 L 链（κ 或 λ）组成完整 Ig 分子，分别称为 IgM、IgG、IgA、IgD 和 IgE。

3. 可变区和恒定区 免疫球蛋白近 N 端轻链的 1/2 区段与重链的 1/4 或 1/5 区段的氨基酸组成及排列顺序多变，称可变区（variable region，V 区）。近 C 端轻链的 1/2 区段与重链的 3/4 或 4/5 区段则比较恒定，称恒定区（constant region，C 区）。

4. 超变区和骨架区　在可变区中，某些特定位置的氨基酸残基显示更大的变异性，称超变区（hypervariable region，HVR）或互补决定区（complementarity determining region，CDR）。可变区中氨基酸组成和排列顺序变化小的部分称为骨架区（framework region，FR），骨架区对维持 HVR 的空间结构具有重要作用。

5. 铰链区　Ig 分子 CH1 和 CH2 之间的区域称为铰链区（hinge region），含有大量脯氨酸和二硫键，富有弹性，可以自由伸展至 180°。这种变构有利于与不同距离的抗原决定簇结合。铰链区对木瓜蛋白酶（papain）和胃蛋白酶（pepsin）敏感。IgM 和 IgE 无铰链区。

### （二）功能区（domain）

Ig 的功能区　每条多肽链折叠成几个含有约 110 个氨基酸残基的具有不同的生物学功能的球状结构域。L 链有两个功能区，称 VL、CL；IgG、IgA、IgD 的重链有一个 VH 和三个 CH（CH1、CH2、CH3）功能区，IgM 和 IgE 的重链有一个 VH 和四个 CH（CH1、CH2、CH3、CH4）功能区。

各功能区具有不同功能 VH 和 VL 共同构成抗原特异性结合部位；CH 和 CL 上具有部分同种异型遗传标志；IgG 的 CH2 和 IgM 的 CH3 具有补体 C1q 的结合位点，母体 IgG 可借助 CH2 通过胎盘屏障；IgG 的 CH3 能与单核 - 巨噬细胞、粒细胞、B 细胞和 NK 细胞的 Fc 段受体（FcγR）结合；IgE 的 CH2 和 CH3 可以与肥大细胞或嗜碱粒细胞表面的 FcεR 结合。

### （三）水解片段

1. 木瓜蛋白酶（papain）　水解 IgG 分子可产生 2 个 Fab 段（fragment antigen-binding，抗原结合片段）和 1 个 Fc 段（gragment crystalizable，可结晶片段）。Fab 段包括完整的轻链和部分重链（VH 和 CH1 功能区），该片段具有单价抗体活性，即只能与一个相应的抗原决定簇特异性结合。

Fc 段相当于两条重链的 CH2 和 CH3 功能区，由二硫键连接。Fc 段是抗体分子与效应分子或细胞相互作用的部位。

2. 胃蛋白酶（pepsin）　水解 IgG 分子可产生一个 F（ab'）₂ 和若干裂解的小分子片段（pFc'）。

F（ab'）₂ 含有两条 L 链和略大于 Fab 段的 H 链，由二硫键连接。具有双价抗体活性，与抗原结合，可发生凝集或沉淀反应。

### （四）其他成分

1. 连接链（joining chain，J 链）　是由浆细胞合成的一条富含半胱氨酸的多肽链。J 链可通过共价键连接两个 IgA 单体形成二聚体，和二硫键一起连接 5 个 IgM 单体形成五聚体，IgG、IgD 和 IgE 常为单体，无 J 链。

2. 分泌片（secretory piece，SP）　又称分泌成分（secretory component，SC），是黏膜上皮细胞合成和分泌的一种含糖的肽链，以非共价键形式结合到分泌型 IgA 分子上。分泌片可以保护分泌型 IgA 免受蛋白水解酶降解，同时可以介导 IgA 二聚体向黏膜表面的转运。

## 三、免疫球蛋白的类型

免疫球蛋白具有双重特性。可具有抗体活性和免疫原性（抗原物质）。根据其抗原特异性，可将免疫球蛋白分为同种型、同种异型和独特型。

1. 同种型（isotype） 指同一种属每一个体都具有的免疫球蛋白的抗原特异性。其抗原决定簇主要存在于 Ig 的 C 区。同种型主要包括类、亚类，型、亚型。按类划分，Ig 可分为 IgG、IgA、IgM、IgD、IgE 五类。IgG 又可分为 IgG1、IgG2、IgG3、IgG4 四个亚类；IgA 又可分为 IgA1 和 IgA2 两个亚类。按型划分，可分为 κ 型和 λ 型。λ 型又可分为 4 个亚型，依次称为 λ1、λ2、λ3 和 λ4 亚型。

2. 同种异型（allotype） 指同一种属不同个体之间免疫球蛋白具有的抗原特异性差异，是由不同个体的遗传基因决定的，故又称遗传标志。表现在 CH 和 CL 上的一个或数个氨基酸残基的差异。

3. 独特型（idiotype，Id） 指在同一个体内，不同 B 细胞克隆所产生的免疫球蛋白分子 V 区以及 T、B 细胞表面抗原受体 V 区所具有的抗原特异性标志。独特型由 Ig 超变区特有的氨基酸序列和构型决定。其诱导产生相应的抗体，称为抗独特型抗体，在机体的免疫调节中占重要地位。

## 四、抗体的生物学活性

### （一）V 区的功能

识别并特异性结合抗原 与毒素结合可以中和其毒性；与病原体结合，可以阻止其对机体细胞的黏附和感染。Ig 单体分子可结合 2 个抗原表位，为 2 价；分泌型 IgA 为 4 价；五聚体 IgM 理论上为 10 价，由于空间位阻，只能结合 5 个抗原表位，为 5 价。

### （二）C 区的功能

1. 激活补体系统 Ab（IgM、IgG1、IgG2、IgG3）与 Ag 结合形成复合物可通过启动 C1q 激活补体经典途径；IgG4、IgA 和 IgE 的聚合物可以激活补体旁路途径。

2. 介导免疫细胞活性

（1）抗体的调理作用（opsonization） 抗体如 IgG（特别是 IgG1 和 IgG3）的 Fc 段与中性粒细胞、巨噬细胞上的 IgGFc 受体（FcγR）结合，可增强吞噬细胞的吞噬功能。

（2）抗体依赖细胞介导的细胞毒作用（antibody-dependent cell-mediated cytotoxicity，ADCC） 指具有杀伤活性的细胞如 NK 细胞通过其表面表达的 Fc 受体识别包被于靶抗原（如细菌或肿瘤细胞）上抗体的 Fc 段，直接杀伤靶细胞。

（3）介导超敏反应 主要包括 I 型（IgE）、II 型和 III 型超敏反应（IgG 和 IgM）。

3. 穿过胎盘和黏膜 IgG 是唯一能够从母体通过胎盘屏障转运到胎儿体内的 Ig，对新生儿抗感染具有重要意义；分泌型 IgA 合成和主要作用部位在黏膜，是黏膜局部抗感染的重要免疫分子。

## 五、抗体的 Fc 受体和免疫球蛋白超家族

### （一）抗体的 Fc 受体

许多细胞表面具有不同 Ig 分子的 Fc 受体，通过 Fc 受体与 IgFc 结合，介导 Ig 参与的生理功能或病理损伤过程。IgG 的 Fc 受体有 FcγRI（CD64）、FcγR II（CD32）、FcγR III（CD16）

三种；IgE 的 Fc 受体有 FcεR I 和 FcεR II 两种；IgA 的 Fc 受体为 FcαR（CD89）。

**（二）免疫球蛋白超家族**

某些蛋白分子其多肽链折叠方式与 Ig 折叠相似，在 DNA 水平上和氨基酸序列上与 IgV 区或 IgC 区有较高的同源性，这些蛋白分子称为免疫球蛋白超家族（immunoglobulin superfamily，IgSF）。

## 六、各类免疫球蛋白的特性和功能

1. IgG

（1）一般性质  IgG 主要以单体形式存在，是血清中含量最高的 Ig，约占其总量的 75%；半衰期最长（20～23 天）；主要由脾和淋巴结中的浆细胞合成，可以与 SPA 结合，用于 IgG 的纯化和临床诊断。

（2）发挥重要免疫学效应  是唯一可以通过胎盘的抗体，对新生儿抗感染具有重要意义；可通过经典途径激活补体（IgG3 > IgG1 > IgG2）；对细胞性抗原可产生 ADCC 作用；调理作用；介导 II 型和 II 型超敏反应。

（3）是抗感染的主要抗体  大多数抗菌、抗病毒和抗毒素抗体都是 IgG 类，某些自身抗体如抗甲状腺球蛋白抗体、抗核抗体也属于 IgG 类。

2. IgM

（1）一般性质  五聚体，相对分子质量最大，又称巨球蛋白；是人类发育过程中最早合成和分泌的 Ig；半衰期 5 天，血清中特异性 IgM 含量增高提示有近期感染，有助于临床早期诊断；不能通过胎盘，如果脐带血或新生儿血清中 IgM 水平升高，表明胎儿有宫内感染。

（2）是体液免疫应答中最早产生的 Ig，在机体早期免疫防御中具有重要作用。

（3）激活补体的经典途径。也可介导 II 型和 II 型超敏反应。

（4）膜表面 IgM（mIgM）  是 B 细胞抗原受体（BCR）的主要成分，与相应抗原作用，引发体液免疫应答。

（5）某些自身抗体如类风湿因子属于 IgM。

3. IgA

分两型：占总 Ig 的 15%～20%；血清型 IgA 以单体形式存在，主要存在于血清中；分泌型 IgA（secretory IgA，sIgA）主要以二聚体形式存在，由 J 链连接，含上皮细胞合成的分泌片。

sIgA 主要存在于黏膜表面和外分泌液中，可中和毒素和病毒，阻止微生物对黏膜的吸附。婴儿可从母乳中获取 sIgA，获得自然被动免疫。此外，IgA 聚合物还可参与激活补体旁路途径。

4. IgD

单体分子，占总 Ig 的 1%；血清中 IgD 的确切功能尚不清楚。IgD（mIgD）作为 B 细胞表面的抗原识别受体（BCR），可接受相应抗原的刺激，同时 IgD 是 B 细胞分化成熟的标志，未成熟的 B 细胞仅表达 mIgM，成熟 B 细胞可同时表达 mIgM 和 mIgD，活化后的 B 细胞其表面 mIgD 逐渐消失。

**5. IgE**

是血清中含量最低的 Ig，主要由呼吸道（如鼻咽、扁桃体、支气管）和胃肠道等处的黏膜固有层的浆细胞产生，可与肥大细胞或嗜碱粒细胞表面高亲和力的 FcεR Ⅰ 结合，介导 Ⅰ 型超敏反应发生。

## 七、免疫球蛋白的基因结构及其表达

人 Ig 分子由三个不连锁的 Igκ、Igλ、IgH 基因库编码。三种基因库分别位于第 2 号、第 22 号和第 14 号染色体。

Ig 重链基因的结构重排 H 链基因库是由 VH 基因、DH（多样性）基因、JH（连接）基因、CH 基因四种基因片段组成，其中 VH、DH、JH 三种基因片段经重排后编码 H 链的 V 区，CH 基因片段编码 H 链的 C 区。VH 基因、DH 基因、JH 基因和 CH 基因分别有多个片段（顺序为 Cμ、Cγ3、Cγ1、Cδ、Cα1、Cγ2、Cγ4、Cε、Cα2）。在 B 细胞分化、成熟及活化过程中，首先 D 与 J 基因连接成 D-J，然后与 V 基因片段连接成 V-D-J，再与 C 基因分别重排成不同类和亚类。在基因重排过程中，编码 V 区的基因 V-D-J 基因片段不变，与不同的 C 基因连接，即可发生 Ig 的类别转换。

Ig 轻链基因的结构及重排：① κ 链基因库是由多个 V 基因片段（Vκ）、J 基因片段（Jκ）和 C 基因片段（Cκ）组成。各基因片段之间以随机方式进行重排。② λ 链基因库是由 Vλ（多个）和 4 个连接在一起的 Jλ-Cλ 基因对构成。λ 链基因也以随机方式重排。

## 八、单克隆抗体和基因工程抗体

1. 多克隆抗体（polyclonal antibody，PcAb） 是利用纯化的抗原免疫动物后，诱导动物多个 B 细胞克隆产生针对多种抗原决定簇的抗体混合物。PcAb 特异性差，易出现交叉反应。

2. 单克隆抗体（monoclonal antibody，McAb） 是由单一克隆 B 细胞杂交骨髓瘤细胞产生的，只识别一种抗原表位的具有高度特异性的抗体。优点是结构均一，纯度高，特异性强，效价高，易大量制备；缺点是其鼠源性对人具有较强的免疫原性。

3. 基因工程抗体（genetic engineering antibody） 是指通过基因工程技术改建鼠源性抗体所产生的新抗体。包括人 – 鼠嵌合抗体、人改型抗体、小分子抗体以及双特异性抗体等。

## 【习题部分】

### 一、基础层次

**A 型题**

1. 免疫球蛋白（IgG）多肽的可变区为

    A. N 端轻链的 1/4 与重链的 1/2　　　　　B. N 端轻链的 1/3 与重链的 1/4

    C. N 端轻链的 1/2 与重链的 1/4　　　　　D. N 端轻链的 1/2 与重链的 1/2

    E. N 端轻链的 1/2 与重链的 1/3

2. 免疫球蛋白的铰链区位于

   A. VH 与 CH1 之间　　　　　B. CH1 与 CH2 之间　　　　　C. CH2 与 CH3 之间

   D. CH3 与 CH4 之间　　　　　E. CH1 链内

3. Ig 分子对木瓜酶的敏感部位是

   A. VH 和 VL　　　　　　　　B. CH1 和 CH2　　　　　　　C. 铰链区

   D. CH2 和 CH3　　　　　　　E. CL 和 CH1

4. 胃蛋白酶水解 IgG 的产物是

   A. 1 个 Fab 和 2 个 Fc　　　B. 1 个 Fc　　　　　　　　　C. 2 个 Fab

   D. 1 个 Fab 和 2 个 Fc　　　E. 1 个 F（ab'）$_2$ 和 pFc'

5. 合成分泌片的细胞是

   A. B 细胞　　　　　　　　　B. 浆细胞　　　　　　　　　C. 上皮细胞

   D. T 细胞　　　　　　　　　E. 巨噬细胞

6. 连接 sIgA 二聚体的结构是

   A. 二硫键　　　　　　　　　B. 共价键　　　　　　　　　C. 分泌片

   D. J 链　　　　　　　　　　E. 铰链区

7. Ig 分子的独特型决定簇存在于

   A. 重链 C 区　　　　　　　　B. 轻链 C 区　　　　　　　　C. 重链 V 区

   D. 轻链 V 区　　　　　　　　E. 重链和轻链的 V 区

8. sIgA 的结构组成为

   A. α 链、κ 链和 J 链　　　　　　　　B. α 链、κ 链或 λ 链和 J 链

   C. α 链、κ 链或 λ 链、J 链和分泌片　　D. α 链、κ 链、J 链和分泌片

   E. κ 链、λ 链、J 链和分泌片

9. 人 Ig 分成五类的主要依据是

   A. 轻链抗原性　　　　　　　B. 重链抗原性　　　　　　　C. 二硫键的位置

   D. 单体数　　　　　　　　　E. 相对分子质量大小

10. Ig 的基本结构是由

    A. 四条相同的肽链组成　　　　　　　B. 两条相同多肽链构成

    C. 两对多肽链构成　　　　　　　　　D. 两条相同的轻链和两条相同的重链组成

    E. 两条不同多肽链构成

11. 人类血清中各类 Ig 所含 κ 与 λ 轻链的比例约为

    A. 1∶1　　　　　　　　　　B. 2∶1　　　　　　　　　　C. 3∶1

    D. 1∶2　　　　　　　　　　E. 1∶3

12. 引起新生儿溶血症患儿红细胞溶解的抗体是

    A. 天然的血型抗体 IgM　　　　　　　B. 免疫的血型抗体 IgM

    C. 天然的血型抗体 IgD　　　　　　　D. 免疫的血型抗体 IgG

    E. 免疫的血型抗体 IgA

13. 具有通过黏膜特性的 Ig 是

A. IgG
B. sIgA
C. IgM

D. IgA
E. IgE

14. 胎儿体内出现 IgG 类抗体的原因是

A. 天然合成
B. 来自母体

C. 人工自动免疫
D. 胎儿抗感染免疫应答早期

E. 胎儿抗感染免疫应答晚期

15. 编码 Ig 重链的基因片段组成是

A. V – D – J
B. V – J – C
C. V – J–D – C

D. V –D –C
E. V – D – J –C

16. 抗体多样性产生的原因是

A. Ig 的 V 区基因重排
B. V 区基因发生体细胞突变

C. 胚系 Ig 基因包括多个 V 区基因
D. 上述三种机制都起作用

E. 以上 A 与 C 机制起作用

17. 在 B 细胞表面起抗原识别作用的 Ig 是

A. IgG
B. IgE
C. IgM

D. IgA
E. sIgA

18. 新生儿从初乳中获得的 Ig 主要是

A. IgM
B. IgG
C. sIgA

D. IgD
E. IgE

19. 一种特定 B 细胞对抗原的特异性取决于

A. 与抗原的相互作用
B. L 链的序列

C. 同种型的类转换
D. mIg 的 H 链和 L 链的 V 区序列

E. H 链的恒定区

20. 未成熟的 B 细胞表面表达

A. IgG
B. mIgM
C. IgA

D. mIgD
E. IgE

21. IgG 分子中能与巨噬细胞 FC 受体结合的功能区是

A. CL
B. VL
C. CH2

D. CH3
E. CH1

22. 新生儿通过自然被动免疫从母体获得的主要 Ig 是

A. sIgA
B. IgG
C. IgM

D. IgE
E. IgD

23. IgG Fab 段的功能是

A. 特异性结合抗原
B. 激活补体经典途径
C. 通过胎盘

D. 吸附于 NK 细胞膜
E. 结合 SPA

24. 血清中含量最高的 Ig 是

A. IgA
B. IgM
C. IgE

D. IgG      E. IgD

25. 具有免疫调理作用的 Ig 是
   A. IgG      B. IgA      C. sIgA
   D. IgD      E. IgE

26. 与抗原结合后能激活补体经典途径的 Ig 是
   A. IgG4      B. IgM      C. IgA
   D. IgE      E. IgD

27. 在免疫应答中最早合成的 Ig 是
   A. IgA      B. IgD      C. IgM
   D. IgG      E. IgE

28. 在抗流感病毒感染中较为重要的是
   A. IgG      B. 血清型 IgA      C. sIgA
   D. IgM      E. IgE

29. 种系发育过程中出现最晚的 Ig 是
   A. IgD      B. IgM      C. IgG
   D. IgA      E. IgE

30. 鼠单克隆抗体加工转化为基因工程抗体时，需要保留的区段为
   A. CH1 区      B. CH2 区      C. CH3 区
   D. Fc 段      E. 超变区

31. 关于 Ig 正确的叙述是
   A. 同种红细胞凝集素为 IgG
   B. 分泌型 IgA 一般为五聚体
   C. IgM 类抗体合成障碍的患者易发生菌血症
   D. IgM 类抗体能通过胎盘
   E. IgD 的 Fc 段容易同肥大细胞结合

32. 血清中各类 Ig 的浓度依次是
   A. IgG > IgA > IgM > IgD > IgE      B. IgM > IgG > IgA > IgD > IgE
   C. IgG > IgM > IgA > IgD > IgE      D. IgA > IgG > IgM > IgE > IgD
   E. IgM > IgA > IgG > IgE > IgD

33. 关于 IgM 错误的是
   A. IgM 能活化补体
   B. 天然的 ABO 血型抗体为 IgM
   C. IgM 是黏膜局部抗感染的主要 Ig
   D. mIgM 是 B 细胞上主要的抗原识别受体
   E. 血清中 IgM 水平升高提示有近期感染

34. 同嗜碱粒细胞和肥大细胞 FcεR 有高亲和力的 Ig 是
   A. IgG      B. IgA      C. IgM

D. IgD               E. IgE

35. 关于 IgE 错误的是

     A. IgEε 链有 4 个 CH 区          B. 嗜酸粒细胞上表达有 IgE 的受体

     C. ε 链无铰链区                  D. 寄生虫感染时 IgE 水平降低

     E. 在个体发育中合成较晚

36. 血清中检出高水平特异性 IgM 提示近期发生了感染，是因为

     A. IgM 比其他同种型抗体易测出

     B. 病毒感染常引起非常高水平的 IgM 抗体的免疫应答

     C. IgM 是初次体液免疫应答中最早出现的抗体

     D. IgM 对防止相同病原微生物的感染较其他同种型抗体更具保护性

     E. IgM 具有更好的特异性

37. 关于免疫球蛋白正确的叙述是

     A. IgG 的 H 链是 α 链           B. 抗原结合于 Ig 的恒定区

     C. IgA 能通过胎盘              D. IgE 引起 I 型超敏反应

     E. IgM 是二聚体

38. 单克隆抗体

     A. 是指所有具有相同 H 链的抗体      B. 由突变浆细胞产生

     C. 具有高度均一性              D. 具有识别多种抗原决定簇之特点

     E. 对人体无免疫原性

39. 免疫球蛋白不具有的作用是

     A. 中和外毒素      B. 激活补体经典途径      C. 调理作用

     D. 介导 ADCC 作用      E. 参与 IV 型超敏反应

40. IgG 的铰链区位于

     A. VH 与 CH1 之间      B. CH2 与 CH3 之间      C. CH1 与 CH2 之间

     D. CH3 与 CH4 之间      E. CH2 与 CH4 之间

41. 关于 IgG 下述错误的是

     A. IgG 是血清中的主要 Ig          B. 可激活补体

     C. IgG 可通过胎盘              D. 可穿过黏膜

     E. 大多数抗菌抗体为 IgG

42. 下列可以在 HAT 培养基中长期生存的细胞是

     A. 脾细胞                    B. 瘤细胞

     C. 脾细胞 - 瘤细胞杂交细胞          D. 脾细胞 - 脾细胞杂交细胞

     E. 瘤细胞 - 瘤细胞杂交细胞

43. 具有补体 C1q 结合点的 Ig 是

     A. IgE 和 IgD          B. IgA 和 IgG          C. IgM 和 IgA

     D. IgG 和 IgM          E. IgM 和 IgE

44. 与细胞表面相应 Fc 受体结合的是

A. Fab 段      B. Fc 段      C. pFc′

D. F（ab′）$_2$ 段      E. Fab′ 段

45. 免疫接种后首先产生的抗体是

     A. IgA      B. IgM      C. IgG

     D. IgD      E. IgE

46. 介导 NK 细胞、巨噬细胞、中性粒细胞发挥 ADCC 效应的 Ig 主要是

     A. IgA      B. IgM      C. IgD

     D. IgG      E. IgE

47. 重链具有 5 个功能区的 Ig 分子是

     A. IgG      B. IgA      C. SIgA

     D. IgD      E. IgE

48. 成熟 B 细胞表面出现

     A. IgG      B. mIgM      C. mIgD

     D. IgA      E. IgE

**B 型题**

题 49 ~ 53

     A. IgM      B. IgG      C. IgA

     D. IgE      E. IgD

49. 在血清中半衰期最长的是

50. 激活补体能力最强的是

51. 母乳中主要含有

52. 参与 I 型超敏反应的是

53. 在血清中含量最少的是

题 54 ~ 58

     A. Fab      B. F（ab′）$_2$      C. Fc

     D. pFc′      E. Fd

54. 木瓜蛋白酶水解 IgG 产生的 N 端片段是

55. 胃蛋白酶水解 IgG 产生的 C 端片段是

56. 能结合到某些细胞膜表面相应受体的片段是

57. 能结合两个抗原决定簇的片段是

58. 含有铰链区的片段是

题 59 ~ 61

     A. IgG      B. IgA      C. IgM

     D. IgD      E. IgE

59. 机体感染伤寒沙门菌时早期出现

60. 寄生虫感染时明显水平升高的 Ig 是

61. 血清中主要检测到的类风湿因子属于

题 62～63

A. 1 价       B. 2 价       C. 4 价

D. 5 价       E. 10 价

62. sIgA 的抗原结合价是

63. IgM 的功能性抗原结合价是

题 64～68

A. VL+VH       B. CL       C. CH2

D. CH3       E. CH4

64. 与抗原特异性结合的部位为

65. IgE 与肥大细胞结合的部位为

66. IgG 与补体结合的部位为

67. IgG 与组织细胞结合的部位为

68. 决定 Ig 的型与亚型特异性的部位为

## 二、扩展层次

### C 型题

题 1～2

A. IgA       B. IgE

C. 两者均有       D. 两者均无

1. 含有 CH4 功能区的是

2. 哪个是独特型抗原决定簇

题 3～4

A. 多克隆抗体       B. 单克隆抗体

C. 两者均对       D. 两者均不对

3. 制备过程中需抗原刺激的是

4. 只识别某一特定抗原决定簇的是

题 5～6

A. Fab 段       B. Fc 段

C. 两者均是       D. 两者均不是

5. 与特异性抗原结合的片段是

6. 介导调理作用的片段是

题 7～10

A. IgG       B. IgM

C. 两者均是       D. 两者均不是

7. 介导Ⅱ、Ⅲ型超敏反应的抗体是

8. 具有免疫调理作用的是

9. 与肥大细胞结合的是

10. 介导 ADCC

**X 型题**

11. sIgA 主要存在于

    A. 唾液　　　　　　　　　　　　B. 初乳

    C. 泪液　　　　　　　　　　　　D. 支气管分泌液

12. 免疫球蛋白分子

    A. 由两条相同的 L 链和两条相同的 H 链组成

    B. 每条肽链均有 V 区和 C 区

    C. 每条肽链可折叠为几个功能区

    D. 同一免疫球蛋白分子的两条 L 链的型别可以不相同

13. 抗体 C 区的功能有

    A. 激活补体　　　　　　　　　　B. 调理作用

    C. 通过胎盘　　　　　　　　　　D. ADCC 作用

14. 抗体和抗原结合的部位是

    A. 重链的 C 区　　　　　　　　　B. 轻链的 C 区

    C. 重链的 V 区　　　　　　　　　D. 轻链的 V 区

15. IgE

    A. 正常血清中含量在免疫球蛋白中最低

    B. 分泌液中含量最多

    C. 多发性骨髓瘤最为常见

    D. 和肥大细胞脱颗粒有关

16. IgM

    A. 主要在黏膜局部起作用　　　　B. 无补体结合性

    C. 不能通过胎盘　　　　　　　　D. 正常血清中的 IgM 为五聚体

17. 单克隆抗体具有的特点是

    A. 结构高度一致

    B. 具有很好的特异性

    C. 一种单克隆抗体只能识别一种抗原表位

    D. 一种单克隆抗体可以有不同的独特型

18. IgG

    A. 胃蛋白酶水解后其大分子片段为双价

    B. 有 CH4 功能区

    C. 是再次免疫应答的主要抗体

    D. 是人类自然被动免疫的主要抗体

19. Ig 的类别转换中发生转换的基因是

    A. V 基因　　　　　　　　　　　B. D 基因

    C. J 基因　　　　　　　　　　　D. C 基因

20. 新生儿通过自然被动免疫从母体获得的免疫球蛋白是
    A. IgM
    B. IgD
    C. sIgA
    D. IgG

21. 关于重链与 Ig 的正确搭配是
    A. γ–IgG
    B. δ–IgE
    C. μ–IgM
    D. ε–IgD

**填空题**

22. 所有免疫球蛋白分子的基本结构（Ig 单体）均是由【1】条多肽链，即【2】条相同的重链和【3】条相同的轻链通过【4】连接组合而成。

23. 免疫球蛋白轻链中靠近氨基端（N 端）的 1/2 区段和重链中靠近 N 端的 1/4 或 1/5 区段约 110 个氨基酸的组成及排列顺序多变，称为【5】；而其余靠近羧基端（C 端）的氨基酸组成和排列顺序相对稳定，称为【6】。

24. 免疫球蛋白单体分子两臂和主干之间的区域称为【7】，此区含有大量脯氨酸，对【8】和【9】等酶类的水解敏感。

25. 具有亚类的 Ig 是【10】和【11】。

26. 血清中含量最高的免疫球蛋白是【12】，含量最低的是【13】，半衰期最长的是【14】，相对分子质量最大的是【15】，未成熟的 B 细胞表面可表达的是【16】。

27. 存在于黏膜表面的 IgA 称为【17】，它是由两个【18】、一个【19】和一个【20】组成。

28. 哺乳动物免疫球蛋白重链 C 区氨基酸的组成和排列顺序具有差异，其重链分别用希腊字母【21】、α、【22】、σ 和【23】表示，由此分别将 Ig 命名为 IgG、【24】、IgM、【25】和 IgE 五类。

29. 在重链和轻链的【26】区各有【27】个区域的氨基酸组成和排列存在更大的变异性，称为超变区，又称为【28】，是【29】的部位。

30. 在体液免疫中最早产生的 Ig 是【30】，含量增高时常提示有【31】。

31. IgA 按其存在部位不同分为【32】和【33】两种类型。

32. 【34】对肥大细胞及嗜碱粒细胞表面的【35】具有高亲和力，介导 I 型超敏反应的发生。

**判断改错题**

33. 免疫球蛋白是指具有抗体活性或化学结构与抗体分子相似的球蛋白。

34. 免疫球蛋白靠近羧基端（C 端）的氨基酸组成和排列顺序相对稳定，称为骨架区。

35. 木瓜蛋白酶可将 IgG 解离为一个大分子片段 F（ab'）$_2$ 和若干小分子片段（pFc'）。

36. IgG 的 CH2 和 IgD 的 CH3 上具有补体固有成分 C1q 的结合位点，参与激活补体系统。

37. 连接链（J 链）能够保护分泌型 IgA 的铰链区不受蛋白水解酶降解。

38. 各类免疫球蛋白根据轻链 V 区抗原特异性不同，可分为 κ 型和 λ 型。

39. 编码人类免疫球蛋白有两个基因库，分别是编码重链的 H 基因库和编码轻链的 L 基因库。

40. 一个 B 细胞克隆在分化过程中 V 区基因发生重排，称为类别转换。

41. 同一种属动物中，同一类别 Ig 分子其 C 区氨基酸的组成和排列顺序比较恒定。

42. 单克隆抗体具有结构均一、纯度高、特异性强、效价高、成本低等优点，又克服了鼠源性的弊端。

**名词解释**

43. 抗体　　　　　　　44. 免疫球蛋白　　　　　45. 可变区

46. 恒定区　　　　　　47. 超变区　　　　　　　48. 骨架区

49. 分泌片　　　　　　50. 同种型　　　　　　　51. 同种异型

52. 独特型　　　　　　53. 单克隆抗体　　　　　54. IgG

55. 调理作用　　　　　56. Fc 段　　　　　　　　57. IgSF

**问答题**

58. 简述 Ig 的功能区与其功能。

59. 试比较各类 Ig 的结构及主要生物学特征。

60. 简述单克隆抗体的基本原理和制备过程。

61. 抗体的生物学功能有哪些？

62. 什么是 Ig 分子的超变区？

（刘　平）


🅔 **参考答案**

# 第八章  补体系统

## 【复习纲要】

### 一、概述

1. 补体的概念  补体是存在于人体或脊椎动物血清、组织液或细胞膜表面的一组活化后具有酶样活性的蛋白质。补体及其相关的调节因子和膜蛋白共同组成一个反应系统，称为补体系统。

2. 补体系统组成  补体系统包括 30 余种活性成分，按其生物学功能可分为三类。

（1）固有成分  包括参与经典激活途径的 C1（C1q、C1r、C1s）、C4、C2，MBL 激活途径的 MBL、丝氨酸蛋白酶，旁路激活途径的 B 因子、D 因子，以及参与三条途径共有的 C3、C5、C6、C7、C8、C9。

（2）以可溶性或膜结合形式存在的补体调节蛋白  如 P 因子（properdin，备解素）、I 因子、膜辅助蛋白等。

（3）补体受体  包括 C1qR、CR1、CR2、CR3、CR4、CR5、C3a-R、C5a-R 等。

3. 补体成分命名  补体经典途径的固有成分用 C 后加阿拉伯数字表示，如 C1、C4、C2 等；其他成分用英文大写字母表示。如 B 因子、D 因子、P 因子、H 因子等；裂解后的片段，小片段用 a 表示，大片段用 b 表示，如 C3a、C3b；具有酶活性的成分符号上画一横线，如 $\overline{C3bBb}$；灭活的补体片段符号前加英文字母 i 表示，如 iC3b。

4. 理化性质  主要由肝细胞和巨噬细胞产生；补体的大多数组分都是糖蛋白；性质不稳定，加热 56℃ 30 min 即被灭活；正常血清中补体含量相对稳定，但各组分的含量相差较大，其中 C3 含量最多，D 因子最少。

### 二、补体系统的激活

#### （一）经典途径

1. 激活剂：抗原–抗体复合物，其中抗体主要为 IgG1、IgG2、IgG3 和 IgM。单个的 IgM 和两个以上的 IgG 与 C1q 结合才可有效的启动经典途径。

2. 激活过程

（1）识别阶段（C1 酯酶形成） C1 是由 C1q、C1r 和 C1s 分子组成的多聚体复合物，C1q 为六聚体，每一亚单位都有 Ig（免疫球蛋白）的结合部位，一个 C1q 需至少同时和两个 Fc 段（IgM 的 CH3，IgG 的 CH2）结合才能发生构象改变，再进一步活化 C1r，活化的 C1r 裂解的 C1s 具有酯酶活性，称为 C1 酯酶。

（2）活化阶段（C3 转化酶和 C5 转化酶形成） 在 $M^{2+}$ 参与下，活化的 C1s 裂解 C4 成为 C4a 和 C4b，大片段 C4b 结合于病原体表面。C1s 再裂解 C2 为 C2a 和 C2b。C4b 和 2b 结合形成 C4b2b（即 C3 转化酶）。C3 转化酶裂解 C3 成 C3a 和 C3b，C3b 和 C4b2b 结合成 C4b2b3b（即 C5 转化酶）。C4a、C2a 和 C3a 游离于液相中。

（3）膜攻击阶段（膜攻击复合体形成） C5 转化酶裂解 C5 成为 C5a 和 C5b，C5b 吸附细胞表面，结合 C6 和 C7 成 C5b67，再结合 C8 和数个 C9 成为 C5b6789n，即膜攻击复合体（membrane attack complex，MAC），形成跨膜孔道，裂解细胞。

**（二）旁路（替代）途径**

1. 激活剂 细菌脂多糖、肽聚糖，病毒感染细胞、肿瘤细胞，痢疾阿米巴原虫等，为补体活化提供了接触表面和保护剂作用。

2. 激活过程 C3 可自发水解生成 C3a 和 C3b，后者沉积于颗粒表面（主要是微生物表面，如果沉积在自身细胞表面，会被调节蛋白迅速灭活）并与 B 因子结合，在 D 因子作用下 B 因子被裂解，形成 C3bBb（C3 转化酶）。C3bBb 本身不稳定，易降解，血清中的 P 因子（properdin，备解素）可与之结合使其稳定。C3bBb 可催化产生更多 C3b 分子，后者与 C3bBb 结合形成 C3bBb3b（或称 C3bnBb，C5 转化酶），以下过程同经典途径。C3bBb 催化产生的 C3b 分子继续参与旁路激活途径，与 B 因子结合，并继续产生更多的 C3 转化酶，这个过程构成了旁路途径的正反馈放大机制。

**（三）MBL 途径**

1. 启动剂 甘露糖结合凝集素（MBL），结构与 C1q 相似，在病原微生物感染早期，由肝细胞合成和分泌，是急性期蛋白的一种。MBL 复合物包含 MBL、MASP-1 和 MASP-2。

2. 激活过程 MBL 与微生物表面的糖类配体结合，激活 MASP-1 和 MASP-2，形成类似于经典途径的 C1 脂酶，可以裂解 C4 和 C2，形成 C3 转化酶，其后的反应过程与经典途径相同。

## 三、补体系统激活的调节

**（一）补体的自身调节**

游离的以及与细胞膜结合的补体中间产物（如 C4b2b、C3bBb、C4b、C3b、C5b）易衰变；只有结合在特定的细胞或颗粒表面才具有稳定性。

**（二）补体调节因子的调控**

1. 血浆中的可溶性调节分子

（1）C1 抑制分子（C1 inhibitor，C1INH） 与活化的 C1r、C1s 结合，使之失去酶解底物的能力。

（2）C4 结合蛋白（C4 binding protein，C4bp） 与 C2 竞争结合 C4b，抑制 C4b2b 的形成；

同时可促进 I 因子对 C4b 的水解作用。

（3）I 因子　在 C4bp、MCP、H 因子和 CR1 等辅助因子的协同下，可将 C4b 裂解成 C4d 和 C4c，将 C3b 裂解成 iC3b。

（4）H 因子　竞争性抑制 B 因子与 C3b 的结合，辅助 I 因子裂解 C4b 和 C3b。

（5）过敏毒素灭活剂（AI）　可除去 C4a、C3a 和 C5aC 末端的精氨酸残基使之失活。

2. 存在于细胞膜上的调节分子

（1）膜辅助蛋白（membrane cofactor protein，MCP）　与 C3b 或 C4b 结合，促进 I 因子对 C3b 和 C4b 的裂解灭活。

（2）促衰变因子（dacay accelerating factor，DAF）　可阻止经典途径和替代途径中 C3 转化酶和 C5 转化酶的装配，促进已形成的 C3 转化酶自发衰变。

（3）同种限制因子（homologous restriction factor，HRF）　又称 C8 结合蛋白（C8bp），与 C8 结合，抑制 C9 的结合及聚合。

（4）CD59　又称膜反应性溶解抑制物，能阻止 MAC 的完整组装和对同种自身细胞的溶解破坏。

## 四、补体受体（complement receptor，CR）

补体受体是指细胞膜上存在的，能与补体活性分子相结合的糖蛋白。补体受体分布及功能见表 8-1：

表 8-1　补体受体的分布与功能

| 补体受体 | 配体 | 分布细胞 | 功能 |
|---|---|---|---|
| CR1（CD35） | C3b、C4b、iC3b | 红细胞、中性粒细胞、巨噬细胞、嗜酸粒细胞、T 和 B 淋巴细胞以及滤泡状树突细胞 | ①协助 I 因子裂解 C3b 和 C4b；②调理作用，增强吞噬细胞吞噬；③清除免疫复合物；④免疫调节 |
| CR2（CD21） | iC3b、C3dg、EB 病毒 | B 细胞、树突细胞、吞噬细胞 | ①EB 病毒的受体；②调节 B 细胞增殖、分化、记忆和抗体的产生 |
| CR3（CD11b / CD18） | iC3b | 中性粒细胞、单核巨噬细胞、滤泡状树突细胞 | 介导黏附；增强吞噬作用 |
| CR4（CD11c / CD18） | iC3b 和 C3dg | 中性粒细胞、单核细胞、巨噬细胞和树突细胞 | 增强吞噬作用 |
| C3a / C4aR、C5aR | C3a、C4a、C5a | 肥大细胞、单核巨噬细胞、内皮细胞 | 介导补体激活的炎症效应 |

## 五、补体的生物学功能

1. 补体系统激活后，可在靶细胞表面形成膜攻击复合物（MAC），导致靶细胞裂解。

2. 补体活化片段介导的生物学作用

（1）调理作用　补体系统激活产生的 C3b、C4b 和 iC3b 产物可与吞噬细胞表面的受体（CR1、CR3、CR4）结合，促进吞噬细胞的吞噬。它是机体抵抗全身性细菌和真菌感染的重要防御机制。

（2）免疫复合物清除作用　补体成分的存在有助于减少免疫复合物（IC）生成，并使已形成的 IC 解离或溶解，从而发挥自我稳定作用，避免 IC 过度生成或沉积所致的组织损伤。

（3）清除凋亡细胞　某些补体活化片段（C1q、C3b、iC3b 等）可识别和结合凋亡细胞，并通过与吞噬细胞表面的相应受体相互作用而参与对这些细胞的清除。

（4）炎症介质作用　①过敏毒素作用：C5a 和 C3a 可以作用到肥大细胞和嗜碱粒细胞的细胞膜上，使细胞脱颗粒，释放组胺、白三烯及前列腺素等活性介质，引起类似过敏反应的病理变化。②趋化作用：C4a、C5a、C3a 和 C5b67 可使吞噬细胞向炎症部位聚集，加强对病原体的吞噬和消除，同时引起炎症反应。③激肽样作用：C2a、C4a 等具有激肽样活性，能增强血管的通透性，引起炎性充血。

（5）免疫调节作用　① C3 参与捕捉固定抗原，使之易被 APC 处理呈递；② C3b 与 B 细胞表面 CR1 结合促 B 细胞增殖分化成浆细胞，C3d 等与 CR2 结合有助于 B 细胞活化；③杀伤细胞结合 C3b 后可增强对靶细胞的 ADCC 作用。

## 六、补体与临床疾病

1. 高补体血症　在许多炎症、感染以及恶性肿瘤中可以看到。许多急性传染病血中补体效价显著增高，但症状来势凶猛者血中补体多下降，这是由于补体成分大量消耗所致。此外，甲状腺炎、阻塞性黄疸、糖尿病、痛风、雷诺综合征、溃疡性结肠炎等，也可看到补体含量升高。

2. 低补体血症　发生原因可能有以下三个方面。

（1）补体成分消耗增多：此情况常见于免疫复合物病（如肾病、血清病、链球菌感染后肾小球肾炎、系统性红斑狼疮、自身免疫性溶血性贫血、急性病毒性肝炎、类风湿关节炎等）、同种器官移植排斥反应及细菌性心内膜炎等时，补体总量及 C1q、C4、C2、C3、C5 水平下降。

（2）补体大量丧失：见于大面积烧伤，由于血清蛋白大量丧失，从而引起补体成分减少。

（3）补体合成不足：主要见于肝病患者如肝硬化、慢性活动性肝炎、急性肝炎的重症病例。此时常发生 C4、C2、C3、C6 和 C9 水平显著降低。

低补体血症或机体补体缺乏主要表现为反复、难以治愈的感染。

3. 遗传性补体缺陷　几乎所有补体成分都有可能发生遗传缺陷。多数遗传性补体缺陷多为常染色体隐性遗传，一般缺陷基因为纯合子时才发病。遗传性补体缺陷病通常变现为不易控制的细菌性感染，以化脓性细菌感染和奈瑟菌感染为多见，易发生化脓性感染、肺炎、脑炎、淋病等。

补体特殊成分的缺陷将导致特殊疾病，如 C1INH 缺陷，将导致 C1 活化失控（亢进），进一步导致凝血、激肽和纤溶系统异常，使小毛细血管扩张、血管通透性增加，导致水肿，典型疾病是遗传性血管神经性水肿。该病以反复发作的皮肤、黏膜水肿为特征，可以累及全身各部位导致相应症状，如皮下水肿、消化道症状等，若喉头水肿可以导致窒息死亡。

通常采用对血清总补体活性检测和单补体成分检测诊断相关疾病和判断病情。

对于补体活性亢进的疾病可以考虑采用免疫抑制治疗。对于补体活性降低或补体缺陷疾病的治疗应积极抗感染，同时考虑输注新鲜血浆补充所需补体成分。对于重度的补体遗传缺陷可以考虑骨髓移植疗法。

# 【习题部分】

## 一、基础层次

### A 型题

1. 补体固有成分中含量最多的是

    A. C3　　　　　　　　　B. C8　　　　　　　　　C. C1q

    D. C5　　　　　　　　　E. D 因子

2. 关于补体的正确叙述是

    A. 是一组具有酶促反应活性的脂类物质

    B. 主要由活化的淋巴细胞产生

    C. 参与免疫病理反应

    D. 对热稳定

    E. 血清中 C1 含量最高

3. 经典途径中首先与免疫复合物结合的补体成分是

    A. C1q　　　　　　　　　B. C1r　　　　　　　　　C. C1s

    D. C2　　　　　　　　　E. P 因子

4. 关于补体，以下错误的叙述是

    A. 血清补体成分中 C3 浓度最高

    B. D 因子与替代途径的活化有关

    C. 过敏毒素抑制炎症反应

    D. C1q 可与免疫复合物结合

    E. 红细胞 C3b 受体可与免疫复合物结合

5. 补体旁路激活途径中的 C5 转化酶是

    A. C3b4b　　　　　　　　B. C4b2b　　　　　　　　C. $\overline{C3bBb}$

    D. C3bnBb　　　　　　　E. C4bnBb

6. 多数补体成分灭活的标准温度和时间是

    A. 0℃，24 h           B. 4℃，2 h           C. 37℃，30 min

    D. 56℃，30 min        E. 100℃，15 min

7. 关于 MBL 途径正确的是

    A. 是最早被发现的补体激活途径      B. 活化过程需要 B 因子参与

    C. 需要抗原抗体复合物的参与        D. 形成的膜攻击复合物同经典途径相同

    E. 不形成经典途径的 C5 转化酶

8. 关于旁路激活途径正确的叙述是

    A. 需要抗原抗体的识别和反应        B. 膜攻击单位与经典途径相同

    C. 首先活化的补体成分是 C5        D. 形成的 C3 转化酶与经典途径相同

    E. 形成的 C5 转化酶与经典途径相同

9. 补体经典激活途径的依次顺序是

    A. C123456789         B. C12456789         C. C145236789

    D. C142356789         E. C124356789

10. 在补体旁路激活途径中 C3 转化酶是

    A. C1s             B. C4b2b           C. C3bBa

    D. C3bBb           E. D 因子

11. 直接参与溶菌作用的补体组分是

    A. C5b6789n         B. C4b2b3b        C. C4b2b

    D. C3bBb           E. C5b678

12. 补体系统中 D 因子的功能是

    A. 使 C3b 灭活                B. 作为 C5 转化酶的基质

    C. 过敏毒素                  D. 趋化因子

    E. 将 C3bB 裂解为 C3bBb 和 Ba

13. 可干扰 C9 与 C8 结合，从而抑制 MAC 形成的调节蛋白是

    A. 膜辅助因子蛋白      B. 同种限制因子      C. 衰变加速因子

    D. C4 结合蛋白        E. C1 抑制分子

14. MBL 途径中具有和 C1r、C1s 类似生物学活性的分子是

    A. MBL             B. C3              C. 脂多糖

    D. MASP           E. Ag-Ab 复合物

15. 直接抑制 C1 酯酶活性的因子是

    A. H 因子            B. I 因子            C. C1INH

    D. S 蛋白           E. C4bp

16. 补体系统中 H 因子的作用是

    A. 与 C8 结合         B. 抑制 C1 酯酶活性      C. 使 C5 转化酶灭活

    D. 稳定 C3 转化酶      E. 辅助 I 因子裂解 C3b

17. 补体旁路途径激活中 P 因子的作用是

    A. 激活剂            B. 稳定 C3 转化酶      C. 趋化因子

D. 增强灭活 C3b      E. 过敏毒素

18. 补体可参与

     A. 凝集反应      B. ADCC 效应      C. 细胞毒反应

     D. 沉淀反应      E. 混合淋巴细胞反应

19. 与吞噬细胞上 CR1 受体最具亲和力的是

     A. C3d      B. C3b      C. C5a

     D. C3a      E. C3dg

20. 具有调理作用的补体组分是

     A. C4a      B. C1q      C. C3b

     D. C5b      E. C2b

21. 一位患者感染多种细菌，并发现补体 C3 成分完全缺乏，不会影响的功能是

     A. 细菌的裂解作用      B. 过敏毒素的产生      C. 细菌的调理作用

     D. 中性粒细胞趋化因子的产生      E. 中性粒细胞的吞噬作用

22. 具有过敏毒素和趋化两种作用的补体成分是

     A. C5a      B. C4b      C. Ba

     D. C5b      E. C3b

23. 补体参与的生物学作用是

     A. 中和毒素作用      B. ADCC 作用      C. 沉淀作用

     D. 低渗溶解红细胞      E. 介导特异性抗体溶解细菌

24. 能刺激肥大细胞释放组胺的是

     A. C1q      B. C567      C. C4b

     D. C3b      E. C5a

25. 在补体替代途径激活中起作用的是

     A. 抗原 – 抗体复合物      B. C1      C. 细菌多糖成分

     D. Ig 的 CH2 功能区      E. MBL

26. 三条补体激活途径的共同点是

     A. 参与的补体成分相同      B. C5 转化酶的成分相同

     C. C3 转化酶的成分相同      D. 激活物相同

     E. 膜攻击复合物的形成及其溶解细胞的作用相同

**B 型题**

题 27 ~ 30

     A. C4b2b      B. C4b2b3b      C. C5b6789n

     D. $\overline{\text{C3bBb}}$      E. C3bnBb

27. 经典途径的 C3 转化酶是

28. 经典途径的 C5 转化酶是

29. 旁路途径的 C3 转化酶是

30. 旁路途径的 C5 转化酶是

题 31 ~ 32

    A. 溶菌、杀菌作用      B. 调理作用          C. 免疫复合物清除作用

    D. 免疫调节作用      E. 过敏毒素作用

31. C3a、C5a 具有

32. 补体活化后形成的膜攻击复合体具有

题 33 ~ 36

    A. 细菌脂多糖      B. IgM 与抗原结合形成的复合物    C. P 因子

    D. MBL      E. 同种限制因子

33. 稳定旁路途径 C3 转化酶

34. 桥连 C1q，启动补体经典途径活化的是

35. 与细菌表面甘露糖残基结合，启动 MBL 途径的是

36. 抑制膜攻击复合物形成的是

题 37 ~ 40

    A. C5a      B. C1q      C. C3

    D. I 因子      E. H 因子

37. 具有过敏毒素作用的是

38. 具有趋化作用的是

39. 由 C4b2b 活化的成分是

40. 具有和 Ig 的 Fc 段结合位点的是

题 41 ~ 42

    A. 抗原      B. 干扰素      C. 补体

    D. 抗原和补体      E. 抗体和补体

41. 具有调理作用的是

42. 具有过敏毒素和趋化作用的是

## 二、扩展层次

### C 型题

题 1 ~ 2

    A. 经典途径          B. 旁路途径

    C. 两者都对          D. 两者都不对

1. 参与非特异性免疫，在感染早期发挥作用

2. 在特异性体液免疫的效应阶段发挥作用

题 3 ~ 5

    A. C4b2b          B. C3bBb

    C. 两者都对          D. 两者都不对

3. MBL 途径 C3 转化酶是

4. 裂解 C5 产生 C5a 和 C5b 的是

5. 与 P 因子结合，可显著延长半衰期的是

题 6 ~ 9

    A. C3 转化酶                B. C5 转化酶

    C. 两者都对                D. 两者都不对

6. C4b2b 是

7. C3bBb 是

8. C4b2b3b 是

9. C3bnBb 是

题 10 ~ 12

    A. C3a                   B. C3b

    C. 两者都对                D. 两者都不对

10. C3 转化酶裂解 C3 产生的片段（C）是

11. 哪个有过敏毒素作用

12. 哪个有介导调理作用

**X 型题**

13. 参与补体经典途径激活过程的物质是

    A. 抗原抗体复合物          B. C4b2b3b

    C. C3bBb                 D. C3b

14. 关于 C1q 分子

    A. 由 2 个亚单位组成

    B. 由 6 个亚单位组成

    C. 可结合所有 IgG 亚类分子的补体结合位点

    D. 可结合 IgG1-3 亚类分子的补体结合位点

15. 需要补体参与的是

    A. 溶血素裂解红细胞        B. 特异性抗体裂解细菌

    C. 卵磷脂酶裂解红细胞      D. NK 细胞杀伤靶细胞

16. 补体活化可引起

    A. 沉淀反应              B. 趋化因子释放

    C. 调理作用              D. 炎症反应

17. C5a 可引起

    A. 嗜碱粒细胞活化        B. 血管扩张

    C. 白细胞趋化            D. 调理作用

18. 补体旁路途径的活化

    A. 不需 C3 参与          B. 需要 C4 参与

    C. 有 P 因子参与        D. 产生过敏毒素

19. 补体可以参与（ACD）

    A. 溶菌和细胞毒作用      B. 中和毒素作用

  C. 调理和免疫黏附作用    D. 炎症介质作用

20. 关于补体的正确叙述是

  A. 所有成分均具耐热性    B. 补体系统存在有调节性抑制因子

  C. D 因子与旁路途径的活化有关  D. B 因子与经典和旁路途径的活化均有关

21. C3a

  A. 具有调理作用      B. 具有细胞毒作用

  C. 具有过敏毒素作用     D. 可介导炎症反应的发生

22. 以下错误的叙述是

  A. 补体在机体内以无活性的前体状态存在

  B. 替代途径的活化主要由免疫复合物引起

  C. 结合 IgG 抗体和补体的细菌，不易被吞噬细胞吞噬

  D. C3a 和 C5a 都可称为过敏毒素

23. 对补体系统的活化具有抑制作用的因子是

  A. B 因子        B. D 因子

  C. S 蛋白        D. I 因子

24. CR1 的生物学作用有

  A. 抑制补体激活      B. 介导调理吞噬作用

  C. 参与清除免疫复合物作用   D. 介导炎症细胞的趋化作用

25. CR2 的生物学作用有

  A. 免疫调节作用      B. 引起传染性单核细胞增多症

  C. 参与滤泡树突细胞的抗原呈递  D. 同 EB 病毒感染相关的肿瘤发生有关

26. C5a 的生物学作用有

  A. 过敏毒素作用      B. 免疫复合物清除

  C. 趋化作用        D. 清除凋亡细胞

27. 下列叙述正确的是

  A. 在体内 C3 可自行水解产生 C3b

  B. C3b 可沉积在正常细胞表面，但被调节蛋白迅速灭活

  C. C3b 可沉积在微生物表面，被 I 因子灭活

  D. C3b 有过敏素的作用

28. P 的生物活性作用是稳定

  A. C4b2b        B. $\overline{C3bBb}$

  C. C4b2b3b       D. C3bnBb

**填空题**

29. 补体系统由【1】、【2】和【3】三部分组成。

30. 以膜结合形式存在的补体调节蛋白包括【4】、【5】、【6】和【7】。

31. 可溶性补体调节蛋白包括【8】、【9】、【10】、【11】和【12】。

32. 补体的激活途径按照补体的激活剂不同可分为三种，即【13】、【14】和【15】。

33. 补体可由体内多种组织细胞合成，其中【16】和【17】是产生补体的主要细胞。

34. 补体固有成分具有热不稳定性，通常加热【18】℃，作用【19】分钟即可被灭活。

35. 经典途径最重要的激活剂为【20】，其中抗体主要是【21】和【22】类；MBL 途径的激活物质为【23】。

36. 经典途径的 C3 转化酶为【24】，C5 转化酶为【25】。

37. 旁路途径的 C3 转化酶为【26】，C5 转化酶为【27】。

38. 补体成分中含量最高的为【28】，相对分子质量最大的是【29】，能裂解 B 因子的为【30】。

39. 在旁路途径中，【31】作用于 C3bB，可使 B 因子裂解，形成 C3 转化酶【32】和 Ba。

40. 补体三条激活途径均活化补体成分【33】、【34】、【35】、【36】、【37】和【38】，最终将形成【39】，溶解细胞。

41. 低补体血症发生原因可能有【40】、【41】、【42】

**判断改错题**

42. 补体的主要产生细胞是浆细胞。

43. 补体不仅参与非特异性防御反应，而且也参与特异性免疫应答。

44. C3 裂解后产生的 C3a 具有免疫调理作用。

45. 补体经典途径激活过程中产生的 C3 转化酶是 C3bBb，旁路途径激活过程中产生的 C3 转化酶是 C4b2b。

46. 补体的大多数组分是脂类分子，易受各种理化因素影响。

47. 补体介导的炎症效应既可有益于机体清除外来性抗原，又可能对自身组织造成损伤。

48. 活化后的补体可特异性识别和结合抗原，从而发挥特异性免疫应答作用。

49. 补体 C2 裂解后形成的 C2b 具有激肽样活性，能增强血管的通透性。

50. 生理情况下，绝大多数的补体固有成分均是以酶活性状态存在于血清之中的。

**名词解释**

51. 补体

52. 补体经典（传统）途径

53. 膜攻击复合物

54. 旁路（替代）途径

55. 甘露糖结合凝集素（MBL）途径

56. 免疫黏附

57. 遗传性血管神经性水肿

58. CH50 溶血试验

**问答题**

59. 简述补体的组成

60. 试比较三条补体激活途径的异同。

61. 试述补体系统发挥免疫调理作用的发生机制。

62. 试述补体系统的主要生物学作用。
63. 补体系统激活的调节因子有哪些?

（刘　辉）

### ℮ 参考答案

# 第十章  细胞因子

## 【复习纲要】

本章重点掌握细胞因子的概念与共同特点（理化特性、产生和分泌细胞、作用方式和作用的共同特点）；细胞因子的分类及主要细胞因子的生物学功能；细胞因子受体种类；细胞因子与临床疾病发生、诊断与治疗。

## 一、细胞因子的共同特点

### （一）细胞因子的概念

细胞因子（cytokine，CK）是由细胞（免疫细胞或非免疫细胞）合成、分泌的能调节多种细胞生理功能的多肽或低分子量糖蛋白质的统称。

### （二）细胞因子的共同特点

1. 细胞因子的基本特征

（1）小分子多肽或糖蛋白（8~30KD）。

（2）可溶性。

（3）具有高效能作用，较低浓度即有生物学活性。

（4）与细胞表面相应受体结合发挥生物学效应。

（5）可诱导细胞产生和分泌。

（6）半衰期短。

2. 细胞因子作用方式  可通过自分泌、旁分泌及内分泌方式发挥作用。多数细胞因子以自分泌（autocrine）或旁分泌（paracrine）起作用；少数细胞因子（IL-1、IL-6 和 TNF-α 等）还可通过内分泌（endocrine）方式起作用。

3. 细胞因子功能特点  多效性（pleiotropy）、重叠性（redundancy）、协同性（synergy）、拮抗性（antagonism）和网络性（network）。

（1）多效性：是指一种细胞因子可对不同细胞发挥不同作用，产生不同的生物学效应。

（2）重叠性：是指几种不同的细胞因子作用于同一靶细胞，产生相同或相似的生物学效应。

（3）协同性：是指两种或两种以上的细胞因子共同作用，并且一种细胞因子强化另一种细胞因子的功能，两者表现为协同作用。

（4）拮抗性：是指一种细胞因子抑制另一种细胞因子的功能。

（5）网络性：是指众多细胞因子在机体内共同存在，相互促进或相互抑制，形成十分复杂的细胞因子调节网络。

## 二、细胞因子的种类与功能

根据功能可将细胞因子大致分为六大类：白细胞介素、干扰素、肿瘤坏死因子、集落刺激因子、趋化因子和生长因子。

### （一）白细胞介素（interleukins，ILs）

ILs 是能够介导白细胞之间和其他细胞之间相互作用的细胞因子。已报告有 20 余种。

1. 白细胞介素 –1（IL-1）：有两种存在形式，即 IL-1α 和 IL-1β，结合相同受体。

细胞来源：主要为单核吞噬细胞，还有淋巴细胞、内皮细胞及角化细胞等。

主要生物学功能：①低浓度时主要具有免疫调节作用，如协同刺激增强 T 细胞和 APC 活性；促 B 细胞增殖及抗体产生。②高浓度时诱发肝急性期血浆蛋白合成，介导炎症反应；引起发热和恶病质状态。

2. 白细胞介素 –2（IL-2）

（1）细胞来源：主要由 CD4$^+$T 细胞产生，CD8$^+$T 细胞也可产生。以自分泌和旁分泌方式发挥效应。

（2）主要生物学功能：①活化 CD4$^+$ 和 CD8$^+$ T 细胞，促细胞因子产生；②刺激 NK 细胞增殖、活化，诱导 LAK 细胞产生；③促活化 B 细胞增殖及产生抗体；④可激活单核 – 巨噬细胞。

3. 白细胞介素 –4（IL-4）

（1）细胞来源：主要由 Th2 细胞产生。

（2）主要生物学功能：①刺激 B 细胞活化、增殖，诱导 Ig 类别转换产生 IgG1 和 IgE，并促进其抗原呈递；②促进 Th0 细胞向 Th2 细胞分化；③抑制 Th1 细胞活化、增殖；④协同 IL-3 刺激肥大细胞增殖。

4. 白细胞介素 –6（IL-6）

（1）细胞来源：主要由 Th2 细胞产生，也可由单核 – 巨噬细胞、血管内皮细胞、成纤维细胞产生。

（2）主要生物学功能：①刺激肝细胞合成急性期血浆蛋白，参与炎症反应；②刺激活化 B 细胞的增殖，分泌抗体；③协同刺激 T 细胞、胸腺细胞和骨髓造血干细胞增殖；④促骨髓瘤细胞增殖。

5. 白细胞介素 –8（IL-8）

（1）细胞来源：主要由单核 – 巨噬细胞和内皮细胞产生，也可由上皮细胞和成纤维细胞产生。

（2）主要生物学功能：①对中性粒细胞有强的趋化作用，对嗜酸性粒细胞、嗜碱性粒细胞和淋巴细胞也有趋化作用；②活化中性粒细胞，参与炎症反应。

6. 白细胞介素 –10（IL-10）

（1）细胞来源：主要由 Th2 细胞和单核巨噬细胞产生；B 细胞和上皮细胞也可产生。

（2）主要生物学功能：①抑制巨噬细胞的抗原呈递和辅助 T 细胞应答功能；②抑制 Th0 细胞向 Th1 细胞分化及细胞因子产生；③可促 B 细胞分化增殖。

7. 白细胞介素 –12（IL-12）

（1）细胞来源：主要由 T 细胞、B 细胞、单核 – 巨噬细胞产生。

（2）主要生物学功能：①激活 NK 细胞；②促 Th0 细胞向 Th1 细胞分化、增殖；③刺激 CD8+CTL 细胞活化；④可协同 IL-2 诱生 LAK 细胞。

**（二）干扰素（IFN）**

1. 根据其来源、结构及生物学性质，可分为两型：

Ⅰ型干扰素：包括 IFN-α，由白细胞（主要为单核吞噬细胞）产生；IFN-β，由成纤维细胞产生。主要诱生剂为病毒和 polyI-C（人工合成的双链 RNA）

Ⅱ型干扰素（又称 γ- 干扰素，IFN-γ）：主要由活化的 T 细胞和 NK 细胞产生。主要诱生剂为抗原或有丝分裂原。

2. 主要生物学活性

（1）Ⅰ型干扰素

1）抗病毒、抗肿瘤作用：①诱导宿主细胞产生抗病毒蛋白，干扰病毒复制，抑制病毒感染或扩散；②增强 NK 细胞和 CTL 细胞对病毒感染细胞和肿瘤细胞的杀伤破坏作用。

2）免疫调节作用：与Ⅰ型干扰素比较弱。主要表现为：①促进 MHC Ⅰ 表达，增强内源性抗原呈递；②抑制 MHC Ⅱ类分子表达，限制 Th 细胞激活。

（2）Ⅱ型干扰素

1）抗病毒、抗肿瘤作用与Ⅰ型干扰素的②类似，但作用较弱。

2）免疫调节作用：①激活单核 – 巨噬细胞；②促 MHC Ⅰ 类和 MHC Ⅱ类分子的表达，增强 NK 细胞和 CTL 细胞的杀伤活性；③抑制 Th0 细胞向 Th2 细胞转化；④促 T 细胞和 B 细胞分化、增殖。

**（三）肿瘤坏死因子（TNF）**

1975 年，Garwell 发现接种卡介苗（BCG）的小鼠注射脂多糖（LPS）后，血清中含有一种能杀死某些肿瘤细胞或使肿瘤组织发生出血坏死的物质，称为肿瘤坏死因子（tumor necrosis factor，TNF）。根据其来源和结构的不同，可分为 TNF-α（又称恶病质素）和 TNF-β（又称淋巴毒素）。两者结合同一受体。

1. 细胞来源　TNF-α 主要由单核 – 巨噬细胞产生；T 细胞、NK 细胞和肥大细胞也可产生。TNF-β 由 T 细胞产生，通常只在局部发挥效应。。

2. 主要生物学功能

（1）低浓度时，①促进血管内皮细胞 ICAM-1 等黏附分子表达，刺激血管内皮细胞、成纤维细胞、单核 – 巨噬细胞分泌 IL-1、IL-6、IL-8、TNF-α 等细胞因子，诱导炎症反应；②促 MHC Ⅰ类分子表达，增强 CTL 细胞对靶细胞的杀伤活性；③直接杀伤肿瘤细胞，引起肿瘤组织出血坏死。

（2）高浓度时，①直接作用于下丘脑体温调节中枢，引起发热反应；②协同 IL-1、IL-6 诱导肝细胞合成急性期蛋白；③抑制骨髓造血干细胞的分裂；④引起恶病质；⑤介导内毒素所致的休克。

## （四）集落刺激因子（colony-stimulating factor，CSF）

集落刺激因子是选择性刺激造血干细胞增生分化成某一谱系的细胞因子统称。即在半固体培养基中使骨髓造血干细胞分化为不同谱系细胞集落的细胞因子。主要包括：干细胞因子（stem cell factor，SCF，c-Kit 配体），促多能干细胞分化；粒细胞 - 巨噬细胞集落刺激因子（granulocyte-macrophage CSF，GM-CSF），刺激骨髓各系前体细胞分化和骨髓前体细胞向粒细胞、单核细胞分化；粒细胞集落刺激因子（G-CSF），刺激粒细胞前体细胞的分化成熟，延长其存活时间，并增强其吞噬杀伤功能；巨噬细胞集落刺激因子（M-CSF），刺激单核 - 巨噬细胞的分化增殖，延长其存活时间，并增强其功能；红细胞生成素（erythropoietin，EPO，）促骨髓红细胞前体分化成为成熟红细胞；血小板生成素（thrombopoietin，TPO），刺激骨髓巨核细胞分化成熟为血小板。

## （五）趋化因子（chemokines）

趋化因子是指对白细胞具有吸引趋化作用的细胞因子。按照 C（半胱氨酸）残基排列基序不同分亚族：① CXC 亚族（α 亚族），氨基端两个半胱氨酸被其他任一氨基酸分开。主要代表成员是 IL-8。② CC 亚族（β 亚族），氨基端两个半胱氨酸相邻。主要代表成员是 MCP-1（单核细胞趋化蛋白 -1），趋化并活化单个核细胞（单核细胞和 T 细胞）。③ C 亚族（γ 亚族），氨基端只含有一个半胱氨酸。主要成员是淋巴细胞趋化因子（lymphotactin），趋化淋巴细胞。④ CX3C 亚族（δ 亚族），两个半胱氨酸被三个氨基酸隔开。成员是 Fractalkine，趋化淋巴细胞和巨噬细胞。

## （六）生长因子（growth factor，GF）

生长因子是具有刺激细胞生长作用的细胞因子。如转化生长因子 -β（transforming growth factor-β，TGF-β）、表皮生长因子（epithelial growth factor，EGF）、成纤维细胞生长因子（fibroblast growth factor，FGF）、神经生长因子（nerve growth factor，NGF）、血小板源性生长因子（platelet-derived growth factor，PDGF）、血管内皮细胞生长因子（vascular endothelial cell growth factor，VEGF）等。

转化生长因子 β（TGF-β）：在人类有 3 种存在形式，TGF-β1、TGF-β2 和 TGF-β3。

细胞来源：主要由 T 细胞、B 细胞和巨噬细胞产生，某些肿瘤细胞也可产生。

主要生物学功能：①抑制 T 细胞的增殖和细胞因子的产生；②抑制 B 细胞的增殖和 T 细胞依赖性多克隆抗体的产生；③抑制 NK 细胞活化和 IL-2 的 LAK 细胞诱导作用；④抑制巨噬细胞活化。⑤抑制多种细胞增殖（如内皮细胞、上皮细胞和平滑肌细胞），但促成纤维细胞增殖，加速伤口愈合。

## 三、细胞因子受体

### （一）膜型细胞因子受体家族分类

细胞因子受体均为跨膜糖蛋白，其结构含胞外区、跨膜区和胞质区。根据膜外区氨基酸序列的同源性及结构特征分为五个家族：

1. 免疫球蛋白超家族，包括 IL-1R、IL-6R、M-CSFR、SCFR、PDGFR 和 FGFR 等。

2. Ⅰ型细胞因子受体家族（造血因子受体家族或红细胞生成素受体家族），包括 IL-2R、IL-3R、IL-4R、IL-5R、IL-6R、IL-7R、IL-9R、IL-11R、IL-13R、IL-15R、GM-CSFR、G-CSFR、EPOR 和 TPOR 等。

3. Ⅱ型细胞因子受体家族（干扰素受体家族），包括Ⅰ型和Ⅱ型 IFNR。

4. Ⅲ型细胞因子受体家族（TNF 受体家族或 NGF 受体家族）：包括 TNFR、NGFR、Fas 蛋白及 CD40 分子。

5. 趋化因子受体家族（G 蛋白偶联受体家族），包括 CXCR1-4（如 IL-8R）和 CCR1-5（如 MCP-1R）。

### （二）细胞因子受体肽链组成及共同信号链

1. 肽链组成：细胞因子受体由 1~3 条肽链组成。如 EPOR、G-CSFR 和趋化因子受体等的组成为一条肽链，IL-3、IL-5、GM-CSF 受体等为两条肽链，IL-2 及 IL-15 等为三条肽链。

2. 共同信号链（或共同亚单位）：不同细胞因子受体共用的一条相同与受体信号转导有关肽链。细胞因子通过共同亚单位，形成相同的信号转导，表现相似的生物学活性。如 IL-2Rγ（γc）为 IL-4R、IL-7R、IL-9R 和 IL-15R 共有，GM-CSFRβ 为 IL-3R 和 IL-5R 共有，gp130 为 IL-6R 和 IL-12R 共有。

### （三）可溶性细胞因子受体

细胞因子受体有膜结合性和可溶性两种存在形式。可溶性细胞因子受体可能具有：①与膜性受体竞争结合细胞因子，抑制细胞因子的作用；②与细胞因子结合，转运至机体相关部位，增加局部细胞因子的浓度，发挥其生物学作用。

## 四、细胞因子与临床

### （一）细胞因子与疾病

细胞因子可与炎症反应、肿瘤、免疫性疾病（包括免疫缺陷、超敏反应及自身免疫性疾病等）、移植排斥等有关，参与疾病的发生、发展。

1. 细胞因子及其受体的缺陷：包括先天性缺陷和继发性缺陷两种病理情况。

2. 细胞因子表达过高：在感染性疾病和自身免疫病等疾病，某些细胞因子水平异常增高。

3. 可溶性细胞因子受体水平升高：在某些疾病条件下，可引起细胞膜表面的细胞因子受体脱落，成为可溶性细胞因子受体。

### （二）细胞因子的临床应用

1. 诊断：检测细胞因子用于诊断缺少特异性，只能作为疾病诊断的参考指标。

2. 治疗：下表列有部分用于临床的细胞因子在临床应用。

FDA 已批准生产的细胞因子类药物

| 药物名称 | 适应证 |
| --- | --- |
| IL2 | 肿瘤、免疫缺陷症、疫苗佐剂 |
| IL11 | 放、化疗所致血小板减少症 |

| 药物名称 | 适应证 |
|---|---|
| IFN-α | 白血病、Kaposi 肉瘤、肝炎、恶性肿瘤、AIDS |
| IFN-γ | 慢性肉芽肿、生殖器疣、恶性肿瘤、过敏性皮炎、感染性疾病、类风湿关节炎 |
| IFN-β | 多发性硬化症 |
| G-CSF | 自身骨髓移植、化疗导致的粒细胞减少症、AIDS、白血病、再生障碍性贫血 |
| GM-CSF | 自身骨髓移植、化疗导致的血细胞减少症、AIDS、再生障碍性贫血、MDS |
| EPO | 慢性肾衰竭导致的贫血、恶性肿瘤或化疗导致的贫血、失血后贫血 |
| EGF | 外用药治疗烧伤、口腔溃疡 |

# 【习题部分】

## 一、基础层次

### A 型题

1. 下列不是由单核 - 巨噬细胞产生的细胞因子为

    A. IL-1               B. IL-12             C. TNF-α

    D. IFN-α           E. TNF-β

2. IL-1 的主要产生细胞是

    A. T 细胞           B. 巨噬细胞          C. B 细胞

    D. NK 细胞        E. 中性粒细胞

3. IFN-γ 的主要产生细胞是

    A. B 细胞           B. 巨噬细胞          C. 肥大细胞

    D. 中性粒细胞     E. T 细胞

4. 下列物质中不属于分泌型分子的是

    A. C3               B. sIgA             C. mIg

    D. IL-2             E. TNF-α

5. 下列作用特点中细胞因子不具备的是

    A. 协同性           B. 特异性          C. 多效性

    D. 重叠性           E. 拮抗性

6. 通过抑制 Th1 细胞产生 IFN-γ、IL-2 和 TNF-β 等调节细胞免疫功能的细胞因子是

    A. IL-1             B. IL-2            C. IL-8

    D. IL-10          E. IL-12

7. 刺激造血干细胞分化增殖的细胞因子是

    A. SCF             B. IFN-α         C. TNF

    D. IL-8            E. IL-12

8. 具有趋化作用的细胞因子是

    A. IL-2               B. IL-3               C. IL-4

    D. IL-8               E. IL-10

9. 下列不是由淋巴细胞产生的细胞因子是

    A. IL-2               B. IFN-γ          C. IL-4

    D. EPO              E. IL-10

10. 下述关于细胞因子的说法错误的是

    A. 一种细胞因子可由多种细胞产生

    B. 一种细胞只能产生一种细胞因子

    C. 一种细胞因子可具有多种生物学活性

    D. 细胞因子可以自分泌和旁分泌方式发挥作用

    E. 细胞因子间可具有协同和拮抗作用

11. 主要由肾细胞产生的细胞因子是

    A. EPO              B. IL-2            C. IL-15

    D. IL-8               E. IFN-γ

12. 具有细胞毒效应的细胞因子是

    A. IL-1               B. TNF            C. IL-2

    D. IL-5               E. CSF

13. 下列组合错误的是

    A. Th1 细胞—IL-2      B. Th2 细胞—IL-4    C. Th1 细胞—IL-6

    D. 巨噬细胞—IL-1      E. NK 细胞—TNF-α

14. 与发热和恶病质产生有关的细胞因子是

    A. IL-10           B. IL-2            C. IL-4

    D. IFN-γ         E. TNF-α

15. 下述关于细胞因子的说法错误的是

    A. 细胞因子受体可以是 Ig 超家族成员

    B. 可由非免疫细胞合成

    C. 对机体有利也可能有害

    D. 相互之间可产生拮抗作用

    E. 只表达在细胞膜表面起作用

16. 下述关于 IFN-α 和 IFN-β 的说法错误的是

    A. 由白细胞、成纤维细胞和病毒感染的组织细胞产生

    B. 可由病毒、聚肌苷酸诱导产生

    C. 具有抗病毒作用

    D. 具有免疫调节作用，但作用较弱

    E. 发挥作用不需与相应受体结合

17. 具有抑制病毒增殖作用的细胞因子是

A. IFN-$\alpha$      B. TNF-$\alpha$      C. IL-1

D. IL-6      E. IL-2

18. IL-2 的功能不包括

     A. 是 T 细胞的自分泌生长因子      B. 是 B 细胞的旁分泌生长因子

     C. 刺激 NK 细胞的增殖      D. 刺激 IFN-$\gamma$ 产生

     E. 促进红细胞成熟

19. 下列英文缩写的中文含义错误的是

     A. IL——白细胞介素      B. EPO——血小板生成素

     C. SCF——干细胞生长因子      D. TNF——肿瘤坏死因子

     E. CSF——集落刺激因子

20. 可用于纠正慢性肾衰竭患者贫血状态的细胞因子是

     A. EPO      B. G-CSF      C. M-CSF

     D. SCF      E. TNF

21. 下列关于细胞因子的临床应用错误的是

     A. IL-2 可用于治疗感染性疾病

     B. IFN-$\gamma$ 可用于治疗类风湿关节炎

     C. CSF 可用于一些血液病的治疗

     D. IFN-$\alpha$ 可用于治疗白血病，但不能用于恶性肿瘤

     E. GM-CSF 可用于治疗化疗导致的血细胞减少症

22. 在抗体类别转换中，诱导 IgE 产生的细胞因子是

     A. IL-1      B. IL-2      C. IL-3

     D. IL-4      E. IL-5

23. IL-1 的功能不包括

     A. 促进 T 细胞的增殖

     B. 刺激单核吞噬细胞合成 IL-1

     C. 大量 IL-1 入血流能诱导急性期蛋白

     D. 激活 NK 细胞

     E. 可作为内源性致热原

24. 属于趋化因子 CXC 亚族的代表成员是

     A. IL-2      B. IL-4      C. IL-6

     D. IL-8      E. IL-12

25. 关于 IL-10，下述错误的是

     A. 主要由 Th2 产生

     B. 具有明显的免疫负调节作用

     C. 可抑制单核 - 巨噬细胞的抗原呈递

     D. 促进炎症反应

     E. 抑制 Th1 应答

26. Ⅰ型干扰素的生物学活性应除外
    A. 抑制病毒的复制　　　　　　　　　B. 抑制细胞增生
    C. 增强 NK 细胞的活性　　　　　　　D. 促进 MHC Ⅰ类分子表达
    E. 促进 MHC Ⅱ类分子表达

27. Ⅱ型干扰素的生物学活性应除外
    A. 激活单核巨噬细胞　　　　　　　　B. 抑制病毒的复制
    C. 抑制细胞增生　　　　　　　　　　D. 促进 IL-4 的产生
    E. 促进 CD8$^+$CTL 成熟

28. IL-4 的生物学功能应除外
    A. 诱导 B 细胞，发生免疫球蛋白重链的类别转换
    B. 刺激 B 细胞及巨噬细胞表达 MHC Ⅰ类分子
    C. Th2 细胞的自分泌生长因子
    D. 促进胸腺细胞和 T 细胞增生
    E. 肥大细胞的生长因子

29. 干扰素的功能不包括
    A. 刺激肝细胞合成急性期蛋白　　　　B. 是巨噬细胞激活因子
    C. 能刺激 MHC Ⅰ类分子的表达　　　D. 具有抗病毒作用
    E. 能抑制细胞增殖

30. 不属于造血因子受体超家族的是
    A. IL-2 受体　　　　　　B. IL-3 受体　　　　　　C. IL-4 受体
    D. IL-5 受体　　　　　　E. IL-1 受体

31. 可引起恶病质的细胞因子是
    A. IL-2　　　　　　　　B. IFN-$\gamma$　　　　　　C. IL-3
    D. IL-8　　　　　　　　E. TNF-$\alpha$

32. 可作为 IL-6 诱生剂的细胞因子是
    A. IL-12　　　　　　　　B. IL-10　　　　　　　　C. IFN
    D. IL-2　　　　　　　　E. IL-1

33. 为阻止或减轻革兰阴性菌感染时内毒素所致休克的发生，应被中和或减轻其生物学作用的细胞因子是
    A. IL-3 和 IL-8　　　　B. IL-2 和 IL-4　　　　C. IL-1 和 IL-2
    D. IL-8 和 IL-4　　　　E. IL-1 和 TNF-$\alpha$

34. 具有刺激嗜酸粒细胞增殖和分化作用的细胞因子是
    A. IFN-$\gamma$　　　　　　　B. IL-2　　　　　　　　C. TNF-$\alpha$
    D. IL-1　　　　　　　　E. IL-5

35. 关于 IL-2，下列错误的是
    A. 主要由活化的巨噬细胞产生
    B. 由活化的 CD4$^+$T 细胞产生

  C. 可诱导 CD4 $^+$T 细胞增殖

  D. 可与 CD4 $^+$T 细胞的特异性受体结合

  E. 在抗原存在的条件下，可活化 CD8 $^+$T 细胞

36. CD4 $^+$Th1 细胞不合成

  A. IL-2 受体         B. IL-2

  C. 诱导巨噬细胞活化的因子     D. IL-4

  E. 活化 CD8 $^+$T 细胞的因子

37. 关于细胞因子，下列错误的是

  A. 一种细胞因子可以作用于多种不同的靶细胞

  B. 每种细胞因子都与其特异的细胞因子受体相结合

  C. 所有细胞因子都可由 T 细胞产生

  D. T 细胞的细胞因子基因在受到刺激后的数小时内活化

  E. 细胞因子受体的表达可以受细胞因子自身调控

38. 关于 T 细胞产生的细胞因子，下列正确的是

  A. 是 T 细胞活化后产生的针对抗原的特异性物质

  B. 存在于静止 T 细胞内，T 细胞活化后被释放

  C. 可影响 B 细胞产生抗体的类别

  D. 发挥效应具有 MHC 限制性

  E. 对淋巴细胞以外的细胞不起作用

39. 促进红细胞增殖的细胞因子是

  A. IL-1       B. TNF-β       C. EPO

  D. GM-CSF      E. GF

40. 下列不属于细胞因子功能的是

  A. 参与免疫应答     B. 促进炎症反应     C. 刺激造血

  D. 与抗原特异性结合    E. 促进血管生成

41. 具有内源性致热原作用的细胞因子是

  A. IL-2/IL-1 /IL-4     B. IL-1 /IL-6/TNF     C. IL-1/IL-2 /IFN

  D. IL-4/IL-5 /IL-10    E. IL-2 /IFN/TNF

42. 下列物质中不属于细胞因子的是

  A. IFN        B. EPO        C. TNF-α

  D. PHA       E. IL-2

43. 下列物质属于细胞因子的是

  A. PHA       B. 补体        C. β 溶素

  D. 胸腺素      E. IFN-γ

44. 产生 IL-2 的主要细胞是

  A. 中性粒细胞     B. T 细胞       C. B 细胞

  D. NK 细胞      E. 单核 - 巨噬细胞

45. 抗病毒效果最好的细胞因子是
    A. EPO
    B. IFN-α
    C. TNF
    D. M-CSF
    E. GF

46. 抗肿瘤细胞最有效的细胞因子是
    A. 淋巴毒素
    B. 补体
    C. β溶素
    D. 溶菌酶
    E. IgG

47. 可抑制淋巴细胞增殖、分化和效应的细胞因子是
    A. TNF-α
    B. IFN-γ
    C. IL-2
    D. TGF-β
    E. MCP-1

48. IL-2Rγ 缺陷会导致
    A. 过敏反应
    B. SCID
    C. AIDS
    D. 自身免疫病
    E. 类风湿关节炎

49. 被 FDA 批准用于治疗肝炎的细胞因子是
    A. IFN-α
    B. G-CSF
    C. IFN-α
    D. TNF
    E. IL-2

50. 关于细胞因子受体的叙述，下列错误的是
    A. 由胞外区、跨膜区和胞质区组成
    B. Ⅰ型细胞因子受体家族的多数成员属于多亚单位受体
    C. 多种Ⅰ型细胞因子有共用的相同的信号传递亚单位
    D. IFN 的受体属于Ⅰ型细胞因子受体
    E. 可溶性细胞因子受体可作为相应细胞因子的运载体

51. 可通过内分泌形式作用于远处细胞的细胞因子是
    A. IL-1
    B. IL-2
    C. IL-3
    D. IFN
    E. IL-4

**B 型题**

题 52~55
    A. IFN-α 、TNF-α
    B. TGF-β
    C. IL-2、IFN-γ
    D. IL-6
    E. IL-6、IL-1、TNF-α

52. 刺激浆细胞瘤和 B 细胞杂交瘤生长的因子是

53. 大量产生能引起体温升高的因子是

54. 刺激肝细胞分泌急性期蛋白的因子是

55. 有激活 NK 细胞活性的因子是

题 56~58
    A. IL-5
    B. IL-4
    C. IFN-γ
    D. TNF-α
    E. IL-8

56. 对中性粒细胞有趋化作用的是

57. 可促进人类 IgE 类抗体转换的是

58. 可抑制 Th0 细胞向 Th2 细胞转化的是

## 二、拓展层次

### X 型题

1. IFN –γ 的主要产生细胞有
   A. 成纤维细胞
   B. T 细胞
   C. B 细胞
   D. NK 细胞

2. 对单核细胞具有抑制作用的细胞因子是
   A. TGF – β
   B. M –CSF
   C. IL –10
   D. IL –2

3. 可促进 T 和（或）B 细胞活化、增殖、分化的细胞因子是
   A. IL –1
   B. IL –2
   C. IL –5
   D. IL –6

4. 刺激造血细胞分化、增殖的细胞因子有
   A. IL –1
   B. IL –3
   C. IL –4
   D. IL –7

5. 可诱导 IL –8 产生的物质是
   A. IL –1
   B. TNF – α
   C. TNF – β
   D. LPS

6. 单核巨噬细胞产生的细胞因子有
   A. IL –1
   B. IL –8
   C. M –CSF
   D. G –CSF

7. IFN 的产生细胞有
   A. 白细胞
   B. 成纤维细胞
   C. T 细胞
   D. NK 细胞

8. 可促进 B 细胞增殖和分化的细胞因子有
   A. IL –1
   B. IL –4
   C. IL –5
   D. IL –6

9. 参与抗肿瘤的细胞因子有
   A. IL –1
   B. IL –2
   C. IL –3
   D. TNF

10. 上调免疫功能的细胞因子有
    A. IL –1
    B. IL –2
    C. IL –12
    D. IL –6

11. 属于前炎症细胞因子的是
    A. IL –1
    B. IL –4
    C. IL –8
    D. TNF – α

12. IFN –γ 的理化和生物学性能为

    A. 可由抗原和有丝分裂原诱导产生    B. 56℃，30 min 不稳定

    C. 参与免疫调节    D. 具有抗病毒作用

13. 下列物质属于细胞因子的是

    A. IL –2    B. 趋化性细胞因子

    C. Con –A    D. TGF – β

14. 下列物质由 T 细胞产生的是

    A. IL –1    B. IL –2

    C. IL –3    D. IL –4

15. 下列物质由单核 – 巨噬细胞产生的是

    A. IL –1    B. TNF – α

    C. TNF – β    D. TPO

16. IL –2 可以活化的细胞有

    A. 巨噬细胞    B. NK 细胞

    C. CTL    D. B 细胞

17. 下列细胞因子受体具有 IL –2Rγ 链结构的是

    A. IL –7R    B. IL –4R

    C. IL –9R    D. IL –13R

18. 细胞因子及其相关制剂对下述疾病有治疗或预防价值的是

    A. 血小板减少症    B. 感染性疾病

    C. 自身免疫疾病    D. 肿瘤

19. Ⅰ型细胞因子受体家族包括

    A. IL –2R 和 IL –3R    B. IL –4R 和 IL –5R

    C. IL –7R 和 IL –10R    D. IL –8R 和 IL –9R

**填空题**

20. 细胞因子可通过【1】、【2】和【3】三种方式发挥作用。

21. 细胞因子作用的多效性是指【4】种细胞因子作用于【5】种靶细胞，产生不同的生物学效应。

22. 细胞因子受体根据膜外区氨基酸序列的同源性及结构特征分为【6】个家族：即【7】、【8】、【9】、【10】和【11】。

23. 趋化因子按照【12】残基排列基序不同分成亚族，包括【13】、【14】、【15】和【6】。

**名词解释**

24. 细胞因子        25. 集落刺激因子（CSF）

**简答题**

26. 简述细胞因子的分类。

27. 细胞因子的共同特点。

**病例分析题**

28. 患者女性，30 岁，布依族，农民，体质量 50 kg。

体检结果显示：抗 –HCV 阳性（酶联免疫吸附试验法），无明显肝病症状及体征。

临床检查提示：肝功能指标正常，HCV RNA 阳性，为 $9.50 \times 10^5$ 拷贝 /ml（最低检测限为 1000 拷贝 /ml），10 年前曾因产后大出血接受过 500 ml 输血治疗；回顾性调查证实献血员为 HCV 感染者，病毒基因型为 1b 型。

诊断为慢性丙型肝炎。

治疗：在知情同意的基础上给予 3 mU 干扰素 α–2b，上臂三角肌处皮下注射，隔日 1 次；同时给予利巴韦林 300 mg 口服。2 次 /d；共治疗 48 周。治疗 12 周复查，HCV RNA 阴性（<1000 拷贝 /ml），提示患者获得早期病毒学应答；治疗 24、36、48 周及停药后 24、48 周复查，HCV RNA 均阴性（最低检测限 < 15 IU/ml）。试分析：

（1）请问干扰素 α–2b 属于哪一型干扰素？

（2）请问这一型干扰素的主要生物学功能是什么？

（金艾顺）

**ℯ 参考答案**

# 第十一章　主要组织相容性复合体

## 【复习纲要】

### 一、概述

20 世纪 40 年代，人们发现不同品系小鼠间皮肤移植可以诱发移植排斥反应，从而揭开了组织相容性抗原研究的序幕。

组织相容性抗原（histocompatibility antigen）是在组织细胞表面存在的一组能引起移排斥反应的抗原。

主要组织相容性系统（major histocompatibility system，MHS）是指能引起较强移植排斥反应的抗原。

主要组织相容性复合体（major histocompatibility complex，MHC）是指位于脊椎动物某对染色体上的，编码主要组织相容性抗原的一组紧密连锁的基因群。

在不同的哺乳类动物中，MHC 编码的抗原系统的命名各不相同，人类的主要组织相容性抗原又称人类白细胞抗原（human leukocyte antigen，HLA），其编码 HLA 的基因群称为 HLA 复合体。也简称为 HLA。

现有研究证明，MHC 的生物学意义不仅局限于移植排斥反应，其在固有免疫应答，适应性免疫应答和免疫调节中具有重要而广泛的生物学功能。

### 二、HLA 复合体及其编码产物

#### （一）HLA 复合体的定位、结构与分类

人类 HLA 复合体定位于第 6 号染色体短臂（6p21，3），在结构上可以划分为三个区域。每一区内的 HLA 基因分别被称为 HLA Ⅰ类、HLA Ⅱ类和 HLA Ⅲ类基因。HLA 复合体的基因按其产物的功能被分为三群，包括经典 HLA 基因、免疫功能相关基因以及免疫无关基因。

1. 经典的 HLA 基因

经典的 HLA Ⅰ类基因包括 *HLA-B*、*HLA-C*、*HLA-A* 三个基因座位；经典的 HLA Ⅱ类基因包括 *HLA-DP*、*HLA-DQ*、*HLA-DR* 三个亚区。

2. 免疫功能相关基因

（1）血清补体成分编码基因：由编码 C2、C4A、C4B、Bf 四种补体成分的基因座位组成。此类基因位于 HLA Ⅲ类基因区内，又称为经典的 HLA Ⅲ类基因。

（2）抗原加工呈递相关基因：又称非经典 HLA Ⅱ类基因，主要包括位于 HLA Ⅱ类基因区域中的五组基因：抗原加工相关转运物基因 *TAP*，低相对分子质量多肽基因（*LMP*，或称蛋白酶体 β 亚单位，*PSMB*），*HLA-DM*，*HLA-DO*，TAP 相关蛋白（TAP-associated protein）基因。

（3）非经典Ⅰ类基因：包括位于Ⅰ类基因区内的 *HLA-E*、*HLA-F*、*HLA-G* 等基因。目前已知 *HLA-E* 和 *HLA-G* 在维持母胎耐受中发挥作用。

（4）炎症相关基因：包括肿瘤坏死因子（TNF）基因家族（*TNF-α* 和 *TNF-β*）、热休克蛋白（heat shock protein，HSP）基因家族。此类基因均位于 HLA Ⅲ类基因区内，多数与炎症有关。

（5）MHC Ⅰ类相关分子（MHC class Ⅰ chain-related）基因家族，位于 HLA Ⅲ类基因区内，包括 *MICA* 和 *MICB* 基因。MICA 和 MICB 分子可以和 NK 细胞表面的 NKG2D 结合，在固有免疫应答中发挥作用。

炎症相关基因和 MHC Ⅰ类相关分子基因有时也被称为非经典的 HLA Ⅲ类基因。

3. 免疫无关基因：如 21 羟化酶基因（*CYP21*）等。

**（二）HLA 复合体的遗传特征**

1. 单元型遗传　单元型（haplotype）是指连锁在一条染色体上 HLA 各基因座位的组合。一个单元型内的基因群在遗传时倾向于连锁遗传而不是随机组合。

2. 多基因型与多态性　多态性（polymorphism）是指在随机婚配的群体中，染色体同一基因座位有两种以上基因型，即可能编码两种以上的产物。HLA 复合体是人体最富多态性的基因系统，仅 *HLA-B* 基因座就有 2798 个等位基因，是等位基因最多的基因座。

3. 共显性（codominance）表达　一对等位基因同为显性，称为共显性。HLA 复合体中每一对等位基因均能表达出相应的产物。这种遗传方式也叫共显性遗传。

4. 连锁不平衡　指分属两个或两个以上基因座位的等位基因同时出现在一条染色体上的概率高于随机出现的频率。连锁不平衡现象是多基因型，多态性和单元型遗传的作用结果。

## 三、HLA 分子的结构、分布与功能

**（一）经典 HLA Ⅰ类分子**

HLA Ⅰ类分子广泛表达于体内各种有核细胞，以及血小板和网织红细胞表面。

HLA Ⅰ类分子含有两条多肽链：

一条重链称 α 链，是由经典 HLA Ⅰ类基因（*HLA-B*、*HLA-C*、*HLA-A*）编码的，可分胞外区、跨膜区和胞内区三部分。重链胞外区又分 α1、α2 和 α3 三个结构域（domain），其中 α1 和 α2 组成抗原肽结合槽（称肽结合区或多态区），可结合抗原肽。α3 区（称非多态区）与 T 细胞表面 CD8 分子结合。

一条轻链称 β 链，又称 β2 微球蛋白，是第 15 号染色体上的非 HLA 基因所编码的，可参

与 HLA Ⅰ类分子的表达并维持其构型的稳定性。

HLA Ⅰ类分子的生物学功能包括：参与内源性抗原加工呈递途径，供 CD8$^+$T 细胞识别。

**（二）经典 HLA Ⅱ类分子**

HLA Ⅱ类分子主要分布于 APC 及活化 T 细胞表面、也存在于血管内皮细胞表面。

HLA Ⅱ类分子含有两条结构相似的多肽链分别为 α 链和 β 链，其结构属于异源二聚体。

HLA Ⅱ类分子可分胞外区、跨膜区和胞内区三部分。α 链的膜外部分含 α1 和 α2 两个功能区；β 链的膜外部分包含 β1 和 β2 两个功能区。其中，α1 和 β1 构成抗原肽结合部位，β2 区是 CD4 分子的识别结合部位。

HLA Ⅱ类分子的生物学功能包括：参与外源性抗原加工呈递途径，供 CD4$^+$T 细胞识别。

**（三）其他功能**

HLA 分子在机体免疫应答过程中起重要作用。除直接参与抗原加工提呈，介导适应性免疫应答之外还具备以下功能。

1. 参与 T 细胞的分化发育。HLA 分子在 T 细胞的早期分化发育过程中，参与 MHC 限制性的建立。TCR 对抗原肽和与其形成复合物的 MHC 分子进行双重识别。即在识别 APC 或靶细胞表面抗原肽的同时，还需识别与抗原肽结合成复合物的自身 MHC 分子，这一现象称为 MHC 限制性（MHC restriction）。

2. 参与固有免疫应答。许多 MHC 基因的表达产物参与对固有免疫应答的调控。

3. 参与对免疫应答的遗传控制。人类免疫应答基因定位于 MHC Ⅱ类基因区。其多态性决定了不同人群的 APC 对特定抗原的呈递能力以及机体的免疫应答效应各异。

## 四、HLA 在医学上的意义

**（一）HLA 与器官移植**

实体器官移植后移植物是否存活在很大程度上取决于供者和受者之间的 HLA 型别是否相符。HLA 分型相似度越高，则成活率越高。

造血细胞和血细胞移植时需要进行交叉配型，不同个体之间 HLA 抗原性的不同，或可导致在受者体内诱发抗白细胞，抗血小板抗体的产生，可能引起输血反应。

**（二）HLA 与疾病的相关性**

带有某些特定 HLA 型别的个体易患某一疾病或对该病有较强的抵抗力，即是 HLA 与疾病的相关性。许多自身免疫病发病与 HLA 表型有关，如强直性脊柱炎与 HLA–B27 相关，胰岛素依赖性糖尿病与 HLA–DR3/DR4 相关等。

大量研究表明，HLA Ⅰ类分子表达异常降低与恶性肿瘤的形成有关。

**（三）HLA 与法医学**

由于 HLA 具有高度多态性以及单元型遗传的特点，在无关个体之间 HLA 型别完全相同的几率极低，使得 HLA 分型成为鉴定亲子关系的重要手段。在法医学上亦可借助 HLA 基因或表型的检测进行个体识别。

# 【习题部分】

## 一、基础层次

### A 型题

1. MHC 是指

   A. 染色体上编码血型抗原的一类紧密连锁的基因群

   B. 染色体上编码组织相容性抗原的一类紧密连锁的基因群

   C. 染色体上编码主要组织相容性抗原的一类紧密连锁的基因群

   D. 染色体上编码次要组织相容性抗原的一类紧密连锁的基因群

   E. 染色体上编码移植抗原的一类紧密连锁的基因群

2. HLA 与 MHC 的关系是

   A. 所有的 HLA 都是 MHC          B. 所有的 MHC 都是 HLA

   C. HLA 与 MHC 是同一概念          D. HLA 与 MHC 之间并无关系

   E. 以上说法都不正确

3. 下列关于 MHC 限制性的表述中，正确的是

   A. TCR 只能识别自身 MHC 分子抗原肽复合物

   B. TCR 识别抗原肽时会同时识别抗原肽序列和复合物中的 MHC 分子

   C. MHC 分子与抗原肽氨基酸序列之间的识别具有严格的特异性。

   D. MHC 分子与 TCR 之间的识别具有严格的特异性。

   E. MHC 限制性是 T 细胞在胸腺中发生阴性选择的结果

4. 人的 HLA 复合体所定位的染色体是

   A. 6 号          B. 16 号          C. 7 号

   D. 17 号          E. 22 号

5. 下列关于 HLA Ⅰ 类分子的叙述中，正确的是

   A. HLA Ⅰ 类分子的肽链均为 HLA 编码

   B. 参与 B 细胞的分化发育

   C. 由两条相同的重链和两条相同的轻链组成的四肽链结构

   D. 主要参与外源性抗原的加工呈递途径

   E. 重链由第 6 号染色体短臂上的 HLA 复合体编码

6. 下列关于 HLA Ⅰ 类分子的叙述中，正确的是

   A. 不同型别 HLA Ⅰ 类分子的差异主要存在于轻链，也叫 β 链

   B. 人类的 HLA Ⅰ 类分子包括 HLA-DR、HLA-DQ、HLA-DP

   C. 主要存在于抗原呈递细胞的表面

   D. 分布于各种有核细胞表面

   E. HLA Ⅰ 类分子完全由第 6 号染色体短臂上 HLA 复合体编码

7. 参与母胎免疫耐受形成的 HLA 分子是
   A. HLA-A 和 HLA-B　　　　B. HLA-B 和 HLA-C　　　　C. HLA-A 和 HLA-C
   D. HLA-E 和 HLA-G　　　　E. HLA-DP 和 HLA-DQ

8. HLA 分子多态性部位是
   A. 肽结合区　　　　　　B. Ig 样区　　　　　　C. 跨膜区
   D. 胞质区　　　　　　　E. 整个胞膜外区

9. MHC I 类分子被 CD8⁺T 细胞识别的部位在
   A. α3 区　　　　　　　B. α1 区　　　　　　　C. 跨膜区
   D. 胞质区　　　　　　　E. α2 区

10. HLA I 类基因编码的产物是
    A. HLA I 类分子的 α 链　　　　　　B. HLA I 类分子的 β 链
    C. HLA II 类分子的 β 链　　　　　　D. HLA II 类分子的 α 链
    E. C2、C4、TNF

11. HLA I 类分子
    A. 存在于成熟红细胞表面
    B. 轻链由人类第 5 号染色体上相应基因编码
    C. 含有一条由 HLA 复合体以外的基因编码的肽链
    D. 由 α 和 β 两条糖肽链通过非共价键连接而成
    E. 能与 Th 细胞表面 CD4 分子结合

12. HLA I 类分子
    A. 只存在于红细胞上　　　　　　B. 只存在于白细胞上
    C. 只存在于淋巴细胞上　　　　　　D. 只存在于巨噬细胞上
    E. 存在于所有有核细胞上

13. HLA I 类分子不存在于
    A. 肾细胞　　　　　　　B. 心肌细胞　　　　　　C. 上皮细胞
    D. 树突细胞　　　　　　E. 成熟红细胞

14. MHC I 类分子可以
    A. 与 T 细胞上的 CD8 分子结合　　　　　　B. 呈递外源性抗原肽给 T 细胞
    C. 与 B 细胞上 Ig 分子结合　　　　　　D. 与 T 细胞上的 CD4 分子结合
    E. 呈递细菌多糖抗原给 B 细胞

15. HLA II 类分子主要表达于
    A. NK 细胞表面　　　　　　B. 红细胞表面　　　　　　C. APC 表面
    D. 肝细胞表面　　　　　　E. 神经细胞表面

16. LMP（PSMB）的基因位于 HLA 复合体中
    A. HLA-A 区　　　　　　B. HLA-C 区　　　　　　C. HLA-B 区
    D. HLA- II 类基因区　　　　　　E. HLA- III 类基因区

17. 关于 HLA II 类分子的正确叙述是

A. 编码基因是 DR、DQ、DP      B. 分子结构是 α 链和 β2M 链

C. 肽结合域是 α1 区 + α2 区      D. 分布于静止 T 细胞表面

E. 识别和呈递内源性抗原肽

18. 与 CD4 分子结合的 MHC II 类分子结构域为

A. β2m          B. α1          C. α2

D. α3          E. β2

19. 下列关于 MHC II 类分子的叙述中，正确的是

A. 调控体内体液免疫和细胞免疫应答

B. 同血清中补体水平有关

C. CTL 识别抗原性靶细胞的标志

D. 参与杀伤病毒感染细胞和恶变细胞

E. 识别和呈递内源性抗原

20. MHC II 类分子不存在于

A. 树突细胞      B. 未激活的上皮细胞      C. B 细胞

D. 活化的 T 细胞      E. 胸腺上皮细胞

21. 肿瘤细胞表面通常

A. HLA–I 类抗原显著增加      B. HLA–I 类抗原显著减少

C. HLA–II 类抗原显著增加      D. HLA–II 类抗原显著减少

E. HLA–I 和 HLA–II 类抗原均增加或减少

22. 活化 T 细胞膜上

A. 只表达 MHC I 类分子

B. 只表达 MHC II 类分子

C. 同时表达 MHC I、MHC II 类分子

D. 同时表达 MHC II、MHC III 类分子

E. 同时表达 MHC I、MHC II 和 MHC III 类分子

23. 可表达 MHC I 类和 MHC II 类分子的细胞是

A. 红细胞      B. 嗜碱粒细胞      C. B 细胞

D. 中性粒细胞      E. 肥大细胞

24. 下列基因中，哪项不属于 HLA III

A. 血清补体成分编码基因，如 *C2, C4, Bf*

B. 炎症相关基因，如 *TNF, HSP*

C. 抗原降解、加工和转运基因，如 *TAP, LMP*

D. MHC I 类相关分子基因家族，如 *MICA, MICB*

E. 免疫无关基因，如 21–羟化酶 *CYP–21*

25. 法医鉴定中，个体甄别是依据 HLA 分子的

A. 抗原肽结合区      B. 跨膜区      C. 胞质区

D. 免疫球蛋白样区      E. 以上均不正确

26. 经典 MHC 分子与抗原肽结合的部分在
    A. 多态性区　　　　　　　　B. 非多态性区　　　　　　　　C. 跨膜区
    D. 胞质区　　　　　　　　　E. 胞膜外区

27. 多态性最强，等位基因数最多的 HLA 是
    A. *HLA-A*　　　　　　　　　B. *HLA-B*　　　　　　　　　C. *HLA-C*
    D. *HLA-DR*　　　　　　　　E. 以上均不正确

28. 父母与子女之间一套 HLA 单元型相同的比率为
    A. 25%　　　　　　　　　　　B. 50%　　　　　　　　　　　C. 67%
    D. 75%　　　　　　　　　　　E. 100%

29. 能为设计并应用多肽疫苗或 T 细胞疫苗进行免疫学防治提供理论基础的是 MHC 的
    A. 多态性　　　　　　　　　　B. 灵活性　　　　　　　　　　C. 单体型遗传
    D. 特异性　　　　　　　　　　E. 连锁不平衡

30. 同胞兄弟姐妹之间，有一个 HLA 单元型完全相同和有两个 HLA 单元型完全不同的概率分别为
    A. 25%，50%　　　　　　　　B. 50%，25%　　　　　　　　C. 25%，25%
    D. 50%，50%　　　　　　　　E. 50%，75%

31. 与强直性脊柱炎密切相关的 HLA 分子是
    A. HLA-A5　　　　　　　　　B. HLA-B8　　　　　　　　　C. HLA-B7
    D. HLA-B27　　　　　　　　　E. HLA-DR3

32. 目前尚未发现与 HLA 分子有关的疾病是
    A. 强直性脊柱炎　　　　　　　B. 多发性硬化　　　　　　　　C. 类风湿关节炎
    D. 颈椎病　　　　　　　　　　E. 1 型糖尿病

33. 引起人类移植排斥反应的 HLA 分子属于
    A. 同种异型抗原　　　　　　　B. 异嗜性抗原　　　　　　　　C. 异种抗原
    D. 自身抗原　　　　　　　　　E. 修饰的自身抗原

34. 为患者做器官移植前 HLA 配型时，如下列人员均可成为供者，则应该首选的是
    A. 患者的父母　　　　　　　　B. 患者的配偶　　　　　　　　C. 患者的子女
    D. 患者的表兄弟姐妹　　　　　E. 患者的同胞兄弟姐妹

35. 能引起强烈而迅速的、针对同种异体移植物排斥反应的抗原是
    A. 白细胞分化抗原　　　　　　B. 超抗原　　　　　　　　　　C. 次要组织相容性抗原
    D. 主要组织相容性抗原　　　　E. 以上均不正确

36. 亲子鉴定时主要采用的方法是
    A. 滴血认亲　　　　　　　　　B. 指纹检测　　　　　　　　　C. HLA 型别检测
    D. 面部识别　　　　　　　　　E. 血清抗体检测

37. 下列关于相对危险性（RR）的叙述中，正确的是
    A. 表示 HLA 型别与疾病危险性之间的关系
    B. 表示所有人群中某种疾病的发病率

C. 表示该疾病在某一阶段的预后

D. 相对危险性可用于确定某种疾病的病因

E. 相对危险性小于 1 时，表示该人群患病的可能性较高。

38. 下列分子中，不能激活 NK 细胞表面的 NKG2A 受体的 HLA 分子是

    A. MICA                B. HLA-B               C. HLA-E

    D. HLA-G               E. HLA-A

39. 下列细胞之间的作用中，不受 MHC 限制的是

    A. CTL 对病毒感染细胞的杀伤作用     B. 巨噬细胞对胞外菌的吞噬作用

    C. APC 对 Th 细胞的激活作用         D. Th 细胞对 B 细胞的辅助激活作用

    E. CTL 对肿瘤细胞的杀伤作用

40. 下列 HLA 基因中，与抗原加工呈递过程无直接关系的是

    A. *LMP*                B. *TAP*                C. *C4*

    D. *HLA-DM*          E. *HLA-DO*

**B 型题**

题 41 ~ 44

    A. MHC Ⅰ 类分子         B. MHC Ⅱ 类分子        C. MHC Ⅲ 类分子

    D. TCR                E. BCR

41. 与 CD4 分子结合

42. 与 CD8 分子结合

43. 具抗原肽结合沟槽，可以容纳 13 ~ 17 个氨基酸残基

44. 具抗原肽结合沟槽，可以容纳 8 ~ 10 个氨基酸残基

题 45 ~ 48

    A. HLA 分子抗原肽结合区         B. HLA 分子 Ig 样区

    C. HLA 分子跨膜区            D. HLA 分子胞内区

    E. HLA 分子 γ 链

45. 与细胞内信号传递有关

46. 识别 CD4 和 CD8 分子

47. 将 HLA 分子锚定在细胞膜上

48. 存在同种异型抗原决定簇

题 49 ~ 50

    A. HLA-A、HLA-DR 位点         B. HLA-A、HLA-B、HLA-C 位点

    C. HLA-G、HLA-DO 位点        D. HLA-DR、HLA-DP、HLA-DQ 位点

    E. C2、C4、TNF 位点

49. 均编码 HLA Ⅰ 类分子

50. 均编码 HLA Ⅱ 类分子

## 二、拓展层次

### X 型题

1. 属于跨膜糖蛋白的是
   A. MHC Ⅰ α 链
   B. MHC Ⅱ α 链
   C. β2M
   D. MHC Ⅱ β 链

2. 经典的 MHC Ⅰ 类基因包括
   A. *HLA-A*
   B. *HLA-E*
   C. *HLA-F*
   D. *HLA-B*

3. 非经典的 MHC Ⅰ 类基因包括
   A. *HLA-E*
   B. *HLA-C*
   C. *HLA-G*
   D. *HLA-F*

4. 有关 HLA 多态性的正确叙述是
   A. 进化过程中 MHC 变异的产生和积累属于必然事件
   B. HLA 基因结构的变异为进化过程中的选择与淘汰提供了基础
   C. HLA 基因多态性主要为经典的 Ⅰ 类基因和 Ⅱ 类基因所有
   D. HLA 多态性现象不是自然选择的结果

5. MHC 分子具有的功能
   A. 参与抗原的处理和呈递
   B. 约束免疫细胞间相互作用
   C. 参与对免疫应答的遗传控制
   D. 参与 T 细胞的成熟和分化

6. 表达 HLA Ⅱ 类分子的细胞
   A. Naive T 细胞
   B. B 细胞
   C. 巨噬细胞
   D. 树突细胞

7. HLA 复合体的遗传特征
   A. 单元型遗传
   B. 性连锁遗传
   C. 高度多态性
   D. 连锁不平衡

8. 关于 HLA 复合体的正确叙述是
   A. 位于人的第 6 号染色体短臂上
   B. HLA Ⅰ、HLA Ⅱ 类基因编码的产物又称为移植抗原
   C. 免疫应答基因位于 HLA 复合体内
   D. 与免疫应答和免疫调节密切相关

9. HLA Ⅰ 类分子存在于
   A. 成熟的红细胞
   B. B 细胞
   C. 活化的 T 细胞
   D. 中性粒细胞

10. HLA Ⅱ 类分子主要分布于
    A. B 细胞
    B. 巨噬细胞
    C. 树突细胞
    D. 活化的 T 细胞

11. 编码 HLA Ⅱ类分子的基因位点是

    A. *HLA-A*

    B. *HLA-B*

    C. *HLA-DP*

    D. *HLA-DQ*

12. MHC 分子中与抗原肽结合的部位是

    A. MHC Ⅱ类分子中的 α1、β1 功能区

    B. MHC Ⅱ类分子的 α2 功能区

    C. MHC Ⅰ类分子的 α1、α2 功能区

    D. MHC Ⅰ类分子的 α3 功能区

13. 关于 MHC Ⅰ类分子的正确叙述是

    A. α1 和 α3 构成抗原结合区

    B. α3 是 T 细胞表面 CD8 分子的识别部位

    C. β2 和 α1 构成抗原结合区

    D. α1 和 α2 构成抗原结合区

14. MHC 分子的生物学功能包括

    A. 诱导移植排斥反应

    B. 抗原呈递作用

    C. 制约免疫细胞间的相互作用

    D. 抗原降解作用

15. HLA 的遗传特征为

    A. 单倍型遗传

    B. 复等位基因

    C. 共显性表达

    D. 连锁不平衡

16. 下列蛋白中，属于 MHC 的编码产物的是

    A. HLA Ⅰ类分子的 α 链

    B. HLA Ⅰ类分子的 β2m 蛋白

    C. HLA Ⅱ类分子的 α 和 β 链

    D. C4 分子

17. 关于 HLA 基因复合体的正确叙述是

    A. 是一组紧密连锁的基因群

    B. 各基因位点分布在不同的染色体上

    C. 单倍型遗传

    D. 各基因位点均为复等位基因

18. MHC 含有

    A. 编码移植抗原的基因

    B. 编码免疫球蛋白的基因

    C. 调节免疫应答的基因

    D. 编码部分补体成分的基因

19. 人的 HLA Ⅲ类基因区包含

    A. 编码 C3 的基因

    B. 编码 C4b 的基因

    C. 编码 C4a 的基因

    D. 编码 Bf 的基因

20. 应用肽疫苗或 T 细胞疫苗进行免疫学防治的理论依据是

    A. 一种 HLA 可以结合任意多种抗原肽

    B. 一种 HLA 等位基因的表达产物只能识别一种抗原肽

    C. 不同 HLA 分子可以选择性结合具有不同锚定位的锚定残基

    D. 同一家族的不同成员可识别和结合相同的锚定残基

**填空题**

21. 人类 MHC 称为【1】，其编码产物称为【2】；小鼠 MHC 称为【3】，其编码产物称为【4】。

22. 经典的 HLA Ⅲ类基因所编码的产物主要有【5】、【6】、【7】、【8】等。

23. HLA Ⅰ类抗原分子是由【9】和【10】两条异质肽链构成。其中【11】为 MHC Ⅰ类基因所编码的产物。

24. HLA Ⅱ类分子的【12】和【13】功能区为抗原肽结合部位，【14】功能区是与 Th 细胞表面 CD4$^+$ 分子的识别部位。

25. APC 与 CD4$^+$Th 细胞之间的相互作用受【15】限制，肿瘤细胞与 CTL 细胞之间的相互作用受【16】限制。

26. 经典的 HLA Ⅰ类基因位点包括【17】、【18】和【19】，经典的 HLA Ⅱ类基因位点包括【20】、【21】和【22】。

27. MHC【23】类分子广泛分布于体内各种有核细胞表面，具有呈递内源性抗原的作用，而且是【24】分子的配体。

28. MHC【25】类分子主要表达在抗原呈递细胞以及激活的 T 细胞表面，参与外源性抗原呈递过程，并且是【26】分子的配体。

29. 在恶性肿瘤细胞表面常有【27】类分子表达减弱或缺失，而自身免疫病强直性脊柱炎病人【28】基因出现频率极高。

30. HLA 复合体的遗传特征包括多基因型、多态性、共显性表达、【29】和【30】。

**判断改错**

31. MHC Ⅰ类分子具有以相同密度表达于所有有核细胞和血小板表面这一鲜明特点。

32. HLA Ⅰ类抗原存在于有核细胞和血小板表面，而不表达于抗原呈递细胞和激活的 T 细胞表面。

33. HLA Ⅰ类和 HLA Ⅱ类分子的抗原肽结合区是同种异型抗原决定簇存在的部位。

34. 编码 MHC Ⅰ类分子轻链的基因位于 *HLA-A*、*HLA-B*、*HLA-C* 等基因位点。

35. HLA Ⅰ类分子的 α1 和 α2 区是 Ig 样区，而 β2m 和 α3 是抗原肽结合部位。

36. HLA Ⅱ类抗原表达异常可能是癌变细胞能够逃避免疫作用的重要原因之一。

37. 在某些肿瘤细胞表面 HLA Ⅰ类分子表达缺失或减少也较常见。

**名词解释**

38. 主要组织相容性复合体（MHC）　　39. 人类白细胞抗原（HLA）

40. MHC 限制性（MHC restriction）

**问答题**

41. 比较 HLA Ⅰ类和 HLA Ⅱ类的分子特性。

42. 简要叙述 MHC 在医学上的重要意义。

43. HLA 的家系遗传规律是什么？

44. 试述选择同种肾移植合适的供体来源及其依据。

**病例分析题**

45. 24 岁的杨刚为维持生计常年外出打工。早出晚归，积劳成疾。他最近被查出罹患白血病。医生说，他的病情只有通过造血干细胞移植才有可能根治。在医生的劝说下，杨刚决定接受治疗。医生找到了杨刚的家人说明情况。大姐杨红联系了同样在外打工的小弟杨强和小妹杨艳一起到医院检测 HLA 分型。幸运的是，杨红和杨强都符合捐献条件。但因为杨强的血型和杨刚相同，最终医生决定抽取杨强的造血干细胞进行移植。

**问题：**

（1）选择造血干细胞供者时，医生为什么联系杨刚的家人？

（2）当杨红和杨强都符合捐献条件时，医生为什么选择杨强？

（3）器官移植时如配型不正确会发生排斥反应。引起迅速而强烈的排斥反应的抗原是什么？

（4）这些引起迅速而强烈的排斥反应的抗原都有哪些重要的生物学功能？

（於昊龙）

**ⓔ参考答案**

# 第十二章　细胞黏附分子

## 【复习纲要】

### 一、细胞黏附分子简介

细胞黏附分子（CAMs）是介导细胞间或细胞与基质相互接触和结合的跨膜糖蛋白。表达于细胞表面，含胞膜外区、跨膜区和胞质区，通过与相应配体结合发挥作用。某些情况下黏附分子本身也是配体。黏附分子参与机体一系列重要生理和病理过程。根据其结构特点主要分为整合素家族、免疫球蛋白超家族、选择素家族、钙黏素家族和黏蛋白样家族。

### 二、各类黏附分子的特性与功能

#### （一）整合素家族

整合素分子在胚胎发育、伤口愈合及肿瘤发生中起重要作用。有活化和未活化两种形式。介导白细胞与内皮细胞黏附的整合素处于未活化状态，在炎症中转变为活化形式促使白细胞进入炎症组织。整合素由 α 和 β 两条链/亚单位经非共价键连接4组成。α 亚单位主要介导与配体结合。该家族至少有 18 种 α 亚单位和 8 种 β 亚单位，根据 β 亚单位不同分为 β1～β8 共 8 个亚家族。

1. β1 亚家族主要有 6 个成员（VLA-1～VLA-6），含共同的 β1 亚单位。在组织中分布广泛，主要介导细胞与细胞外基质如胶原、纤连蛋白和层粘连蛋白等发生相互作用。

2. β2 亚家族成员仅表达于白细胞，包括 LFA-1、Mac-1 和 gp150/95，有相同的 β 亚单位（CD18），α 亚单位分别是 CD11a、CD11b 和 CD11c。主要参与细胞 – 细胞间相互作用。

#### （二）免疫球蛋白超家族

家族成员种类多，分布广。

1. 淋巴细胞功能相关抗原 -2/3（LFA-2/LFA-3）：表达于胸腺细胞、成熟 T 细胞和 NK 细胞。T 细胞与内皮细胞结合主要由 LFA-2 与 LFA-3（CD58）介导。

2. 细胞间黏附分子（ICAM）：有三个成员，其中 ICAM-1 表达于活化内皮细胞、白细胞、成纤维细胞、髓样细胞及某些肿瘤细胞表面，与中性粒细胞、T 细胞和巨噬细胞表面 CD11a/CD18 或 CD11b/CD18 分子结合。sICAM-1 存在于正常人血清。ICAM-2 表达于内皮细胞表面，与 CD11a/CD18 分子结合。ICAM-3 表达于白细胞，配体也是 CD11a/CD18。ICAM 介导白细胞向损伤部位定向迁移，是白细胞选择性趋化的分子基础。

3. CD44：是一组广泛表达于多种细胞表面的糖蛋白，包括淋巴细胞、上皮细胞和神经胶质瘤细胞等。可与多种配体结合，具有广泛的生物学功能。CD44 分子分为两种类型：标准型 CD44（CD44s）和变异型 CD44（CD44v）。在泌尿生殖道肿瘤患者和直肠结肠癌患者样品中可检测到 CD44v。

4. 血管细胞黏附分子 -1（VCAM-1）：表达于活化内皮细胞，配体为 VLA-4。参与炎症反应，调节单核细胞、淋巴细胞、嗜碱性粒细胞和嗜酸性粒细胞与活化内皮细胞间的黏附。

5. 血小板内皮细胞黏附分子 -1（PE-CAM-1）：PE-CAM-1 表达于内皮细胞的细胞连接处、血小板和大多数白细胞。白细胞表达的 PE-CAM-1 与内皮细胞上的同种分子结合，促使白细胞从血管移出。

6. 黏膜血管地址素（MAdCAM-1）：主要表达于派尔集合淋巴结和肠系膜淋巴结的高内皮小静脉，配体主要是 $\alpha 4\beta 7$ 和 L- 选择素，主要介导淋巴细胞归巢和再循环。

### （三）选择素家族

选择素是一组表达于内皮细胞、白细胞和血小板表面的黏附分子，包括 E- 选择素（CD62E）、L- 选择素（CD62L）和 P- 选择素（CD62P）。主要介导血液循环中的白细胞与内皮细胞黏附。

1. E- 选择素：分布于内皮细胞表面，天然配体是人白细胞表达的含有唾液酸和岩藻糖碳水化合物残基的蛋白质 $sLe^x$ 和 $sLe^a$。在炎症最初几小时内开始表达，介导白细胞与内皮细胞间黏附，参与 T 细胞归巢，选择性募集记忆性 T 淋巴细胞到皮肤。

2. L- 选择素：主要介导并调节淋巴细胞归巢。配体包括 lyCAM-1、MAdCAM-1 和 CD34。在白细胞趋化过程中介导白细胞沿血管内皮细胞滚动，趋化因子 C5a 和 LTB4 可刺激中性粒细胞表达 L- 选择素。

3. P- 选择素：表达于内皮细胞表面，可结合于髓样细胞的 PSGL-1。内皮细胞受组胺、凝血酶和细胞因子 $IFN-\gamma$、$TNF-\alpha$ 和 IL-1 刺激表达 P- 选择素增加。炎症早期 P- 选择素介导中性粒细胞在活化内皮细胞上滚动，随后 E- 选择素增强对白细胞的趋化。P- 选择素也表达于活化血小板，参与血小板与中性粒细胞间的相互作用。

### （四）钙黏素家族

钙黏素（cadherin）是一组 $Ca^{2+}$ 依赖的细胞黏附分子家族，参与建立和维持细胞 - 细胞间连接，对维持成熟个体组织结构及功能完整性具有重要作用。钙黏素分子主要有三种：E- 钙黏素、N- 钙黏素和 P- 钙黏素，E、N 和 P 分别代表上皮组织、神经组织和胎盘，其配体是与自身相同的钙黏素分子。

### （五）黏蛋白样家族

黏蛋白样家族包括 CD34、GlyCAM-1 和 PSGL-1 三个成员。CD34 主要分布于造血干细胞和多数内皮细胞，是 L- 选择素的配体，调控造血及淋巴细胞归巢；GlyCAM-1 分布于淋巴结高内皮小静脉，也是 L- 选择素的配体；PSGL-1 主要分布在中性粒细胞、单核细胞及淋巴细胞表面，介导这些细胞向炎症部位迁移，是 E- 选择素和 P- 选择素的配体。

### 三、黏附分子的生物学作用

黏附分子的生物学作用十分广泛，与免疫功能密切相关。

1. 参与免疫细胞间的相互作用：T 细胞活化时通过 CD28/CD80、LFA-1/ICAM-1、LFA-2/LFA-3 等黏附分子的配对结合和作用，加强与 APC 接触，增强 TCR 结合抗原肽 -MHC 复合物的亲和力，在启动细胞免疫应答中起重要作用。此外，在 B 细胞活化以及 CTL 杀伤靶细胞等过程也离不开细胞黏附分子参与。

2. 参与炎症反应：受炎性细胞因子刺激，血管内皮细胞通过动态调节 E- 选择素、膜型 IL-8、ICAM-1 等黏附分子表达，与中性粒细胞的 $sLe^x$、PSGL-1、CXCR1、CXCR2、LFA-1 和 Mac-1 等分子的配对结合，介导和调节白细胞黏附并穿越血管内皮细胞向炎症部位渗出。

3. 参与淋巴细胞归巢和再循环：淋巴细胞表达淋巴细胞归巢受体，淋巴结 HEV 表达相应配体血管地址素，两者相互作用介导淋巴细胞再循环参与淋巴细胞归巢。参与的黏附分子包括 L- 选择素、LFA-1 和 CD44 等；血管地址素包括 CD34、GlyCAM-1、MAdCAM-1 等。

### 四、黏附分子的临床意义

黏附分子的表达在某些疾病如遗传病、肿瘤、炎症和移植排斥反应中可发生改变，监测病人黏附分子表达水平的变化可辅助判断预后，指导临床治疗。

## 【习题部分】

### 一、基础层次

**A 型题**

1. 将整合素家族分子分为亚家族的依据是
   A. α 亚单位　　　　　　B. β1 亚单位　　　　　　C. β2 亚单位
   D. β 亚单位　　　　　　E. β3 亚单位

2. 整合素家族中主要介导与配体结合的是
   A. β1 链　　　　　　　B. β2 链　　　　　　　C. α 链
   D. β4 链　　　　　　　E. β5 链

3. 以钙黏素分子为相应配体分子的是
   A. VLA-4　　　　　　　B. ICAM-1　　　　　　C. α4β7
   D. E- 钙黏素　　　　　E. VCAM-1

4. E- 选择素最初表达于
   A. 血管内皮细胞　　　　B. 血小板　　　　　　　C. 单核细胞
   D. 白细胞　　　　　　　E. 巨噬细胞

5. 在趋化因子 C5a 和 LTB4 作用下使中性粒细胞表达增多的是
   A. P- 钙黏素　　　　　B. L- 选择素　　　　　　C. E- 钙黏素

D. P- 选择素　　E. E- 选择素

6. LFA-1 的配体分子是
    A. LFA-2　　　　　　　B. VLA-1　　　　　　　C. FN
    D. LFA-3　　　　　　　E. ICAM-1,2,3

7. LFA-2 分子表达的细胞是
    A. 初始 T 细胞　　　　B. 中性粒细胞　　　　C. 树突细胞
    D. 成熟 T 细胞　　　　E. B 细胞

8. 主要介导细胞与胶原、纤连蛋白和层粘连蛋白等细胞外基质相互作用的整合素是
    A. β1 亚家族　　　　　B. β2 亚家族　　　　　C. β5 亚家族
    D. β4 亚家族　　　　　E. β6 亚家族

9. 淋巴细胞表面的归巢受体 α4β7 和 L- 选择素相应的配体分子是
    A. VCAM　　　　　　　B. P 选择素　　　　　　C. 黏膜血管地址素
    D. L- 钙黏素　　　　　E. 细胞地址素

10. 由于 CD18 基因缺陷导致 I 型白细胞黏附缺陷症的黏附分子是
    A. LFA-3　　　　　　　B. LFA-2　　　　　　　C. LFA-1
    D. VLA-1　　　　　　　E. ICAM-1

11. 参与介导淋巴细胞归巢的黏附分子是
    A. CD2　　　　　　　　B. CD43　　　　　　　　C. CD44
    D. VCAM-1　　　　　　E. gp II b

12. 导致 II 型 LAD 的原因是
    A. 甘露糖代谢障碍　　　B. 己糖代谢障碍　　　　C. 白细胞信号转导障碍
    D. 岩藻糖代谢障碍　　　E. 葡萄糖代谢障碍

13. 参与 Th 细胞激活初始 B 细胞的协同刺激分子有
    A. CD40/CD40L　　　　B. B7/CD28　　　　　　C. B7/CTLA-4
    D. CD4/MHC II　　　　E. ICAM-1/LFA-1

14. CD40L 的受体是
    A. BCR　　　　　　　　B. MHC II 分子　　　　C. CD28
    D. CD19　　　　　　　　E. CD40

15. LFA-1 属于
    A. 补体受体　　　　　　B. 细胞因子受体　　　　C. 整合素
    D. IgSF　　　　　　　　E. 选择素

B 型题

题 16 ~ 18
    A. 整合素家族　　　　　B. 钙黏素家族　　　　　C. 选择素家族
    D. IgSF　　　　　　　　E. 黏蛋白样家族

16. 主要介导细胞与细胞外基质之间黏附，使细胞形成整体的是

17. 为 $Ca^{2+}$ 非依赖性，参与免疫细胞间的相互作用，介导免疫应答启动的是

18. 识别配体为一些寡糖集团，主要介导白细胞与血小板及血管内皮细胞之间黏附的是

题 19 ~ 22

    A. ICAM–1　　　　　B. LFA–1　　　　　　C. CD62

    D. GlyCAM–1　　　　E. E- 钙黏素

19. 属于整合素家族的是

20. 属于选择素家族的是

21. 属于免疫球蛋白超家族的是

22. 属于黏蛋白样家族的是

## 二、拓展层次

### C 型题

题 1 ~ 2

    A. CD28 分子　　　　B. LFA–1 分子

    C. 两者均是　　　　　D. 两者均否

1. 参与 T 细胞与 APC 之间相互作用的黏附分子是

2. 参与炎症发生的黏附分子是

题 3 ~ 4

    A. 整合素分子　　　　　　B. 选择素分子

    C. 两者均是　　　　　　　D. 两者均否

3. 在介导白细胞与血管内皮细胞黏附，参与炎症反应的是

4. 介导细胞与细胞外基质之间黏附的是

### X 型题

5. 属于黏附分子配体的是

    A. 细胞核　　　　　　　　B. 细胞外基质

    C. 细胞质　　　　　　　　D. 补体 C3 片段

6. 整合素家族黏附分子包括

    A. VLA–1　　　　　　　　B. LFA–1

    C. Mac–1　　　　　　　　D. VLA–5

7. 属于选择素家族的黏附分子有

    A. CD62L　　　　　　　　B.VLA–3

    C. CD62E　　　　　　　　D. CD2

8. 参与构成选择素家族各成员包膜外区的有

    A. $Ca^{2+}$ 依赖凝集素结构域　　　　B. 免疫球蛋白样结构域

    C. 表皮生长因子样基序　　　　　　D. 补体调节蛋白重复序列

9. 免疫球蛋白超家族包括的黏附分子有

    A. ICAM–2　　　　　　　B. CD44

    C. VCAM–1　　　　　　　D. LFA–2

10. 黏蛋白样家族的结构特点是富含

    A. 脯氨酸                    B. 亮氨酸

    C. 丝氨酸                    D. 苏氨酸

11. 属于黏附分子家族成员的有

    A. 免疫球蛋白样超家族           B. 钙黏素家族

    C. 整合素家族                  D. 选择素家族

12. 属于黏附分子介导的生理和病理过程有

    A. 细胞分化                  B. 营养运输

    C. 免疫应答                  D. 炎症

13. CD44 分子的生物学功能包括

    A. 参与细胞运动及细胞内外信号转导

    B. 促进成纤维细胞与细胞外基质黏附

    C. 参与淋巴细胞活化、归巢及再循环

    D. 促进淋巴细胞与细胞外基质黏附

**填空题**

14. 细胞黏附分子可分为【1】、【2】、【3】、【4】、【5】五个家族。

15. 选择素是一组表达于【6】、【7】、【8】等表面的黏附分子。

16. 整合素是由【9】和【10】两个亚单位经非共价键连接而成的二聚体。

17. 表达于派尔集合淋巴结的高内皮小静脉的【11】介导淋巴细胞在黏膜部位的归巢。

**判断改错题**

18. 黏附分子介导细胞间或细胞与细胞外基质间的相互接触与结合，参与机体内许多生理和病理过程。

19. 整合素分子都是由 α、β 两条链组成的异二聚体，其中 α 链具有识别配体的位点而 β 链没有。

20. LFA-1、LFA-2、ICAM-1 和 ICAM-2 等都属于免疫球蛋白家族。

21. ICAM-1 既可结合于白细胞、活化内皮细胞的细胞膜表面，又可为可溶性 ICAM-1，但正常人血清中不含可溶性 ICAM-1。

22. 不同的整合素分子能识别同一种配体分子。

**名词解释**

23. 细胞黏附分子          24. 整合素家族          25. 选择素家族

**问答题**

26. 简述黏附分子的分类及生物学作用。

27. 简述黏附分子的临床意义。

（刘 平）

ⓔ 参考答案

# 第十三章　固有免疫应答

## 【复习纲要】

参与固有免疫应答的成分主要包括：组织屏障、固有免疫细胞和固有免疫分子。组织屏障可通过物理阻挡、化学杀伤及生物拮抗等效应抵御病原生物的入侵。固有免疫细胞主要通过表面 PRRs 识别和结合多种病原体共同表达的分子，其活化后在未经克隆扩增的情况下迅速产生非特异吞噬或杀伤效应。固有免疫分子可直接杀伤某些病原体，或通过调理作用与固有免疫细胞协同发挥杀伤效应。固有免疫应答可分为瞬时、早期和适应性免疫应答诱导三个阶段。除启动适应性免疫应答外，固有免疫细胞还可调控适应性免疫应答的强度和类型，协助并参与适应性免疫应答效应的发挥。特异性免疫的效应发挥需要非特异性免疫的参与，而非特异性免疫功能的增强则需要特异性免疫产生的效应产物的促进。固有免疫和适应性免疫共同构建了机体免疫防御、免疫稳定和免疫监视体系，两者相辅相成共同维持机体的生理平衡。

## 一、固有免疫系统的组成

### （一）组织屏障

**1. 皮肤和黏膜屏障**

体表皮肤以及覆盖于同外界相通腔道（呼吸道、消化道和泌尿生殖道等）的黏膜构成皮肤黏膜屏障，为机体抗感染的第一道天然防线。其主要功能：①物理阻挡；②化学杀伤；③生物拮抗。

**2. 血 – 脑屏障**

血 – 脑屏障由软脑膜、脉络丛的脑毛细血管壁和包在壁外的星形胶质细胞形成的胶质膜共同组成。

**3. 胎盘屏障**

胎盘屏障由母体子宫内膜的基蜕膜和胎儿绒毛膜共同组成，能够有效防止母体内的病原体及其毒性代谢产物进入胎儿体内。

**4. 其他屏障**

人体的胸腺、睾丸等部位也存在屏障结构，如"血 – 胸腺"屏障，"血 – 睾"屏障等。

### （二）固有免疫细胞

1. 中性粒细胞

血液中数目最多的白细胞，寿命短，更新快。具有较强的趋化作用和吞噬能力，是抗胞外寄生菌感染的主要效应细胞，在急性炎症中起关键作用。

2. 单核－巨噬细胞的主要生物学效应

（1）非特异吞噬杀伤效应：吞噬病原生物和处理清除损伤及衰老的细胞。受刺激活化，产生毒性物质，如过氧化氢（$H_2O_2$）、氧离子（$O_2^-$）和一氧化氮（NO）等。

（2）抗原呈递作用：摄取、处理抗原并呈递给T细胞识别，使T细胞活化，介导特异性免疫应答建立。

（3）免疫调节作用：巨噬细胞吞噬抗原活化后，可合成分泌多种细胞因子，如IL-1、IL-6、IL-8、IL-12和TNF-α，参与免疫调节。

3. NK细胞

（1）细胞杀伤机制

通过穿孔素/颗粒酶途径、Fas/FasL途径和TNF-α/TNFR-I途径杀伤靶细胞

（2）生物学功能

具有抗肿瘤、抗感染和免疫调节作用

4. 其他细胞

（1）树突细胞：具有较强抗原呈递功能的专职抗原呈递细胞，可有效刺激T细胞和B细胞活化，进而将固有免疫和适应性免疫有机地联系起来。

（2）肥大细胞和嗜碱性粒细胞：阻止穿过上皮组织屏障的病原生物感染（第一道防线）；均高表达IgE Fc受体和补体受体（C3a和C5a），是参与Ⅰ型和Ⅲ型超敏反应的主要效应细胞。

（3）嗜酸性粒细胞：具有一定的吞噬杀菌能力，可选择性吞噬抗原抗体复合物；是抗蠕虫感染的主要效应细胞。

（4）B1细胞：是一类分泌天然IgM的主要免疫细胞，在接受相应多糖抗原刺激后的较短时间内即可产生以IgM为主的低亲和力抗体。

（5）NKT细胞和γδT细胞：它们对靶细胞的识别均不受MHC限制，对靶细胞的杀伤机制也基本与αβT细胞相同。

### （三）固有免疫分子

1. 补体：是参与固有免疫应答的重要免疫效应分子之一。补体活化后，一方面通过形成膜攻击复合物，发挥免疫溶解效应，有效杀伤病原生物。另一方面形成补体活化片段，发挥相应功能。

2. 细胞因子和黏附分子：两者在机体内形成一个复杂而精细的调节网络。在免疫调节、介导炎症反应、抗感染和抗肿瘤等多方面具有重要作用。

3. 防御素：主要存在于中性粒细胞中，主要作用是杀灭胞外寄生菌。

4. 溶菌酶：主要来源于吞噬细胞，能够裂解革兰阳性菌细胞壁中 $N$-乙酰葡糖胺与 $N$-乙酰胞壁酸之间的β-1，4糖苷键，破坏细胞壁的肽聚糖结构，从而导致细胞溶解破坏。

5. 抗菌肽：①广谱杀菌作用；②广谱抗病毒作用；③抗真菌活性。

## 二、固有免疫应答的作用时相和特点

### （一）时相

1. 瞬时固有免疫应答。
2. 早期固有免疫应答。

### （二）特点

固有免疫细胞通过识别"危险信号"，启动机体的免疫应答。机体对病原体感染所产生的固有免疫应答主要是一种由多细胞、多分子协同参与的炎症反应过程。

**固有免疫应答和适应性免疫应答的比较**

| 免疫应答类型 | 固有免疫应答 | 适应性免疫应答 |
| --- | --- | --- |
| 主要参与细胞 | 单核－巨噬细胞、DC、NK 细胞、肥大细胞、粒细胞、NKT 细胞、γδT 细胞和 B1 细胞等 | αβT 细胞和 B2 细胞等 |
| 主要参与分子 | 补体、细胞因子（TNF-α、IFN-α/β 等）、急期蛋白、溶菌酶、防御素、抗菌肽和乙型溶素以及细胞毒性颗粒等 | 特异性抗体、细胞因子（TNF-β、IFN-γ 等）、细胞毒性颗粒和 FasL 等 |
| 主要识别受体 | 模式识别受体和调理性识别受体 | 特异性抗原识别受体 |
| 识别和作用特点 | 直接识别病原生物某些共有高度保守的分子结构，可在未经克隆扩增情况下迅速产生免疫效应，但无免疫记忆性 | T 细胞识别 APC 呈递的抗原肽 -MHC 分子复合物，B 细胞直接识别抗原表位；经克隆扩增和分化为效应细胞后发挥免疫作用，具有免疫记忆性 |
| 作用时相 | 即刻 ~ 96 h | 96 h 后 |

## 三、固有免疫应答对适应性免疫应答的影响

1. 启动适应性免疫应答。
2. 调控适应性免疫应答的类型和强度。
3. 参与适应性免疫应答的效应。

## 四、固有免疫应答与临床疾病

固有免疫系统能够敏感地识别外来病原体和体内各种危险信号，构筑了机体的第一道免疫防线。宿主固有免疫系统的功能状态与各种临床疾病密切相关，如感染性疾病和肿瘤。

# 【习题部分】

## 一、基础层次

### A 型题

1. 具有非特异性细胞毒作用的细胞是
    A. Th17 细胞　　　　　　　B. Th1 细胞　　　　　　　C. CTL 细胞
    D. NK 细胞　　　　　　　　E. B 细胞

2. 下述关于 NK 细胞的正确叙述是
    A. IL-3 能增强其杀菌活性　　　　　　B. 来源于骨髓的髓样细胞系
    C. 可通过 ADCC 效应杀伤靶细胞　　　D. 表面具有 mIg
    E. 发挥作用具有特异性

3. 表达 FcεR 的细胞为
    A. T 细胞　　　　　　　　　B. 嗜碱性粒细胞　　　　　C. 中性粒细胞
    D. 单核细胞　　　　　　　　E. 巨噬细胞

4. 发育早期的 NK 细胞的特有标志是
    A. CD3　　　　　　　　　　B. IKAROS 基因　　　　　C. CD16
    D. CD56　　　　　　　　　　E. CD15

5. 促进 NK 细胞杀伤活性的是
    A. KIR　　　　　　　　　　B. KAR　　　　　　　　　C. CSF
    D. TCR　　　　　　　　　　E. CDR

6. NK 细胞主要存在于
    A. 血液和淋巴样组织，特别是脾
    B. 血液和淋巴样组织，特别是肝
    C. 血液和淋巴样组织，特别是肾
    D. 血液和淋巴样组织，特别是肌肉
    E. 血液和淋巴样组织，特别是皮下

7. NK 淋巴细胞在外周血淋巴细胞比例为
    A. 10%～15%　　　　　　　B. 5%～10%　　　　　　　C. 5%～15%
    D. 10%～20%　　　　　　　E. 15%～20%

8. 吞噬细胞主要包括
    A. NK 细胞和单核－巨噬细胞　　　　B. 单核－巨噬细胞和中性粒细胞
    C. 中性粒细胞和树突细胞　　　　　　D. NK 细胞和中性粒细胞
    E. 中性粒细胞和 APC

9. 肝的巨噬细胞的是
    A. 内皮细胞　　　　　　　　B. 小胶质细胞　　　　　　C. Kupffer 细胞

D. 星形胶质细胞　　　　　　E. 破骨细胞

10. 活化的巨噬细胞表达的膜分子是
    A. KAR　　　　　　　　B. BCR　　　　　　　　　　C. TCR
    D. CR　　　　　　　　　E. FcεR

11. 巨噬细胞的免疫学功能包括
    A. 分泌特异性抗体　　　　　　　　B. 抗原呈递作用
    C. 介导Ⅲ型超敏反应　　　　　　　D. 介导Ⅰ型超敏反应
    E. 特异性细胞毒作用

12. 关于中性粒细胞正确的叙述是
    A. 来源于淋巴样前体细胞
    B. 含有嗜天青颗粒
    C. 主要功能为巡视、清除病原微生物
    D. 在慢性炎症中起关键作用
    E. 可与 IgE 结合

13. 关于巨噬细胞的正确叙述是
    A. 来源于淋巴样前体细胞
    B. 具有特异性吞噬杀伤作用
    C. 静止时表达高水平 MHC–Ⅱ类分子
    D. 具有抗原呈递功能
    E. 介导Ⅰ型超敏反应的发生

14. NK 细胞的受体包括
    A. KAR 和 KIR　　　　　B. TCR 和 CR　　　　　　C. KAR 和 BCR
    D. KIR 和 CR　　　　　　E. CDR 和 KIR

15. 关于 NK 细胞正确的叙述是
    A. 与 T、B 细胞来源于共同前体细胞
    B. 个体发育上更接近 B 细胞
    C. CD3 为早期发育的特有标志
    D. 具有特异性杀伤作用
    E. 由髓样前体细胞分化而来

16. NK 细胞的生物学作用包括
    A. 特异性杀伤作用　　　　　　　　B. 抗肿瘤效应
    C. 主要杀伤胞外寄生菌　　　　　　D. 吞噬靶细胞
    E. 诱导急性变态反应的发生

17. 具有非特异性杀伤作用的细胞是
    A. Th 细胞　　　　　　　B. CTL 细胞　　　　　　　C. TCRαβT 细胞
    D. 巨噬细胞　　　　　　　E. Treg

18. 常用分离巨噬细胞的方法是

A. 补体结合试验                    B. ADCC 效应

C. E 花环形成                       D. 对玻璃和塑料制品的黏附性

E. 凝集反应

19. NK 细胞通过 ADCC 作用杀伤靶细胞需要

    A. 补体　　　　　　　　B. 抗体　　　　　　　　C. 细胞因子

    D. MHC 分子　　　　　　E. TCR

20. 既具有吞噬杀菌作用又具有抗原加工呈递作用的细胞是

    A. 中性粒细胞　　　　　B. 巨噬细胞　　　　　　C. 树突细胞

    D. B 细胞　　　　　　　E. NK 细胞

21. NK 细胞表面具有鉴别意义的标志是

    A. CD2，CD3　　　　　B. CD3，CD4　　　　　C. CD56，CD16

    D. CD3，CD56　　　　　E. CD16，CD11

22. 树突细胞的表面分子是

    A. CD3　　　　　　　　B. KIR　　　　　　　　C. CD19

    D. MHC-Ⅱ　　　　　　E. IL-2

23. NK 细胞的表面分子是

    A. CD3　　　　　　　　B. KIR　　　　　　　　C. CD19

    D. MHC-Ⅱ　　　　　　E. IL-2

24. 和病毒感染相关的主要炎症细胞是

    A. 巨噬细胞　　　　　　B. 淋巴细胞　　　　　　C. 浆细胞

    D. 嗜酸粒细胞　　　　　E. 单核细胞

25. 下列可通过 ADCC 作用介导细胞毒作用的细胞是

    A. B 细胞　　　　　　　B. 浆细胞　　　　　　　C. CTL

    D. NK 细胞　　　　　　E. 肥大细胞

26. 可传递抑制信号的是

    A. KIR　　　　　　　　B. CEA　　　　　　　　C. TCR

    D. MBL　　　　　　　　E. ASP

27. 可激活补体的是

    A. KIR　　　　　　　　B. CEA　　　　　　　　C. TCR

    D. MBL　　　　　　　　E. ASP

28. 补体系统在激活后发挥的作用有

    A. 抑制超敏反应　　　　B. 诱导免疫耐受　　　　C. 裂解细菌

    D. 启动抗体的类别转换　E. 结合细胞毒性 T 细胞

29. 具有调理吞噬作用的补体裂解产物是

    A. C2b　　　　　　　　B. C3b　　　　　　　　C. C2a

    D. C5b　　　　　　　　E. CD34

30. 属于细胞因子的物质是

A. 植物血凝素      B. 干扰素      C. 调理素

D. β 溶素      E. 胸腺素

31. 下列哪项不是细胞因子的生物学功能

     A. 调节固有免疫应答      B. 调节适应性免疫应答

     C. 刺激造血细胞生成      D. 细胞毒效应

     E. 特异性结合抗原

32. 能杀伤细胞的细胞因子是

     A. IL–2      B. TNF–α      C. 干扰素

     D. IL–4      E. IL–1

33. 细胞因子不包括

     A. 干扰素      B. 肿瘤坏死因子      C. 血管内皮生长因子

     D. 过敏毒素      E. IL–3

34. 下列哪种不是黏附分子的功能

     A. 细胞活化增殖      B. 肿瘤转移      C. 补体活化

     D. 炎症及凝血      E. 淋巴细胞归巢

35. 不属于 T 细胞 –APC 识别活化信号的黏附分子是

     A. CD4–MHC II 类分子      B. CD8–MHC I 类分子

     C. CD19/CD21/CD81 复合体 –C3d      D. CD28–B7

     E. LFA1–ICAM1

36. 在固有免疫和适应性免疫之间架起桥梁的最重要细胞是

     A. 中性粒细胞      B. 肥大细胞      C. T 细胞

     D. B 细胞      E. 树突细胞

37. 在急性炎症中起关键作用的细胞是

     A. 中性粒细胞      B. 红细胞      C. NK 细胞

     D. 巨噬细胞      E. 嗜碱性粒细胞

38. 能够引起急性变态反应的细胞是

     A. 肥大细胞      B. 单核细胞      C. NK 细胞

     D. 中性粒细胞      E. 红细胞

39. 来源于淋巴样前体细胞的细胞是

     A. 血小板      B. 红细胞      C. NK 细胞

     D. 单核细胞      E. 嗜碱性粒细胞

40. 既具有抗原呈递作用又具有吞噬作用的细胞是

     A. NK 细胞      B. 巨噬细胞      C. 中性粒细胞

     D. 树突细胞      E. B 细胞

**B 型题**

题 41 ~ 44

     A. 巨噬细胞      B. 嗜碱性粒细胞      C. 肥大细胞

D. NK 细胞　　　　　　　E. 嗜酸性粒细胞

41. 胞质中含有嗜天青颗粒的细胞是

42. 活化后产生 $H_2O_2$，$O_2^-$，NO 的细胞是

43. 活化后释放毒性蛋白的细胞是

44. 胞质中含有嗜碱性颗粒的细胞是

## 二、扩展层次

### X 型题

1. 巨噬细胞表达的受体包括
   A. 清洁受体　　　　　　　B. FcγR
   C. TLR　　　　　　　　　D. 补体受体

2. 中性粒细胞表达的受体包括：
   A. 补体受体　　　　　　　B. Fc 受体
   C. LFA 受体　　　　　　　D. KAR

3. 活化的巨噬细胞产生与杀菌作用有关的物质是
   A. 一氧化氮（NO）　　　　B. 过氧化氢（$H_2O_2$）
   C. 氧离子 $O_2^-$　　　　　D. 防御素

4. 巨噬细胞的免疫学功能包括
   A. ADCC 作用　　　　　　B. 抗原呈递作用
   C. 免疫调节作用　　　　　D. 吞噬杀伤作用

5. 具有 ADCC 效应的细胞是
   A. NK 细胞　　　　　　　B. 巨噬细胞
   C. 树突细胞　　　　　　　D. 中性粒细胞

6. 单核吞噬细胞系统包括
   A. 单核细胞　　　　　　　B. Kupffer 细胞
   C. 巨噬细胞　　　　　　　D. 中性粒细胞

7. 关于 NK 细胞的正确叙述是
   A. 与 T、B 细胞来源于共同前体细胞
   B. 由淋巴样前体细胞分化而来
   C. CD56 为早期发育的特有标志
   D. TCR 为 NK 细胞的特有标志

### 填空题

8. 当初次接触某一病原体后，机体需经历三个应答时相，即【1】、【2】和适应性免疫应答阶段，前两个时相属于【3】。

9. 天然免疫细胞中，具有 ADCC 作用的是【4】、【5】和【6】。

10.【7】和【8】可以借助表面的【9】和 IgE 抗体交叉连接，受到活化后释放组胺等生物活性物质，在急性变态炎症反应起主要作用。

11. NK 细胞通过表达【10】，识别自身组织细胞表面的【11】，而抑制 NK 细胞杀伤正常细胞。

12. 参与 I 型超敏反应的天然免疫细胞为【12】和【13】；对 I 型超敏反应起负调节作用且对寄生虫和微生物具有杀伤作用的天然免疫细胞是【14】。

13. 巨噬细胞主要的免疫学功能包括：【15】、【16】和【17】。

14. 介导巨噬细胞吞噬摄取微生物的主要受体有：【18】、【19】、【20】、【21】和【22】等。

15. 通常利用对玻璃或塑料表面具有较强黏附的特性分离【23】和【24】。

16. 通过表达 FcγR 而发挥免疫监视功能的天然免疫细胞有【25】、【26】和【27】。

17. NK 细胞通过释放【28】和【29】致细胞裂解。

**判断改错题**

18. 巨噬细胞依存在部位不同而有不同的命名，如破骨细胞、小胶质细胞、库普弗细胞和单核细胞等。

19. NK 细胞无 TCR 和 mIg 的表达，不属于淋巴细胞的范畴。

20. 巨噬细胞表面表达 LPS 受体、甘露糖受体、TCR、TLR 和 CR1 等多种受体。

21. 巨噬细胞和中性粒细胞都具有吞噬功能，后者又具有抗原呈递作用。

22. NK 细胞对自身正常细胞不发挥杀伤作用是因为其表面受体 KAR 能识别自身组织细胞表面的 MHC I 类分子。

23. NK 细胞和 CTL 均可通过释放毒性蛋白穿孔素导致靶细胞裂解。

24. 巨噬细胞既可通过释放毒性物质特异性杀伤肿瘤细胞，又可释放细胞因子参与免疫调节。

25. NK 细胞可通过 ADCC 效应杀伤靶细胞，不能直接杀伤靶细胞。

26. 活化的巨噬细胞可以产生 IL–1、IL–2、IL–6 和 IL–8 等细胞因子。

**名词解释**

27. ADCC 效应

28. IgG Fc 受体介导的调理作用

29. 补体受体介导的调理作用

30. 调理素

**问答题**

31. 简述 NK 细胞的杀伤机制。

32. 试述单核 – 巨噬细胞主要的生物学功能。

33. 试述 NK 细胞的生物学功能。

34. 简述中性粒细胞的吞噬杀菌特点。

35. 简述固有免疫应答与适应性免疫应答的关系。

**病例分析题**

36. 患者，男，11 岁，因手足水肿入院。患者 5 年前无明显诱因出现手、足和颜面部水肿，伴声音变粗、呼吸困难，偶有腹痛。该症状反复发作，6 ~ 7 次 / 年。每次发作持续 2 ~ 3 天。入院前 4 天，患者无明显诱因再次出现上述症状，自行用药后病情无缓解。其母自孩童时期起也有类似的发作史，其兄也有类似的发作史。其父体健。实验室检查：血细胞计数、尿液分析、肝功能、肾功能正常。血浆 C4 10mg/L。C1 酯酶抑制剂为 3.6mg/L，功能为 0%。此患者最可能被诊断患有何疾病？此病的病因是什么？

（王庆辉）

ⓔ 参考答案

# 第十四章　适应性免疫应答
## ——T 细胞介导的细胞免疫应答

## 【复习纲要】

T 细胞介导的细胞免疫应答：是从初始 T 细胞接受抗原刺激到分化成效应 T 细胞并将抗原清除的过程。

可分为三个阶段：①抗原识别；② T 细胞活化、增殖、分化；③发挥免疫效应。

初始 T 细胞（naive T cell）：已成熟但尚未同抗原相遇的 T 细胞。

效应 T 细胞：初始 T 细胞识别抗原后，分化成为能清除抗原物质的 T 细胞。

### 一、T 细胞的抗原识别

#### （一）αβT 细胞识别抗原的种类

1. 由 MHC Ⅰ 类分子呈递的内源性抗原，即存在于胞质内的抗原，如微生物感染细胞于胞质内及胞核内合成的抗原和肿瘤细胞合成的肿瘤抗原。

2. 由 MHC Ⅱ 类分子呈递的外源性抗原，即存在于囊泡系统内的抗原，如 APC 摄取内化的细胞外抗原成分。

#### （二）αβT 细胞识别抗原的呈递过程

1. 内源性抗原的呈递过程：指胞质内的抗原，经 LMP（巨大多功能蛋白酶体）酶降解成小的肽片段，与 MHC Ⅰ 类分子结合成 MHC Ⅰ – 肽复合物，然后转送到细胞膜表面，供 $CD8^+T$ 细胞识别的过程。

2. 外源性抗原的呈递过程：指囊泡系统内抗原被溶酶体酶降解成小肽片段，与 MHC Ⅱ 类分子结合成 MHC Ⅱ – 肽复合物，运送到细胞表面，供 $CD4^+T$ 细胞识别的过程。

#### （三）T 细胞的抗原识别

T 细胞的抗原识别：指初始 αβT 细胞 TCR 与 APC 表面呈递的 MHC– 肽复合物结合。

TCRαβT 细胞识别抗原具有 MHC 限制性：$CD4^+$ αβT 细胞识别 APC 呈递的 MHC Ⅱ – 肽复合物；$CD8^+$αβT 细胞则识别 APC 呈递的 MHC Ⅰ – 肽复合物。

## 二、T 细胞的活化

T 细胞活化：是一个包括接受信号刺激、信号转导、细胞内酶活化，基因转录表达及细胞扩增等在内的复杂过程。

### （一）T 细胞活化的信号刺激

T 细胞活化的双信号刺激：至少需要两个独立信号刺激，由 APC 提供。

表 14-1　T 细胞活化的双信号

| 信号 | APC | T 细胞 |
|---|---|---|
| 第一信号 | MHC Ⅱ / Ⅰ - 肽复合物 | TCR 和 CD4/CD8 |
| 第二信号 | B7（B7.1 和 B7.2） | CD28 |

T 细胞活化中细胞黏附分子的辅助作用：

表 14-2　T 细胞活化中 APC 与 T 细胞间黏附分子的作用

| 作用 * | APC | T 细胞 |
|---|---|---|
| （1） | ICAM-1，ICAM-2 | LFA-1 |
|  | LFA-3 | CD2 |
|  | DC-SIGN（DC） | ICAM-3 |
|  | 4-1BBL | 4-1BB（CD137） |
| （2） | CD40（活化的 APC） | CD40L（活化的 T 细胞） |

*（1）维持抗原特异性 T 细胞与 APC 结合的时间，有益于 T 细胞活化、增殖、分化成效应 T 细胞。
（2）传送活化信号给 T 细胞，进一步刺激 T 细胞克隆增殖。活化 APC 使 B7 分子表达增加。

### （二）T 细胞活化信号的转导及基因表达

T 细胞活化信号转导及相关基因表达的过程见图 14-1。

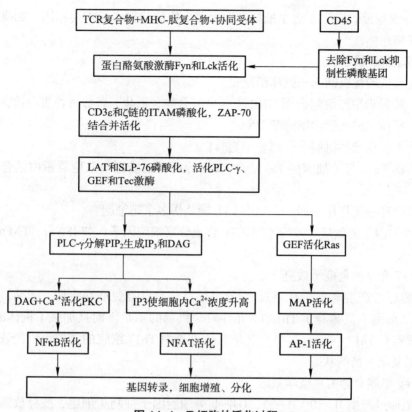

**图 14-1 T 细胞的活化过程**

## 三、T 细胞介导的特异性免疫效应

### （一）CD4⁺Th1 细胞介导的特异性免疫效应

1. 募集和活化诱导巨噬细胞的作用　分泌 IL-3 和 GM-CSF 刺激骨髓内新单核细胞的产生；分泌 TNFα、TNFβ 增加血管内皮细胞黏附分子的表达，吸引聚集吞噬细胞。

为巨噬细胞提供活化信号。CD4⁺Th1 细胞分泌的 IFN-γ 是巨噬细胞活化因子；CD4⁺Th1 细胞表面表达的 CD40L 与巨噬细胞表面表达的 CD40 结合为巨噬细胞活化提供辅助信号。

2. 介导迟发型超敏反应的作用（详见第十三章）

3. 辅助 B 细胞产生调理性抗体。

### （二）CD4⁺Th2 介导的免疫效应

Th2 细胞主要参通过分泌 IL-4，IL-5，IL-10，和 CD40L，辅助 B 细胞产生中和抗体，有利于 B 细胞产生免疫球蛋白同种类转换。产生 IgE 在引发 I 型超敏反应中和清除细胞外寄生虫感染中起重要作用。

### （三）CD8⁺CTL 介导的特异性免疫效应

主要效应功能：杀伤表达有相同 MHC I 类分子结合的特异性抗原的细胞，如病毒感染的细胞等。

1. 特异性细胞毒效应　在宿主抵抗细胞内寄生物的防御中起重要作用，如病毒、一些细菌及寄生虫等病原体。

CTL 杀伤靶细胞机制：

（1）穿孔素依赖性机制——破坏细胞膜。

CD8⁺CTL 特异识别靶细胞表面 MHC Ⅰ–肽复合物，活化、释放毒性蛋白质，其中穿孔素破坏细胞膜，颗粒酶进入靶细胞降解 DNA。

（2）穿孔素非依赖性机制——诱导细胞凋亡。

CD8⁺CTL 的 FasL 与靶细胞的 Fas 结合，Fas 的死亡功能区与效应器蛋白结合，核酸酶活化降解 DNA。

CTL 具有循环杀伤作用，即一个效应 CTL 能杀伤多个靶细胞。

2. 分泌细胞因子的效应　效应 CD8⁺CTL 合成分泌细胞因子，如 IFN-γ、TNFα 和 TNFβ 等发挥免疫效应。

### （四）Th17 介导的免疫学效应

Th17 细胞通过产生高水平 IL–17，介导炎性反应、自身免疫性疾病、哮喘、肿瘤和移植排斥等。Th17 细胞不但弥补了 Th1/Th2 介导效应机制的不足，而且加强了机体的防御功能。Th1 和 Th2 细胞对 Th17 细胞的调控，以及 Treg 细胞对 Th17 细胞的调控等，使效应和抑制处于一种精细而复杂平衡的状态。

### （五）Treg 细胞介导的免疫学效应

Treg 细胞通过产生 IL–10、IL–35、TGF–β 等细胞因子抑制 T 细胞，或释放颗粒酶 B 和穿孔素 –1 杀伤 T 细胞；Treg 细胞也可通过抑制效应 T 细胞的活化增殖控制其作用范围和强度；增殖的 Treg 细胞表达 CTLA–4 可以与抗原呈递细胞表面 CD80 和 CD86 分子高亲和力结合而启动抑制信号；Treg 细胞还能诱导树突细胞分泌其他氨基酸相关酶，从而抑制效应 T 细胞的增殖。

Treg 细胞和 Th17 细胞虽同属于 CD4⁺T 细胞，但生物学作用完全相反。两者相互拮抗的结果从而维持机体免疫状态相对稳定。

## 【习题部分】

### 一、基础层次

#### A 型题

1. 参与免疫应答的细胞表面都具有

　　A. MHC 编码的产物　　　　　　B. 膜表面免疫球蛋白

　　C. CD3 分子　　　　　　　　　D. 抗原识别受体

　　E. 补体受体

2. Th 细胞被抗原刺激活化

　　A. 需要与产生淋巴因子的巨噬细胞相互作用

　　B. 需要识别 APC 细胞表面的 MHC Ⅱ类分子结合的抗原

　　C. B 细胞参与时不会发生

　　D. 由非巨噬细胞呈递则不会发生

　　E. 对于产生抗多糖抗原的免疫应答是必需的

3. 抗原呈递细胞

　　A. 通常不是巨噬细胞或单核细胞

　　B. 通常是 T 细胞

　　C. 在呈递抗原时可分泌细胞因子影响 T 细胞

　　D. 产生对血细胞渗出具有重要作用的 ICAM 分子

　　E. 在呈递抗原时与其他细胞没有直接接触

4. 参与 T 细胞介导的免疫应答的细胞组合是

　　A. APC、B、Th 细胞　　　B. APC、Ts、B 细胞　　　C. APC、Ts、NK 细胞

　　D. APC、CTL、B 细胞　　　E. APC、CTL、Th 细胞

5. CTL 细胞活化的第二刺激信号是由

　　A. CD8$^+$ 分子与 MHC Ⅰ类分子相互作用产生的

　　B. CD8$^+$ 分子与 MHC Ⅱ类分子相互作用产生的

　　C. 协同刺激分子与相应受体相互作用产生的

　　D. CD4$^+$ 分子与 MHC Ⅰ类分子相互作用产生的

　　E. CD4$^+$ 分子与 MHC Ⅱ类分子相互作用产生的

6. CTL 细胞与靶细胞相互作用

　　A. 受 MHC Ⅰ类分子限制，不具有抗原特异性

　　B. 受 MHC Ⅱ类分子限制，不具有抗原特异性

　　C. 受 MHC Ⅰ类分子限制，具有抗原特异性

　　D. 受 MHC Ⅱ类分子限制，具有抗原特异性

　　E. 受 MHC Ⅰ类分子和 MHC Ⅱ类分子限制，具有抗原特异性

7. 致敏 CTL 细胞杀伤的靶细胞是

　　A. 活化的巨噬细胞

　　B. 活化的 Ts 细胞

　　C. 细胞表面带有非己抗原的细胞

　　D. 细胞表面带有 MHC Ⅱ类分子的细胞

　　E. 细胞表面带有分化抗原的细胞

8. CTL 细胞活化时，参与传递活化信号的细胞表面分子是

　　A. MHC Ⅰ类分子　　　B. CD8　　　C. MHC Ⅱ类分子

　　D. CD4　　　E. CD3

9. 致敏 CTL 杀伤靶细胞时，导致靶细胞 DNA 裂解的物质是

　　A. 穿孔素　　　B. Fas 蛋白　　　C. 蛋白聚糖

　　D. 颗粒酶　　　E. 白细胞介素

10. 能使 CTL 细胞克隆增殖，分化为效应 T 细胞的细胞因子是

    A. IL-2　　　　　　　　B. IL-5　　　　　　　　C. TNF-α

    D. IL-4　　　　　　　　E. IL-8

11. T 淋巴细胞对靶细胞的细胞毒作用

    A. 取决于可溶性因子，无需细胞与细胞接触

    B. 特点为一个细胞毒性 T 细胞可杀伤多个靶细胞

    C. 特点为细胞毒性 T 细胞和靶细胞均死亡

    D. 无抗原特异性

    E. 由 CD4$^+$T 细胞释放的可溶性因子介导

12 在细胞免疫中，借助自分泌和旁分泌作用促进 T 细胞增殖的细胞因子是

    A. IL-2　　　　　　　　B. TNF　　　　　　　　C. IFN-α

    D. LT　　　　　　　　　E. IL-4

13. 下列关于 T 细胞介导的免疫正确的是

    A. 不具有抗原特异性

    B. 可以活化补体系统

    C. 可导致迟发型超敏反应的发生

    D. 分泌的 IFN-γ 是 B 细胞活化的重要介质

    E. 分泌的 TNF-β 是 B 细胞活化的重要物质

14. 细胞对抗原识别正确的是

    A. TCR 亲和性逐渐成熟的过程

    B. 完整抗原与自身 MHC 分子结合后被呈递

    C. 需要其他类型细胞的协同作用

    D. γδ$^+$T 细胞识别与 MHC Ⅱ类分子结合的抗原

    E. TCR 与 MHC- 肽复合物结合可以活化静止的 T 细胞

15. 和病毒感染相关的主要炎症细胞是

    A. 巨噬细胞　　　　　　B. 淋巴细胞　　　　　　C. 浆细胞

    D. 嗜酸粒细胞　　　　　E. 单核细胞

16. 在对胞外寄生菌的免疫应答中

    A. 抗原特异性 CTL 起主要作用

    B. Th 细胞与高亲和力抗体产生无关

    C. Th 细胞可受抗原刺激活化并释放细胞因子

    D. B 细胞依赖 MHC 分子识别细菌抗原

    E. T、B 细胞所识别的微生物抗原上的表位相同

17. 下述正确的是

    A. 初次感染早期产生 IgG 类抗体

    B. 抗细胞内寄生物的免疫与 CTL 有关

    C. B 细胞分化成熟的标志是细胞膜上出现 IgM 分子

  D. 吞噬异物是巨噬细胞唯一的功能

  E. 中性粒细胞的吞噬作用与补体无关

18. TCRαβ 识别

  A. 天然抗原        B. 游离的线性抗原肽

  C. β2 微球蛋白       D. 结合在 MHC 槽里的线性抗原肽

  E. 与 MHC 结合的脂类和糖脂类抗原

19. 关于 T 细胞的叙述，不正确的是

  A. 可直接杀伤靶细胞     B. 产生细胞因子

  C. 参与对病毒的免疫应答   D. 介导 ADCC 效应

  E. 诱导抗体的类别转换

20. 刺激 Th 细胞活化的 APC 表面必须表达的分子是

  A. IgE     B. IFN-γ     C. MHC Ⅰ类分子

  D. MHC Ⅱ类分子  E. TCR

21. 属于细胞免疫的是

  A. Shwartzman 反应  B. Arthus 反应  C. 过敏反应

  D. GVHR 反应     E. 细胞毒型超敏反应

22. 关于 T 细胞接受刺激后蛋白酪氨酸激酶的活化叙述正确的是

  A. 磷酸化并活化磷脂酶 Cγ1   B. 是 TCRαβ 链的固有属性

  C. 是 CD3 的固有属性     D. 可直接作用于 NF-κB，使其活化

  E. 与 CD3 相连 ζ 链的磷酸化无关

23. T 细胞接受刺激后磷脂酶 Cγ1 活性的早期增高

  A. 代表控制机制中敏感性调节的负反馈机制

  B. 将蛋白酪氨酸激酶抑制因子去磷酸化

  C. 加速二酰甘油的水解

  D. 加速磷脂酰肌醇二磷酸盐的水解

  E. 加速肌醇三磷酸的水解

24. 病毒感染诱导的 CTL 将杀伤

  A. 同一宿主体内感染任何病毒的靶细胞

  B. 表达与 CTL 的 MHC Ⅰ类分子相同且感染同种病毒的靶细胞

  C. 表达与 CTL 的 MHC Ⅱ类分子相同且感染同种病毒的靶细胞

  D. 表达与 CTL 的 MHC Ⅰ类分子相同且感染不同种病毒的靶细胞

  E. 表达与 CTL 的 MHC Ⅱ类分子相同且感染不同病毒的靶细胞

25. 缺乏 CD45 的突变型的 T 细胞不能转导来自于 TCR 的信号，是因为 CD45

  A. 有蛋白酪氨酸激酶活性

  B. 直接使 CD4 分子磷酸化

  C. 是一个钙离子通道

  D. 从 Lck 激酶的负性调节位点上去除一个磷酸基团

E. 是一个核转录因子

26. 呈递给 CD4⁺T 细胞的抗原

   A. 需通过内源性途径呈递以诱导 T 细胞免疫

   B. 需要外源性途径呈递以诱导 T 细胞免疫

   C. 需与 MHC Ⅰ类分子在溶酶体内结合

   D. 需与 MHC Ⅱ类分子在内质网内结合

   E. 必须在 APC 内处理后才能呈递给 MHC

27. 为 T 细胞活化提供主要协同刺激信号的分子是

   A. CD28　　　　　B. 膜表面免疫球蛋白　　　　　C. LFA-1

   D. VLA-4　　　　　E. IL-2

28. 发生在 T 细胞信号传导早期的是

   A. 磷脂酶 C 的活化　　　　　B. 蛋白激酶 C 的活化

   C. 生成磷脂酰肌醇　　　　　D. 蛋白酪氨酸激酶的活化

   E. 细胞内钙离子的运动

29. T 细胞可为 B 细胞提供协同刺激信号并可诱导 Ig 类转换的分子是

   A. 表面免疫球蛋白　　　　　B. MHC Ⅱ类分子　　　　　C. CD28

   D. CD19　　　　　E. CD40L

30. 可直接特异性杀伤靶细胞的是

   A. 致敏的 CTL　　　　　B. 中性粒细胞　　　　　C. 浆细胞

   D. NK 细胞　　　　　E. 巨噬细胞

31. 关于细胞免疫下述正确的是

   A. 能单独抵御毒素在体内扩散

   B. 在清除细胞外病原菌引起的感染中起重要作用

   C. 由 B 细胞介导，巨噬细胞参与

   D. 在体内可用皮肤试验检测，在 15～30 min 内显示阳性反应

   E. 在体内可用皮肤试验检测，在 24～48 h 内显示阳性反应

32. 在缺乏 APC 时，T 细胞通常不能被抗原刺激是因为

   A. 呈递给 T 细胞的抗原肽必须在 APC 表面与 MHC 分子结合成复合物的形式存在

   B. 循环中的大部分 T 细胞需要 APC 分泌的胸腺激素的作用

   C. T 细胞的吞噬作用必须经抗原呈递细胞刺激

   D. T 细胞在此种情况下活化过度

   E. 机体还没有被致敏

33. 细胞介导的免疫应答

   A. 通过去除补体可以增强　　　　　B. 应用肾上腺皮质激素后可受到抑制

   C. 通过去除 T 细胞可以增强　　　　　D. 应用抗组胺药物可受到抑制

   E. 通过去除巨噬细胞可以增强

34. T 细胞通过诱导细胞凋亡实现的功能是

A. 致靶细胞死亡　　　　　　　　B. 使 T 细胞自身活化

C. 在特殊的部位刺激免疫反应　　D. 识别 MHC 分子结合的抗原肽

E. 辅助 B 细胞活化

35. 针对细胞内微生物发挥保护性免疫作用的是

A. 膜攻击复合体　　　　B. 抗体　　　　　　C. C3b

D. C1q　　　　　　　　E. T 细胞

36. 由 T 细胞介导的超敏反应是

A. Ⅰ型　　　　　　　　B. Ⅱ型　　　　　　C. Ⅲ型

D. Ⅳ型　　　　　　　　E. Ⅴ型

37. 在体内可以促使 Th17 细胞产生高水平 IL-17 的细胞因子是

A. IL-12 和 IL-10　　　B. IL-23 和 TGF-β　　C. IL-2 和 IL-4

D. IL-5 和 INF-α　　　E. IL-12 和 IFN-γ

38. 刺激 TH0 细胞分化成 TH17 细胞的细胞因子是

A. IL-5 和 IL-7　　　　B. IL-12 和 IL-10　　C. IL-6 和 IL-23

D. TNF-α　　　　　　　E. IL-12 和 IFN-γ

39. Th17 除了能分泌 IL-17 外，还能分泌

A. IL-35　　　　　　　B. IL-12　　　　　　C. IL-33

D. IL-22　　　　　　　E. IL-7

40. 增殖的 Treg 细胞表达_____可以与抗原呈递细胞表面 CD80 和 CD86 分子高亲和力结合而启动抑制信号

A. CD25　　　　　　　B. CD28　　　　　　C. CD2

D. CD3　　　　　　　　E. CTLA-4

41. Treg 细胞能诱导　分泌其他氨基酸相关酶，从而抑制效应 T 细胞的增殖

A. 嗜碱性粒细胞　　　　B. B 细胞　　　　　C. NK

D. 中性粒细胞　　　　　E. 树突细胞

42. 下列说法正确的是

A. Treg 细胞和 Th17 细胞同属于 CD4⁺T 细胞，但生物学作用完全相反

B. Treg 细胞和 Th17 细胞同属于 CD4⁺T 细胞，且生物学作用完全相同

C. Treg 细胞和 Th17 细胞属于不同 CD4⁺T 细胞，但生物学作用完全相反

D. Treg 细胞属于 CD4⁺T 细胞，而 Th17 细胞属于 CD8+T 细胞，但生物学作用完全相同

E. Treg 细胞属于 CD4⁺T 细胞，而 Th17 细胞属于 CD8+T 细胞，且生物学作用完全不同

43. 特异性细胞免疫应答中，与 CTL 活化、增殖、分化无关的分子是

A. IL-2　　　　　　　　B. IL-12　　　　　　C. TNF-β

D. MHC-Ⅱ类分子　　　E. 协同刺激分子受体

44. 下列说法正确的是

A. 活化的 Th2 细胞主要分泌 IL-2，IL-4，IL-12

B. 活化的 Th2 细胞主要分泌 IL-4，IL-5，IL-10

C. 活化的 Th2 细胞主要分泌 IL-4，IL-7，IL-10

D. 活化的 Th2 细胞主要分泌 IL-2，IL-5，IL-10

E. 活化的 Th2 细胞主要分泌 IL-5，IL-7，IL-10

45. 有利于 B 细胞产生免疫球蛋白同种类转换的表面分子是

A. CD80　　　　　B. CD40L　　　　　C. CD28

D. CD16　　　　　E. CD152

**B 型题**

题 46 ~ 50

A. MHC Ⅰ类分子　　B. MHC Ⅱ类分子　　C. ICAM-1

D. LFA-3　　　　　E. B7

46. CD4 分子的配体

47. CD8 分子的配体

48. LFA-1 分子的配体

49. LFA-2 分子的配体

50. CD28 分子的配体

题 51 ~ 52

A. IL-2　　　　　B. TNF　　　　　C. IFN-γ

D. LT　　　　　　E. IL-8

51. 在细胞免疫应答中，能增加 APC MHC Ⅱ类分子表达，提高其抗原呈递效应

52. 在细胞免疫应答中，刺激 T 细胞增殖，可扩大细胞免疫效应

题 53 ~ 54

A. TCRαβ-CD3 复合物，抗原肽-MHC Ⅰ类分子复合物，CD4

B. TCRαβ-CD3 复合物，抗原肽-MHC Ⅱ类分子复合物，CD4

C. TCRαβ-CD3 复合物，抗原肽-MHC Ⅰ类分子复合物，CD8

D. CD28，LFA-1，CD4，B7

E. CD2，LFA-3，CD28，B7

53. 为 CTL 细胞活化和传递提供第一信号

54. 为 CTL 细胞活化和传递提供第二信号

## 二、扩展层次

**X 型题**

1. 在免疫应答中具有抗原呈递作用的细胞是

A. B 细胞　　　　　B. 巨噬细胞

C. 朗格汉斯细胞　　D. 树突细胞

2. 能特异性识别抗原的是

A. Th 细胞　　　　　B. CTL 细胞

C. B 细胞　　　　　D. NK 细胞

3. 细胞间相互作用不受 MHC 限制的是

    A. 巨噬细胞与肿瘤细胞　　　　　　　　B. NK 细胞与病毒感染细胞

    C. CTL 细胞与肿瘤细胞　　　　　　　　D. Th 细胞与 B 细胞

4. 与致敏 CTL 细胞杀伤相应靶细胞有关的成分是

    A. MHC I 类分子　　　　　　　　　　B. MHC II 类分子

    C. IL-2　　　　　　　　　　　　　　D. TNF-α

5. 与细胞免疫应答有关的细胞是

    A. 巨噬细胞　　　　　　　　　　　　B. Th 细胞

    C. B 细胞　　　　　　　　　　　　　D. CTL 细胞

6. 与 Th 细胞活化作用有关的是

    A. 抗原肽 -MHC II 类分子复合物与 TCR-CD3 复合体之间的相互作用

    B. 抗原肽 -MHCI 类分子复合物与 TCR-CD3 复合体之间的相互作用

    C. APC 表面协同刺激因子与 Th 细胞表面相应受体之间的相互作用

    D. IL-2，IL-4，IL-5，IL-6 对 Th 细胞的刺激作用

7. CTL 细胞杀伤靶细胞的毒性物质包括

    A. 穿孔素　　　　　　　　　　　　　B. 颗粒酶

    C. IL-2　　　　　　　　　　　　　　D. IFN-γ

8. 致敏 CTL 细胞杀伤靶细胞的特点是

    A. 特异性杀伤　　　　　　　　　　　B. 与靶细胞密切接触

    C. 可连续杀伤数十个靶细胞　　　　　D. 溶解靶细胞或致靶细胞凋亡

9. 关于 T 细胞对超抗原的识别正确的是

    A. 不需 APC 加工

    B. 直接结合到 APC 表面 MHC II 类分子抗原槽外侧

    C. 与 APC 无关

    D. 不受 MHC 限制

10. 免疫应答具有的特点包括

    A. 识别"自己"和"非己"　　　　　　B. 特异性

    C. 多向性　　　　　　　　　　　　　D. 记忆性

**填空题**

11. T 细胞的抗原识别是初始 T 细胞的【1】与【2】表面呈递的【3】特异结合。CD4⁺T 细胞识别【4】呈递的【5】，CD8⁺T 细胞则识别【6】呈递的【7】。

12. 在抗原加工处理的过程中，存在于胞质内的抗原被【8】降解成小肽片段，与【9】分子形成复合物，呈递给【10】细胞，存在于囊泡系统内的抗原被【11】降解成小肽片段后，与【12】分子形成复合物，呈递给【13】细胞。

13. 目前知道，CTL 主要通过两种机制杀伤靶细胞：一是通过释放有毒蛋白质【14】和【15】，破坏靶细胞；二是通过诱导【16】）致细胞死亡。一个 CTL 能杀伤【17】个靶细胞。

14. T 细胞活化需双信号刺激，第一信号是来自于 T 细胞表面的【18】和 CD4 或【19】

分子同【20】呈递的【21】或 MHC Ⅰ-肽复合物之间的结合；第二信号是来自于 T 细胞和【22】表面的【23】的相互作用及细胞因子与其【24】结合。

15. CD4$^+$Th1 细胞发挥效应功能主要是通过分泌的【25】和表达的【26】起作用。

16. 参与Ⅳ型超敏反应的效应 T 细胞主要为【27】细胞，通常又称为【28】细胞，此外还有【29】细胞的参与。

17. CD4$^+$Th1 细胞分泌细胞因子【30】活化巨噬细胞和辅助【31】细胞产生【32】类调理性抗体。CD8$^+$CTL 也可分泌细胞因子【33】抑制病毒复制和活化巨噬细胞。

**判断改错题**

18. 阻断 APC 与 T 细胞间的协同刺激途径将导致 T 细胞无反应性。

19. 在传染性单核细胞增多症中，"不典型淋巴细胞"大部分是抑制性／细胞毒性 T 细胞。

20. CTL 活化后杀伤靶细胞可通过释放有毒蛋白质和诱导细胞凋亡两种机制。

21. 迟发型超敏反应是细胞免疫介导的，以中性粒细胞浸润和组织损伤为主要特征的炎症反应。

22. 在 T 细胞介导的免疫应答中，T 细胞识别抗原无 MHC 限制性。

23. 初始 T 细胞活化后表达 CD40 分子，与 APC 上的 CD40L 结合，可分别传递活化信号给 T 细胞和 APC。

24. CD8$^+$CTL 杀伤靶细胞的机制只有一种，即通过释放穿孔素使靶细胞破裂死亡。

25. 介导迟发型超敏反应的效应细胞主要是 CD8$^+$CTL 细胞。

26. 在 T 细胞接受由 APC 呈递的抗原刺激发生活化过程中，为 T 细胞活化提供第一活化激刺信号的相互作用分子是 CD28 和 B7。

27. 特异性细胞免疫应答主要是针对 TD-Ag 的免疫应答。

**名词解释**

28. 细胞免疫

29. 穿孔素

30. 初始 T 细胞

31. 效应 T 细胞

32. T 细胞介导的细胞免疫应答

33. T 细胞的抗原识别

**问答题**

34. 试述特异性细胞免疫的基本过程。

35. 免疫应答的生物学意义如何？

**病例分析题**

36. 患儿，男，3 岁，经常患"感冒"前来就诊。体格检查：T 38℃，脸部唇、耳等部位发育不良，呈畸形面容。心脏听诊有明显杂音。经实验室检查，发现 T 细胞数量明显减少，B 细胞数量正常。血清 IgA、IgG、IgM 含量正常。该患儿可能患有哪种免疫缺陷病？此病的主要特征是什么？

（单凤平　王庆辉）

# 第十五章 适应性免疫应答
## ——抗体介导的体液免疫应答

## 【复习纲要】

B 细胞是参与机体体液免疫应答的主要细胞。抗原诱导相应的 B 细胞增殖活化，分化成浆细胞，进而产生针对抗原的特异性抗体，通过抗体清除抗原异物。

### 一、B 细胞对抗原的识别与呈递

B 细胞识别的抗原分两类：胸腺非依赖性抗原（TI-Ag）和胸腺依赖性抗原（TD-Ag）。

1、TI-Ag   TI-Ag 包括两种类型 TI-1 和 TI-2。细菌脂多糖（LPS）属 TI-1 Ag，是 B 细胞多克隆激活剂，通过其表面的丝裂原受体识别 TI-1 Ag，激活大多数 B 细胞，与 BCR 特异性识别无关。肺炎球菌多糖属 TI-2 Ag，BCR 识别 TI-2 Ag 上的多个重复出现的抗原决定簇，从而使抗原受体的交联导致 B 细胞活化。TI 抗原激发 B 细胞产生 IgM 抗体，不需要 T 细胞辅助，由于缺乏 CD40 的激活而无 Ig 类别转换，不能产生免疫记忆。

2、TD-Ag   TD-Ag 多数为蛋白质抗原，如病原微生物、血细胞和血清蛋白等。初次免疫应答主要由 B 细胞以外的其他抗原呈递细胞如树突细胞摄取加工处理抗原，由 MHC Ⅱ类分子传递给 Th 细胞使其活化，活化的 Th 细胞再与 B 相互作用刺激 B 细胞活化；再次应答由记忆 B 细胞摄取抗原，B 细胞通过 BCR 摄取 TD-Ag，然后将其内化，通过溶酶体酶降解产生小多肽，小多肽与 MHC Ⅱ类分子结合，通过高尔基复合体传递到 B 细胞表面，呈递给 CD4$^+$Th 细胞，进而活化 CD4$^+$Th 细胞，为 B 细胞活化提供辅助作用。B 细胞对 TD-Ag 的识别需 Th 细胞辅助，产生以 IgG 为主的各类抗体，具有免疫记忆。

### 二、B 细胞与 Th 细胞相互作用诱导活化

1. Th 细胞活化   需要两种信号：第一信号是 TCR-Ag-MHC Ⅱ；第二信号是 B 细胞与 Th 细胞表达的多种黏附分子相互作用，CD28-B7、CD2-LFA3、ICAM-1-LFA-1 等，其中 CD28-B7 最为重要，缺少这对分子，Th 细胞不能活化。Th 细胞活化后表达 CD40L，分泌细胞因子

辅助 B 细胞活化。

2. B 细胞活化　需要两种信号：第一信号是 BCR 与抗原结合；第二信号是 B 细胞与 Th 细胞表达的多种黏附分子相互作用，如 CD40–CD40L、ICAM–1–LFA–1 等，其中 CD40–CD40L 最重要，缺乏这对信号，B 细胞不能发生免疫球蛋白类别转换。

### 三、B 细胞在生发中心增殖与分化

1. 体细胞高频突变和亲和力成熟　抗原特异性 B 细胞活化后进入 B 细胞区，快速增殖形成生发中心（germinal center，GC）。在生发中心，经过体细胞高频突变改变 BCR，从而使 BCR 亲和力成熟。

2. 同种型转化　在活化的 Th 细胞分泌的细胞因子如 IL–2、IL–4、IL–5、IL–6、IFN–γ 等作用下，经历同种型转化，从而产生 IgM 以外的其他类型抗体。

### 四、抗体的产生及其介导的免疫效应

1. 抗体产生的规律　初次应答（primary response）为抗原初次进入机体所产生的免疫应答。其特点：潜伏期（诱导期）长（约 7～10 天）；抗体的种类以 IgM 为主；抗体亲和力低；维持时间短；总抗体水平低。

再次应答（secondary response）为相同抗原再次进入机体所产生的免疫应答。其特点：潜伏期短（约 2～3 天）；抗体的种类以 IgG 为主；抗体亲和力比初次应答明显增高；维持时间长；总抗体水平高。实际意义：死疫苗预防接种，常需两次以上。

2. 抗体介导的免疫效应

（1）中和效应：如血清中及黏膜局部存在的中和抗体（主要为 IgG 和 SIgA），与细菌外毒素结合，中和其毒性；与病毒结合，阻止病毒进入宿主细胞。免疫调理效应 IgG（IgG1、2、3）和 IgM 类抗体与抗原结合后，通过 FcR 或 CR 结合，促进巨噬细胞对抗原物质的吞噬作用。

（2）免疫溶解效应：抗体（IgG 或 IgM）与抗原结合成复合物，激活补体经典途径，形成攻膜复合体，发挥溶菌和溶细胞效应。

（3）ADCC 效应：抗体（IgG）与靶细胞结合，再与 NK 细胞等表面存在的 FcγR 结合，靶细胞被 NK 细胞等杀伤。

（4）黏膜抗感染效应：SIgA 抗体在黏膜抗感染中起主要作用。

抗体除发挥上述生理性免疫效应外，IgE、IgG/IgM 还参与病理性免疫应答，IgE 介导 Ⅰ 型超敏反应，IgG/IgM 介导 Ⅱ 型和 Ⅲ 型超敏反应。

## 【习题部分】

### 一、基础层次

A 型题

1. 初次免疫应答时抗体产生的特点是

A. 以 IgM 为主      B. 维持时间长      C. IgG 与 IgM 几乎同时发生

D. 抗体效价高      E. 为高亲和性抗体

2. 再次免疫应答时抗体产生的特点是

A. 以 IgM 为主      B. 维持时间长      C. IgG 与 IgM 同时发生

D. 抗体效价低      E. 为低亲和性抗体

3. 借助抗原识别受体捕获抗原的细胞是

A. 巨噬细胞      B. 树突细胞      C. 并指细胞

D. 朗格汉斯细胞      E. B 细胞

4. 除 B 细胞和 Th 细胞外，与抗体产生有关的细胞还有

A. 树突细胞      B. 嗜酸粒细胞      C. 嗜碱粒细胞

D. 肥大细胞      E. NK 细胞

5. 再次应答时产生 Ig 的特征是

A. IgM 抗体显著高于初次应答      B. IgM 和 IgG 抗体显著低于初次应答

C. 抗体的特异性改变      D. IgG 抗体水平无明显增高

E. 抗体的亲和力增高

6. 在 TD-Ag 诱导的再次应答中，起抗原呈递作用的细胞是

A. Th1 细胞      B. CTL      C. T 细胞

D. 记忆 B 细胞      E. NK 细胞

7. 发生免疫球蛋白类别转换时

A. Ig 分子的 V 区结构发生了变化

B. Ig 分子的 C 区结构发生了变化

C. Ig 分子的 V 区和 C 区结构均发生了变化

D. Ig 分子的 V 区和 C 区均不发生变化

E. 抗原识别的特异性发生了变化

8. TD-Ag 激活 B 细胞需要

A. Tc 细胞的辅助      B. NK 细胞的辅助      C. 中性粒细胞的辅助

D. Th 细胞的辅助      E. 肥大细胞的辅助

9. TI-Ag 激发 B 细胞产生

A. IgE      B. IgG      C. IgM

D. IgA      E. IgD

10. TD-Ag 诱导 B 细胞活化的第一信号是

A. 抗原信号      B. 抗体信号      C. 黏附因子传导的信号

D. 细胞因子信号      E. Th 信号

11. TD-Ag 诱导 B 细胞活化的第二信号是

A. 抗原信号      B. BCR 提供的活化信号      C. Th 细胞提供的活化信号

D. 膜免疫球蛋白信号      E. FC 受体提供的活化信号

12. 与 B 细胞表面 B7 分子结合，诱导 T 细胞活化的分子是

A. CD 28　　　　　　　　B. CD 3　　　　　　　　C. CD 4

D. CD 8　　　　　　　　E. CD 40

13. 刺激 B 细胞产生 IgG2A 的细胞因子是

A. IFN–γ　　　　　　　B. IL–4　　　　　　　　C. TGF–β

D. IL–10　　　　　　　E. TNF–α

14. B 细胞在抗原刺激及 Th 细胞的辅助下，增殖活化分化为

A. 杀伤性细胞　　　　　B. 吞噬细胞　　　　　　C. 浆细胞

D. 辅助性细胞　　　　　E. 细胞毒性细胞

15. IL–4 可诱导 B 细胞转化为

A. IgE 分泌细胞　　　　B. IgA 分泌细胞　　　　C. IgM 分泌细胞

D. IgD 分泌细胞　　　　E. IgG2 分泌细胞

16. IFN–γ 诱导 B 细胞转化为浆细胞合成分泌

A. IgG1　　　　　　　　B. IgE　　　　　　　　　C. IgA

D. IgG2A　　　　　　　E. IgM

17. 再次免疫应答产生的主要抗体是

A. IgM　　　　　　　　B. IgG　　　　　　　　　C. IgA

D. IgE　　　　　　　　E. IgD

18. 初次免疫应答的潜伏期大约为

A. 2～5 天　　　　　　B. 3～6 天　　　　　　　C. 0～2 天

D. 4～5 天　　　　　　E. 7～10 天

19. 具有中和作用的血清抗体主要是

A. IgG　　　　　　　　B. IgA　　　　　　　　　C. IgD

D. IgE　　　　　　　　E. IgM

20. 具有 ADCC 作用的细胞是

A. 肥大细胞　　　　　　B. Tc 细胞　　　　　　　C. 嗜碱粒细胞

D. NK 细胞　　　　　　E. B 细胞

21. 在黏膜抗感染中发挥重要作用的是

A. 血清 IgA　　　　　　B. 分泌型 IgA　　　　　C. IgE

D. IgG　　　　　　　　E. IgM

22. 由 IgE 介导的超敏反应是

A. Ⅰ型超敏反应　　　　B. Ⅱ型超敏反应　　　　C. Ⅲ型超敏反应

D. Ⅳ型超敏反应　　　　E. 迟发型超敏反应

23. B 细胞记忆是指 B 细胞再次遇到相同抗原时产生的

A. 低效价、低亲和力抗体的现象　　B. 低效价、高亲和力抗体的现象

C. 高效价、低亲和力抗体的现象　　D. 高效价、高亲和力抗体的现象

E. 非特异性抗体的现象

24. 在 TD-Ag 诱导的再次应答中，承担抗原呈递作用的细胞是

A. 吞噬细胞　　　　　　　B. T 细胞　　　　　　　　C. 记忆性 B 细胞

D. NK 细胞　　　　　　　 E. CTL

25. 受抗原刺激发生免疫应答的免疫器官是

A. 淋巴结　　　　　　　　B. 骨髓　　　　　　　　　C. 胸腺

D. 腔上囊　　　　　　　　E. 胚胎肝

26. TD-Ag 激活 B 细胞产生了 IgM 类抗体，但未能诱导 Ig 类别转换，是因为缺乏

A. 抗原呈递　　　　　　　B. NK 细胞参与　　　　　　C. CD 40 的激活

D. mIg 的特异识别　　　　E. 抗原浓度过低

27. 转导 B 细胞第一活化信号的分子是

A. TCR　　　　　　　　　B. 抗原分子　　　　　　　C. BCR

D. Ig α/Ig β　　　　　　　E. MHC 分子

28. 下列不参与体液免疫应答的细胞是

A. Th 细胞　　　　　　　 B. B 细胞　　　　　　　　C. 巨噬细胞

D. 树突细胞　　　　　　　E. Tc 细胞

29. 介导 ADCC 作用的抗体是

A. IgG　　　　　　　　　 B. IgA　　　　　　　　　 C. IgD

D. IgE　　　　　　　　　 E. IgM

30. 可诱导 I 型超敏反应的是

A. IgG　　　　　　　　　 B. IgA　　　　　　　　　 C. IgD

D. IgE　　　　　　　　　 E. IgM

31. 黏膜抗感染中发挥重要作用的是

A. IgG　　　　　　　　　 B. IgA　　　　　　　　　 C. IgD

D. IgE　　　　　　　　　 E. IgM

32. 可帮助早期感染诊断的是

A. IgG　　　　　　　　　 B. IgA　　　　　　　　　 C. IgD

D. IgE　　　　　　　　　 E. IgM

33. T 细胞识别抗原的受体是

A. TCR　　　　　　　　　B. CD3　　　　　　　　　C. CD4

D. MHC I 类分子　　　　　E. mIg

34. B 细胞识别抗原的受体是

A. TCR　　　　　　　　　B. CD3　　　　　　　　　C. CD4

D. MHC I 类分子　　　　　E. mIg

35. APC 表面表达的 B7 分子的配体是

A. CD 2　　　　　　　　　B. CD 28　　　　　　　　C. CD 4

D. LFA -1　　　　　　　　E. CD 3

36. APC 表面表达的 ICAM-1 分子的配体是

A. CD 2　　　　　　　　　B. CD 28　　　　　　　　C. CD 4

D. LFA −1     E. CD3

37. 诱导 B 细胞向 IgE 抗体分泌型转变的是
 A. IL−4     B. IL−6     C. IFN−γ
 D. IL−2     E. TNF−α

38. 刺激 B 细胞产生 IgG 2A 的是
 A. IL−4     B. IL−6     C. IFN−γ
 D. IL−2     E. TNF−α

39. 促进 T 和 B 细胞增殖的是
 A. IL−4     B. IL−6     C. IFN−γ
 D. IL−2     E. TNF−α

40. 人体发育过程中，最先出现的抗体是
 A. IgG     B. IgM     C. IgE
 D. IgA     E. IgD

41. 判断新生儿是否有子宫内感染的相关抗体是
 A. IgG     B. IgM     C. IgE
 D. IgA     E. Ig D

42. 在黏膜抗感染中起主要作用的是
 A. IgG     B. IgM     C. IgE
 D. IgA     E. IgD

43. 再次抗体应答中产生的主要抗体是
 A. IgG     B. IgM     C. IgE
 D. IgA     E. IgD

B 型题

题 44 ~ 47
 A. mIg     B. CD 40     C. B7
 D. CD 28    E. CD 21

44. 存在 B 细胞表面，与抗原决定簇结合的分子是

45. 作为 B 细胞协同受体复合体成分之一的是

46. 与 B7 分子结合，诱导 T 细胞激活的是

47. 参与抗体类别转换的膜分子是

## 二、拓展层次

X 型题

1. 初次免疫应答抗体产生的特点是
 A. 潜伏期长       B. 抗体水平维持时间长
 C. 抗体亲和力低     D. 抗体以 IgM 为主

2. 再次免疫应答抗体产生的特点是

A. 潜伏期短　　　　　　　　　　B. 抗体以 IgG 为主

C. 抗体滴度高　　　　　　　　　D. 抗体维持时间长

3. 在免疫应答中，具有抗原呈递作用的细胞是

A. B 细胞　　　　　　　　　　　B. 巨噬细胞

C. 朗格汉斯细胞　　　　　　　　D. 树突细胞

4. 能对抗原特异性识别的细胞是

A. Th 细胞　　　　　　B. CTL 细胞

C. B 细胞　　　　　　　D. NK 细胞

5. 参与体液免疫应答的细胞是

A. B 细胞　　　　　　　　　　　B. Th 细胞

C. 巨噬细胞　　　　　　　　　　D. CTL 细胞

6. 参与 B 细胞活化、增殖、分化的细胞因子有

A. IL-8　　　　　　　　　　　　B. IL-2

C. IL-4　　　　　　　　　　　　D. IL-5

7. TI 抗原引起体液免疫的特性包括

A. 不需要 Th 细胞辅助　　　　　B. 只产生 IgM 抗体

C. 不产生免疫记忆细胞　　　　　D. 不引起再次免疫应答

8. B 细胞表面与免疫应答有关的分子是

A. B7　　　　　　　　　　　　　B. ICAM-1

C. MHC Ⅱ 类分子　　　　　　　D. SmIg

9. 关于 B 细胞正确的叙述是

A. 具有抗原呈递功能　　　　　　B. 表达 B7 分子

C. 末梢血中较 T 细胞少　　　　　D. 与绵羊红细胞形成 E 玫瑰花环

10. 关于抗体产生，正确的叙述是

A. 初次免疫应答主要产生 IgA 抗体

B. 再次免疫应答主要产生 IgG 抗体

C. IgG 的产生与辅助性 T 细胞有关

D. TI 抗原和 TD 抗原诱导抗体产生的过程相同

**填空题**

11. TD-Ag 诱导 B 细胞活化需要【1】个信号，即【2】和【3】信号。

12. 免疫球蛋白类别转换是指【4】在受到抗原刺激后，首先合成【5】，然后转为合成【6】等类别的抗体。

13. 细胞因子【7】可诱导由 IgM 向 IgG1 和 IgE 的类别转换，【8】诱导向 IgG2 的类别转换，【9】诱导向 IgG2B 的类别转换。

14. 体液免疫主要是由【10】介导的免疫应答，其效应产物为【11】。

15.【12】抗原激活 B 细胞需要【13】细胞的辅助，诱导以【14】类抗体为主的体液免疫应答。

16. 再次应答潜伏期【15】，产生抗体以【16】为主，抗体效价及亲和力【17】。

17. B 细胞表面 mIg 与抗原结合后，由 BCR 复合物的【18】分子的【19】基序将第一活化信号转导入细胞内。

18. 抗体的免疫效应包括【20】、【21】、【22】、【23】、【24】和【25】。

**判断改错题**

19. TI-Ag 激发 B 细胞产生 IgG 抗体，并有免疫记忆。

20. TD-Ag 诱导 B 细胞产生抗体需要 Th 细胞的辅助。

21. 抗原与 mIg 的可变区特异性结合，产生活化 B 细胞的第一信号，并由 mIg 将活化信号传导入细胞内。

22. 特异性抗原诱导相应 B 细胞增殖活化，转变成浆细胞，进而产生抗原特异性抗体，通过抗体清除抗原异物。

23. TD-Ag 诱导 B 细胞活化需要两种信号，即抗原信号和 Th 细胞信号。

24. 细胞因子可调控免疫应答的类型。如 IL-4 可诱导机体免疫应答以 Th1 型为主。

**名词解释**

25. 体液免疫应答          26. 初次应答          27. 再次应答

**问答题**

28. TD-Ag 和 TI-Ag 引起免疫应答的区别。

29. 以 TD-Ag 为例，试述 B 细胞介导的免疫应答的基本过程。

30. 简述抗体的免疫效应。

31. 简述细胞因子在体液免疫应答中的调节作用。

**病例分析题**

32. 患者，男性，反复患化脓性扁桃体炎，血液检查 B 细胞正常，血清 IgM 水平增高，

而 IgG、IgA、IgE 水平低下，IgD 正常或增高。Southern blot 以及显示 T 细胞表面 CD40L 基因突变。试分析该患者患何种疾病？

33. 病儿在出生后 6～8 月起发病，临床表现为反复持久的化脓性细菌（如肺炎链球菌、链球菌、嗜血杆菌等）感染。血清中缺乏 IgG（< 2g/L）、IgM、IgA、IgD 和 IgE，患者血循环和组织中没有成熟的 B 细胞，淋巴结中没有生发中心，组织中无浆细胞，患者接种抗原后不产生抗体应答。试分析该患者患何种疾病？

（台桂香）

ⓔ 参考答案

# 第十六章 免疫应答的调节

## 【复习提纲】

免疫调节（immunoregulation）是指在抗原驱动的免疫应答过程中免疫细胞之间、免疫细胞与免疫分子之间以及免疫系统与其他系统之间的相互作用使免疫应答维持在适宜的强度和时限，以保证机体免疫功能的稳定。其本质是在遗传基因控制下由多因素参与的调节过程。

### 一、免疫应答的遗传控制

免疫应答受控于遗传因素，控制免疫应答的主要基因：①编码 MHC 分子的主要组织相容性基因复合体（MHC）；②编码抗原识别受体（TCR、BCR）基因。小鼠免疫应答受控于第 17 号染色体的 H-2 I 区，I 区的基因产物称为 I a 抗原，即免疫相关抗原（immune associated antigens，Ia），其本质是 MHC II 类分子。人类免疫应答的水平与 HLA 的基因调控密切相关，主要表现在：① T 细胞在胸腺内的分化和成熟直接接受 HLA I 类和 HLA II 类分子的选择；②通过 HLA I 类和 HLA II 类分子抗原结合沟槽选择性地呈递内源性抗原和外源性抗原，直接参与 T 细胞的活化，启动免疫应答；③构成抗原呈递细胞与 CD4 T 细胞之间以及靶细胞与 CD8 T 细胞之间的 MHC 限制。

### 二、抗原的调节作用

1. 抗原的结构　抗原结构影响免疫应答，主要包括以下几点：①抗原结构复杂，含有芳香族氨基酸，免疫原性强。抗原结构简单，免疫原性弱。②抗原与机体的亲缘关系越远，携带与机体不同表位就越多，活化机体相应的 T 和 B 细胞克隆也越多，免疫原性越强；反之，免疫原性就越弱。③载体易于降解，可容易地暴露出载体表位，有利于抗原呈递，免疫原性强；而携带 B 细胞表位的抗原易于降解，可减少在体内的滞留时间，其免疫原性则弱。

2. 抗原的剂量和进入机体的途径　通常抗原的剂量与免疫应答的强度呈正相关，但抗原剂量过小或大均可引起免疫耐受。随着抗原在体内的降解和清除，免疫应答的强度也相应降低或终止。抗原进入机体途径的不同决定免疫应答的强度。皮下接种可激发较强的免疫应答，若口服或雾化吸入、静脉注射都可能引起免疫耐受。

3. 抗原竞争现象　先进入机体的抗原可抑制随后进入的另一种结构相似的抗原所诱导的

免疫应答的强度，这一现象称抗原竞争（antigenic competition）。其原因之一是两 T 细胞表位之间对 MHC 抗原结合槽的竞争。在临床上，由不同微生物引起的先后合并感染往往比较严重，亦属于抗原竞争现象，有试验证明其主要原因可能是由于神经内分泌的反馈调节。

### 三、免疫分子的调节作用

1. 补体活化片段的调节　补体调节免疫应答机制：①促进 APC 呈递抗原。②促进 B 细胞的活化。③C1q 抑制 T 细胞活化、减弱 T 细胞增殖。C3a 促进 T 细胞活化。

2. 特异性抗体的反馈调节

（1）免疫复合物的调节作用：抗体能够调控免疫应答的强弱和时限，抗体与抗原结合形成免疫复合物（immune complex，IC），不仅促进抗原的清除，而且能够发挥特异性抗体的正、负反馈调节作用：①由 IgM 形成的免疫复合物具有正反馈调节作用。②由 IgG 形成的免疫复合物具有负反馈调节作用。在免疫应答中，IgM 首先产生，形成的免疫复合物促进免疫应答；当 IgG 产生时，也标志着体液免疫应答达到高峰，所形成的免疫复合物抑制免疫应答。因此，抗体类型转换的本身也间接地调控免疫应答的强度。

（2）独特型 – 抗独特型网络调节：独特型 – 抗独特型网络对免疫系统进行调节。通常把抗体 V 区的表位称之为独特型。独特型（idiotype，Id）是独特型 – 抗独特型网络调节的起始点。当 Ab1 的独特型达到一定剂量时则引起免疫应答，产生抗独特型（anti–idiotype，AId）–Ab2。Jerne 将 Ab2 分为两类，一为 Ab2α，抗 Ab1V 区骨架部分，具有封闭相应 B 细胞克隆的抗原受体或 Ig 分子的抗原结合点，抑制相应 T/B 细胞克隆的活化；二为 Ab2β，抗 Ab1V 区 CDR 部分，具有类似相应抗原的分子构象，可模拟抗原与相应的 T/B 细胞克隆受体结合，故称 Ab2β 为抗原的内影像（internal image）。

Ab2 V 区又可刺激相应 B 细胞克隆产生 Ab3，由 Ab2β 诱导产生的 Ab3 其特异性与 Ab1 又相同，随着抗体的出现，抗原浓度降低，其后抗独特型的浓度亦逐渐降低，至降低到抗独特型浓度不足以引起免疫应答时终止。

3. 协同刺激分子与相应受体的调节　协同刺激分子是指 B7–1（CD80）和 B7–2（CD86）。协同刺激分子的受体有两种，一种是低亲和力的 CD28，另一种是高亲和力的 CTLA–4，CD28 组成性表达于静止 T 细胞表面；CTLA–4 表达于活化的 T 细胞表面。表达的密度 CD28 > CTLA–4。当协同刺激分子与两种受体分别结合时，则形成不同的功能。协同刺激分子与 C28 结合，提供协同刺激信号，使 T 细胞活化；协同刺激分子与 CTLA–4 结合产生抑制信号，亦可防止 AICD 的发生，不引起活化的淋巴细胞凋亡，但阻止细胞因子（如 IL–2）的产生和抑制活化 T 细胞的增殖，具有负调节作用。

### 四、免疫细胞的调节作用

1. T 细胞的免疫调节作用

（1）Th 细胞的调节：Th 细胞可分为四种亚型：Th0 细胞、Th1 细胞、Th2 细胞和 Th17 细胞等四个亚群。Th0 细胞为未定型细胞，最终要分化为 Th1 细胞或 Th2 细胞、Th17 细胞。Th1 细胞分泌 IFN–γ、IL–2 和 TNF–β 等细胞因子；Th2 细胞分泌 IL–4、IL–6 和 IL–10 等细胞因子；Th17 细胞分泌 IL–17、IL–6 和 TNF–α。IFN–γ 促进 Th0 细胞向 Th1 细胞分化；IL–4 则促进 Th0 细胞向 Th2 细胞分化。Th1 细胞产生的 IFN–γ 及 Th2 细胞产生 IL–4 抑制 Th0–Th17 细胞的分化。当 Th1 细胞占优势，促进细胞免疫应答，抑制体液免疫应答；当 Th2 细胞占优势，促进体液免疫应答，则抑制细胞免疫应答；Th17 促进炎症和自身免疫反应。当胞内寄生的病原体感染机体时，使 Th1 细胞占优势；胞外寄生的病原体感染机体时，使 Th2 细胞占优势，这有利于机体将有限的免疫能力发挥到最大的作用，使机体的免疫能力主要集中于细胞免疫或体液免疫，有利于对胞内寄生的病原微生物或胞外寄生的病原微生物的排除。Th17 细胞亚群在介导炎性反应（防御胞外病原菌的感染）、自身免疫性疾病、肿瘤和移植排斥等发挥重要作用。

（2）Treg 细胞的调节：Treg 细胞为 CD4+ CD25+ Foxp3+T 细胞。占外周血 CD4+ T 细胞的 5%～10%。Treg 细胞主要通过：① TGF–β、IL–10 和 IL–6 等多种细胞因子抑制细胞介导的免疫应答。② Treg 细胞表面表达 CTLA–4 膜分子，CTLA–4 与效应细胞上的 CD28 竞争结合 CD80/CD86，抑制效应细胞功能。CTLA–4 与 DC 细胞表面的 CD80/ CD86 结合导致 T 细胞的活化水平降低。③ Treg 细胞表达的糖皮质激素诱导的肿瘤坏死因子受体（GITR）在免疫抑制中发挥作用。④ Treg 细胞膜上高表达 CD25 分子，可与效应 T 细胞竞争结合 IL–2，导使效应细胞停止增殖而抑制免疫应答。

（3）Tc 细胞的调节：CD8T 细胞按所分泌的细胞因子的谱系不同可分为 Tc1（CTL 或 CD8Th1）细胞和 Tc2 细胞（CD8Th2）。Tc1 细胞具有较强的杀伤活性，表现为 MHC Ⅰ类分子限制，可分泌 IFN–γ，对 Th1 细胞起正向调节作用，对 Th2 细胞起负向调节作用；Tc2 细胞具有较弱的杀伤作用，抑制 CD4（TCRγδ）T 细胞。主要分泌 IL–4、IL–5、IL–10 和 TGF–β，对 Th2 细胞起正向调节作用。

4. γδT 细胞和 NKT 细胞　机体感染胞内寄生的病原微生物，γδT 细胞和 NKT 细胞通过分泌 IFN–γ、IL–2 和 IFN–α 增强细胞免疫应答，以对抗胞内寄生的病原微生物；机体感染胞外寄生的病原微生物，γδT 细胞则分泌 IL–4、5 和 6 增强体液免疫应答，以对抗胞外寄生的病原微生物；亦可分泌 IL–3 和 GM–CSF 增强骨髓的造血能力等。活化的 γδT 细胞具有提呈抗原的功能。

2. B 细胞的调节作用　B 细胞表达膜型受体 IgM 和 IgD，并与 Igα 和 Igβ 构成复合体，介导抗原识别过程中 B 细胞的活化信号转导。B 细胞表面同时表达抑制性受体如 FcγR Ⅱ –B 等。FcγR Ⅱ –B 胞内部分含有 ITIM 基序，传递 B 细胞活化的抑制性信号，抑制 B 细胞活化。FcγR Ⅱ –B 发挥抑制作用需要与 BCR 发生交联。参与交联的主要成分有两种：抗 BCR 分子的抗体（即 Ab2 抗体）和抗原 – 抗体复合物，而且参与启动 FcγR Ⅱ –B 抑制信号途径的 Ab2 抗体通常是 IgG。Ab2 IgG 的抗原结合部位识别 BCR 分子，Ab2 抗体的 Fc 段则与同一 B 细胞表面的 FcγR Ⅱ –B 结合。抗原 – 抗体复合物中，IgG 抗体识别的抗原表位不同与同一抗原分子上 BCR 识别的表位。BCR 识别其表位并与之结合后，由识别另一表位的 IgG 抗体以其 Fc 段启动 FcγR Ⅱ –B 介导的信号转导，抑制 B 细胞活化及相应抗体产生。

另外，研究证明存在具有调节作用的 B 调节细胞亚群（Breg），Breg 通过分泌细胞因子如 IL–10 和细胞间接触的方式介导免疫抑制功能，对固有免疫和适应性免疫中起重要作用。

3. 抗原活化诱导的细胞死亡  抗原刺激活化诱导的细胞死亡是一种程序性主动死亡，对免疫应答的终止起调节作用。当抗原激发 T 细胞增殖和分化成效应细胞时，其表面 CD95 的表达也同时上调。当发挥排除抗原效应后，则通过其表面高密度表达的 CD95 与自身表达的 CD95L 或其脱落的 CD95L 结合诱导顺式自杀（suicide in cis）；也可以与其他活化的 T 细胞表达的 CD95L（或其脱落的 CD95L）结合诱导反式自杀（suicide in trans）。B 细胞接受抗原刺激后进行增殖、活化和分化后，CD95 表达亦增加。当发挥免疫效应后，可与活化的 T 细胞所表达的 CD95L 结合，诱导 AICD。所以，当抗原逐渐被清除后，抗原活化的 T 和 B 效应细胞通过 AICD 也逐渐被清除，终止免疫应答。这就避免了在产生免疫应答后，T 和 B 细胞的蓄积以及由其蓄积所引起的自身免疫性损伤，防止自身免疫性疾病的发生。

### 五、神经内分泌系统对免疫的调节

免疫系统也受神经内分泌系统的调控；免疫系统对神经内分泌系统亦产生影响。神经内分泌系统和免疫系统之间存在可互相联系的通道——下行通路和上行通路。下行通路（down route）由神经系统、内分泌系统到免疫系统。上行通路（going up route）由免疫系统、内分泌系统到神经系统。内分泌系统和神经系统同样存在细胞因子等受体，并与其配体结合发挥作用。免疫器官和免疫细胞也能产生神经内分泌肽类物质，中枢神经系统亦有其受体。组成了神经系统、内分泌系统和免疫系统的整体调节网络。主要临床意义是应激对免疫功能的影响：①精神创伤也是一种应激现象，可抑制正常的免疫功能。②创伤对免疫功能产生抑制作用。

## 【习题部分】

### 一、基础层次

#### A 型题

1. 关于免疫复合物调节作用的正确叙述是

    A. 不同类别的抗体作用相同

    B. IgM 的产生抑制免疫应答

    C. 通过免疫复合物中的抗原与 B 细胞表面的 Fc 受体结合实现的

    D. 通过免疫复合物中的抗体与 B 细胞表面的 Fc 受体结合实现的

    E. 与 B 细胞表面的 Fc 受体无关

2. 与抗原表位结构相似的是

    A. Ab2 α          B. Ab2 β          C. Ab2 γ

    D. Ab2 ε          E. Ab2 δ

3. 关于独特型网络调节的正确叙述是

    A. 独特型决定簇存在于 Ig 分子的 C 区

    B. B 细胞抗原识别受体上无独特型决定簇

    C. Ab2 既可抑制 Ab1 的产生，又可刺激 Ab3 的产生

D. 抗独特型抗体可与 Ig 分子的 Fc 段结合

E. Ab2 α 可增强免疫应答，而 Ab2 β 抑制免疫应答

4. 对细胞免疫应答起负调节作用的细胞因子是

    A. IL-2、IL-4、IL-10　　　　　　　　B. IL-4、TGF-β、IL-10

    C. IL-1、IL-8、TGF-β　　　　　　　　D. IA.L-4、IL-8、IL-10

    E. IL-12、IFN-γ、TNF-α

5. 可利用抗体反馈调节作用原理预防的疾病是

    A. AIDS　　　　　　　　　B. 麻疹　　　　　　　　　C. 伤寒

    D. 新生儿溶血症　　　　　　E. 结核病

6. 关于免疫调节作用的正确叙述是

    A. 免疫调节仅在免疫系统内部进行

    B. 抗原没有免疫调节作用

    C. 抗原抗体复合物没有免疫调节作用

    D. CTL 细胞不参与免疫应答的调节

    E. Th 细胞参与免疫应答的调节

7. 应激刺激易导致感染的可能原因是

    A. 血浆皮质醇水平的增加　　　　　　B. 淋巴回流的增加

    C. 增加肾上腺素的合成　　　　　　　D. 破坏肥大细胞

    E. 增加呼吸频率

8. 关于免疫细胞调节作用的正确叙述是

    A. 单核 – 巨噬细胞参与免疫应答的调节

    B. Th1 细胞辅助体液免疫应答

    C. Th1 细胞产生 IL-10 抑制 Th2 细胞的增殖

    D. Th2 细胞产生 IFN-γ 抑制 Th1 细胞的增殖

    E. NK 细胞与免疫应答调节无关

9. NK 细胞在免疫调节中的作用体现在

    A. 分泌 IL-4 和 IL-6 抑制 Th1 细胞的功能

    B. 分泌 IFN-γ 增强巨噬细胞功能

    C. 发挥靶细胞杀伤作用时受 MHC 限制

    D. 分泌 IL-3 等细胞因子抑制血细胞发育

    E. 对异体骨髓移植排斥能力弱，但对异体实体器官移植排斥能力强

10. 对 Th0-Th17 分化有抑制作用的细胞因子是

    A. IL-6　　　　　　　　　B. IL-21　　　　　　　　　C. IL-4

    D. IL-23　　　　　　　　　E. TGF-β

11. Th17 可释放的细胞因子是

    A. IL-12、IFN-γ、TNF-α　　　　　　B. IFN-γ、IL-2、TNF-β

    C. IL-6、IL-4、IL-10　　　　　　　　D. IL-17、IL-6、TNF-α

E. IL-17、IL-4、TNF-α

12. 关于 T 细胞的免疫调节作用错误的是

A. IFN-γ 对 Th0 向 Th2 分化有抑制作用

B. IL-10、TGF-β 可增强 Th1 的生成

C. Th1 和 Th2 在免疫调节中起互相拮抗作用

D. Th1 细胞的活化能促进巨噬细胞的激活

E. IFN-γ、IL-4 能够抑制 Th0~Th17 细胞的分化

13. A、B 两种完全抗原相继免疫动物后，只产生抗 A 的抗体。此现象为

A. 免疫耐受      B. 抑制反应      C. 免疫麻痹

D. 抗原竞争      E. 免疫缺陷

14. 具有抗原内影像作用的抗独特型抗体是

A. Ab2 γ      B. Ab2 α      C. Ab2 ε

D. Ab2 β      E. Ab2 δ

15. 在体液免疫应答中起负反馈调节作用的是

A. Ab2 α      B. Ab2 β      C. 巨噬细胞上的 FcγR

D. 抗原特异性 IgM      E. IL-4

16. 关于 Th 细胞的调节作用正确的是

A. Th1 细胞促进体液免疫应答

B. Th2 细胞促进细胞免疫应答

C. Th17 促进炎症和自身免疫反应

D. 胞内病原体感染机体时，使 Th2 细胞占优势

E. 胞外寄生的病原体感染机体时，使 Th1 细胞占优势

17. Th2 细胞产生的 IL-10 可抑制 Th1 细胞分泌

A. IL-2 和 IFN-γ      B. IL-4 和 IL-2      C. IL-5 和 IL-4

D. IL-6 和 IL-4      E. IL-8 和 IL-6

18. 可抑制巨噬细胞产生 IL-1 和 IL-6，由 Th2 细胞产生的细胞因子是

A. IL-4      B. IL-5      C. IL-6

D. IL-10      E. IL-12

19. 关于免疫调节的正确叙述是

A. 协同刺激分子受体分为高亲和性的 CD28 和低亲和性的 CTLA-4

B. 协同刺激分子与 CD28 结合抑制免疫应答

C. 协同刺激分子与 CTLA-4 结合促进免疫应答

D. CTLA-4 的表达密度大于 CD28 的表达密度

E. 活化的 T 细胞才能表达 CTLA-4

20. 关于免疫应答的调节错误的是

A. 免疫应答不受遗传基因的制约

B. 免疫调节的机制决定了免疫应答的发生及应答的强弱

C. 免疫应答的调节可分为基因、细胞和分子三种水平的调节

D. 神经－内分泌免疫网络参与免疫应答的调节

E. 免疫调节机制失控或异常可导致免疫疾病的发生

21. 有关 CD4$^+$CD25$^+$ 调节性 T 细胞描述，错误的是

A. CD4$^+$CD25$^+$Treg 占健康个体外周血 CD4$^+$T 细胞的 5%～10%

B. CD4$^+$ CD25$^+$ Treg 主要表达的膜分子包括 CD4$^{high}$、CD5$^{high}$、CD25$^{high}$、CD44$^{high}$、CD45RB$^{low}$、ICAM-1$^{high}$ 和 LFA-1$^{high}$

C. 主要通过分泌 TNF-β 和 IL-10 发挥抑制作用

D. Foxp3 对调节性 T 细胞的发育、分化以及功能起重要的作用

E. GITR 在 CD4$^+$ CD25$^+$ Treg 的免疫抑制效应中发挥着重要作用

22. 不作用于神经内分泌系统的细胞因子是

A. IL-1　　　　　　　B. EPO　　　　　　　C. GM-CSF

D. IL-6　　　　　　　E. IL-3

23. 与免疫调节无关的因素是（E）

A. 免疫细胞　　　　　B. 细胞因子　　　　　C. 补体

D. 神经递质　　　　　E. 以上均不是

24. 关于免疫应答的调节，描述错误的是

A. 人类免疫应答的水平与 HLA 的基因调控密切相关

B. T 细胞在胸腺内的分化和成熟直接接受 HLA 的选择

C. 在一定的范围内，抗原的剂量与免疫应答的强度呈正相关

D. 口服或雾化吸入可引起免疫耐受

E. 抗原剂量过小或过大不能引起免疫耐受

25. 在免疫应答中不具有免疫调节作用的分子包括

A. C9　　　　　　　　B. C3b　　　　　　　C. IL-2

D. IgG　　　　　　　E. IgM

26. 可封闭抗原与相应的 BCR 结合而抑制免疫应答的是

A. Ab2 α　　　　　　B. Ab2 β　　　　　　C. Ab1 α

D. Ab1 β　　　　　　E. Ab3

27. 可模拟抗原刺激产生 Ab1 的 B 细胞克隆活化的是

A. Ab2 α　　　　　　B. Ab2 β　　　　　　C. Ab1 α

D. Ab1 β　　　　　　E. Ab3

28. 应用抗 Rh 抗体预防新生儿溶血症是

A. Ab 的负调节作用　　　B. Ab 的正调节作用　　　C. Ab 的正负调节作用

D. Ab 的中和作用　　　　E. Ab 的调理作用

29. 独特型抗体的免疫调节是

A. Ab 的负调节作用　　　B. Ab 的正调节作用　　　C. Ab 的正负调节作用

D. Ab 的中和作用　　　　E. Ab 的调理作用

30. 哪些受体同时被交联可抑制 B 细胞的增殖？
    A. TCR 和 BCR
    B. BCR 和 FcγR II –β
    C. BCR 和 CR2
    D. BCR 和 FcμR II
    E. TCR 和 FcγR

31. 参与神经 – 内分泌 – 免疫之间调节的分子是
    A. 促肾上腺皮质激素（ACTH）
    B. IFN–γ
    C. IL–10
    D. IL–4
    E. TNF

32. 在免疫应答中具有免疫调节作用的分子是
    A. C5
    B. C3b
    C. C56789n
    D. IgA
    E. IgE

33. 抗独特型抗体
    A. 具有特异性针对 Ig 的 Fc 段
    B. 不具有与抗原相似的决定簇
    C. 具有特异性针对 Ig 的 c 区
    D. 能与 Ig 的独特型结构结合调节免疫应答
    E. 不具有调节免疫应答的作用

**B 型题**

题 34 ~ 35
    A. IL–14
    B. TGF–β
    C. IL–2
    D. PGE2
    E. IL–12

34. 由 Mφ 产生，抑制免疫细胞增殖，下调免疫应答

35. 抑制 IL–2 释放，对 CTL、Mφ 的活性起抑制作用，下调细胞免疫应答

题 36 ~ 38
    A. Ab1
    B. Ab2α
    C. Ab2β
    D. Ab2γ
    E. Ab3

36. 具有与外来抗原相似的决定簇

37. 结合抗原功能类似于 AB1

38. 阻断 AB1 的生物学功能

题 39 ~ 43
    A. Th17 细胞
    B. CTL 细胞
    C. Th1 细胞
    D. Th2 细胞
    E. Treg 细胞

39. 在免疫应答中晚期杀伤具有 MHC I 类分子的靶细胞

40. 具有促进炎症和自身免疫反应的作用

41. 参与迟发型超敏反应性 T 细胞

42. 通过细胞表面的 CTLA–4 竞争结合 CD80/CD86，抑制效应细胞功能

43. 参与速发型超敏反应的辅助性 T 细胞

题 44 ~ 48
    A. 促进免疫应答
    B. 抑制免疫应答
    C. 促进或抑制免疫应答
    D. 无免疫调节作用

44. 雌激素

45. 雄激素

46. 细胞因子

47. 肾上腺皮质激素

48. 胰岛素

## 二、拓展层次

### X 型题

1. 参与神经 – 内分泌 – 免疫之间调节的分子是
   A. 促肾上腺皮质激素（ACTH）　　　B. 内啡肽
   C. 去甲肾上腺素　　　　　　　　　　D. IL-1

2. 下列具有免疫调节功能的是
   A. Th 细胞　　　　　　　　　　　　B. Treg 细胞
   C. CTL 细胞　　　　　　　　　　　 D. $\gamma \delta T$

3. 参与神经内分泌免疫调节作用的因素有
   A. 免疫细胞产生的内分泌激素　　　　B. 神经及内分泌细胞表达细胞因子受体
   C. 免疫细胞产生的细胞因子　　　　　D. 免疫细胞表达神经递质，神经肽及激素受体

4. 作用于神经内分泌系统的细胞因子是
   A. IL-1　　　　　　　　　　　　　　B. EPO
   C. M-CSF　　　　　　　　　　　　　D. IL-6

5. 与免疫调节有关的因素是
   A. 免疫细胞　　　　　　　　　　　　B. 细胞因子
   C. 补体　　　　　　　　　　　　　　D. 神经递质

6. 抗独特型抗体与 B 细胞作用的结果可能出现
   A. 免疫耐受　　　　　　　　　　　　B. 刺激特异性 B 细胞活化
   C. 产生特异性细胞毒作用　　　　　　D. 抑制免疫应答

7. 在免疫应答中具有免疫调节作用的分子包括
   A. C9　　　　　　　　　　　　　　　B. C3b
   C. IL-2　　　　　　　　　　　　　　D. IgG

8. 免疫功能失调或异常将会导致
   A. 超敏反应　　　　　　　　　　　　B. 肿瘤
   C. 自身免疫病　　　　　　　　　　　D. 持续感染

9. 抗独特型抗体
   A. 具有特异性针对 Ig 的 Fc 段　　　 B. 可具有与抗原相似的决定簇
   C. 具有特异性针对 Ig 的 V 区　　　　D. 能与 Ig 的独特型结构结合调节免疫应答

10. 与机体免疫调节有关的是
    A. 在胸腺内 MHC 分子对 T 细胞的选择作用

B. 小鼠 H–2 I 区基因产物的表达

C. IL–1 直接作用下丘脑区神经元的 IL–1 特异性受体，促进 ACTH 释放

D. Th1 和 Th2 细胞免疫应答类型的转换

**填空题**

11. 抗原活化的 T 和 B 细胞发挥免疫效应后，细胞表面表达的【1】分子与自身表达的、脱落的或其他活化的 T 细胞表达的【2】结合诱导【3】，从而清除活化的 T 和 B 细胞，终止免疫应答。

12. T 细胞通过表面【4】分子与 APC 表面 B7 分子结合后，可产生活化第二信号；活化 T 细胞通过表面【5】分子与 APC 表面 B7 分子结合，可产生活化抑制信号。

13. 内分泌系统与神经系统通过【6】轴构成调节通路，调控免疫应答。

14. Mφ 通过分泌【7】作用于 NK 细胞，使 NK 细胞杀伤活性增强，产生【8】增多，促进 Th0 细胞分化成为【9】细胞，并抑制【10】细胞产生细胞因子。同时还促进具有特异性杀伤功能的【11】细胞的成熟。

15. 抗独特型抗体分为两类，一为【12】，能够阻断 Ab1 作为抗原与相应的 BCR 结合，抑制免疫应答；二为【13】，可模拟抗原与相应的 T 细胞克隆和 B 细胞克隆受体结合，增强免疫应答，此类抗独特型抗体被称为【14】。

16. 通过 IgG 形成的免疫复合物上的游离抗原决定簇与【15】结合，免疫复合物上的抗体【16】段与同一 B 细胞上的【17】结合，从而形成了【18】与【19】交联，导致 B 细胞产生【20】信号。

**判断改错题**

17. CTL、Th 和巨噬细胞具有免疫调节作用。

18. 抗体可以通过与抗原结合、形成免疫复合物和形成独特型 – 抗独特型网络等途径来调节免疫应答的强度及时限。

19. Mφ 可产生 PGE2 刺激免疫细胞增殖，上调免疫应答。

20. 免疫细胞和免疫器官可接受神经内分泌系统产生的神经内分泌肽作用，但其本身不具备产生神经内分泌肽的能力。

21. 免疫应答水平受 MHC 控制，但与非 MHC 连锁基因无关。

22. Ab2α 是针对 Ab1 的抗原结合部位产生的抗体，具有与抗原相似的表位。

23. 抗原内影像的存在提示可以应用抗独特型抗体代替抗原制备 Ab1。

24. B 细胞表面的 BCR 与 Fc 受体交联，可启动信号转导，促进 B 细胞的增殖。

25. 免疫系统本身具备较强的调节机制，因而不受神经内分泌系统的调控。

26. 抗独特型有两种，一种为针对抗原结合部位的独特型称 α 型，另一种为针对支架部分的独特型称 β 型。

**名词解释**

27. 免疫调节　　　　　42. 抗原竞争现象　　　　　43. 抗原的内影像

**问答题**

28. 简述抗体产生过程中的独特型 – 抗独特型网络调节。

29. 试述 Th 细胞在免疫调节中的作用。

**病例分析题**

30. 许多研究结果表明，患者在癌症发生前大都经历过重大的负性生活事件，如亲人死亡、工作的重大打击等。也有调查研究发现内向型性格、谨小慎微、多愁善感及长期内心焦虑、抑郁苦痛的人易患癌症。试用免疫应答调节理论对此现象加以分析。

31. 临床资料表明，流感病毒、肺炎链球菌合并感染时，肺炎链球菌所导致的脑膜炎发生的风险明显高于肺炎链球菌的单纯感染。试从免疫应答调节的角度对此现象加以分析。

（袁小林）

🅔 参考答案

# 第十七章 免疫耐受

## 【复习纲要】

### 一、免疫耐受的基本概念

免疫耐受（immunological tolerance）是指免疫系统对某些特定抗原所表现出的特异性无应答状态。当免疫系统与相应抗原接触时，可出现应答和耐受两种应答结果。诱导机体产生免疫应答的抗原称为免疫原（immunogens）；诱导产生免疫耐受的抗原称为耐受原（toleragen），或耐受性抗原（tolerogenic antigens）。

免疫耐受可天然形成，如机体在正常生理状态下对自身组织抗原的免疫耐受，又称之为自身耐受（self-tolerance）；自身耐受避免正常免疫系统对自身组织发生免疫攻击。免疫系统是通过多种机制维持自身免疫耐受，从而防止免疫系统对自身组织的破坏。自身耐受机制的异常将导致针对自身抗原的免疫应答，称为自身免疫（autoimmunity），相关疾病称为自身免疫病（autoimmune diseases）。

免疫耐受也可以后天获得。在正常情况下，外来抗原进入机体后，能够刺激免疫系统对其发生有效的免疫应答。但在某些条件下，免疫系统却能对本应发起免疫应答的抗原产生不应答状态，称为获得性免疫耐受。例如，机体的免疫系统对消化道接触的食物和呼吸道接触的花粉等抗原的免疫耐受就属获得性免疫耐受。获得性免疫耐受使机体能够适应经常接触的环境抗原。

### 二、免疫耐受的形成与维持

免疫耐受机制按 T、B 细胞形成的时期不同分为中枢耐受（central tolerance）和外周耐受（peripheral tolerance）。T、B 细胞在中枢免疫器官的分化、发育过程中所形成耐受机制称为中枢耐受机制；维持成熟的 T、B 细胞在外周的免疫状态称之为外周耐受机制。

#### （一）中枢耐受机制

中枢耐受机制分为 T 细胞的中枢耐受和 B 细胞的中枢耐受。

1. T 细胞的中枢耐受机制是 T 细胞在胸腺内成熟过程中，由于 TCRα 和 TCRβ 链基因片段的随机重排，未成熟的 T 细胞可表达多种多样的 TCR，与自身抗原具有高亲和力的未成熟 T 细胞通过阴性选择被清除。

2. B 细胞的中枢耐受机制是骨髓中未成熟 B 细胞的 BCR 与骨髓基质细胞表面的自身抗原或可溶性自身抗原以较高的亲和力结合，该 B 细胞将进入可逆性分化暂停状态，可发生特异性改变或被清除。

### （二）外周耐受机制

由于中枢免疫器官自身抗原不表达或表达不足，自身反应性 T 和 B 细胞克隆没有被有效地清除，可通过相应机制维持外周自身反应性的 T 和 B 细胞对自身抗原处于不应答状态。外周耐受机制包括：

1. 自身反应性淋巴细胞的克隆无能。T 和 B 细胞的活化需要包括来自抗原、共刺激分子和细胞因子等多种刺激信号的共同作用。其中某种活化刺激信号的缺失或无功能，均可导致 T、B 细胞不能活化，处于不活化的"无能"状态。

2. 活化诱导自身反应性淋巴细胞死亡。持续存在的抗原对 T、B 细胞的不断刺激可导致活化的细胞凋亡（如图 17-7），这种细胞程序性死亡称为活化诱导细胞死亡（activation-induced cell death，AICD）。

3. 调节性 T 细胞的作用。CD4$^+$CD25$^+$Treg 是一类具有免疫调节（或抑制）作用的专职调节 T 细胞群。存在于外周的自身反应性 T、B 细胞的活化均受到 Treg 细胞的抑制，维持自身耐受状态，

4. 独特型网络的致耐受作用。独特型－抗独特性网络系统通过若干机制在耐受性的形成和自身耐受的维持发挥作用。

5. 淋巴细胞移行限制。自身反应性淋巴细胞仅表达 L－选择素和 CD45RA 等黏附分子，因此不能穿过血管壁进入外周组织，使得自身反应性淋巴细胞很少有机会接触外周组织中的自身抗原，从而维持耐受状态。

## 三、免疫耐受与临床

免疫耐受是免疫系统的重要生理功能之一。了解影响适应性免疫耐受形成的因素，进行人工诱导耐受和人工终止耐受，将对病理免疫应答的防治具有重要的生物学意义和临床应用价值。

### （一）人工诱导耐受

可通过诱导对自身抗原耐受为治疗自身免疫病提供特异手段；诱导对移植物耐受预防移植排斥反应；诱导对变应原耐受防治变态反应。

免疫耐受是否能成功诱导主要取决于抗原和机体两方面的因素。抗原的性质、剂量、免疫接种途径、抗原在体内的持续时间以及是否添加佐剂等是决定抗原能否诱导耐受建立的重要因素。机体方面的因素包括免疫系统的成熟度、动物的种属和品系和免疫抑制措施的影响。

### （二）人工终止耐受

可通过打破肿瘤的耐受，激发有效的抗肿瘤免疫应答；终止对某些病原微生物的耐受则是一些慢性感染治疗的有效手段。

使用各种模拟抗原物质，可特异性地破坏或终止已建立的免疫耐受性。终止耐受的方式有通过理化或生物因素改变耐受原结构，注射与耐受原结构类似的新抗原；提高第二刺激信号分子 B7、CD40 等的表达；抑制或清除 CD4$^+$CD25$^+$Treg 细胞。

# 【习题部分】

## 一、基础层次

### A 型题

1. 免疫耐受是指机体对
   A. 任何抗原都不发生反应的状态
   B. 改变的自身成分不发生反应的状态
   C. 某些特定抗原的特异性无应答状态
   D. 过敏原不发生反应的状态
   E. 超抗原不发生反应的状态

2. 有关免疫耐受下述正确的是
   A. 免疫系统不发生免疫应答
   B. 免疫系统发生免疫应答的特殊类型
   C. 无需抗原诱导
   D. 只能天然形成
   E. 没有特异性

3. 关于免疫耐受，下述错误的是
   A. 是机体对某种抗原的特异性免疫无应答性
   B. 是免疫应答的一种特殊形式
   C. 可先天获得，亦可后天诱导
   D. 诱导产生免疫耐受的抗原称为耐受原
   E. 免疫耐受可维持终生

4. 天然免疫耐受是指机体免疫系统
   A. 对任何抗原都不发生应答的状态
   B. 对非己抗原不发生应答的状态
   C. 对改变的自身组织不发生应答的状态
   D. 对过敏原不发生应答的状态
   E. 对正常自身组织成分不发生应答的状态

5. 自身耐受是指免疫系统
   A. 对自身正常组织和细胞的不应答状态
   B. 对改变的自身成分不发生反应的状态
   C. 对衰老病变细胞不发生反应的状态
   D. 对肿瘤细胞不发生反应的状态
   E. 对病毒感染细胞不发生反应的状态

6. 关于免疫耐受正确的是
   A. 具有特异性
   B. 类似于免疫抑制
   C. 具有终身维持特点
   D. 只能由自身抗原诱导
   E. 只能由外来抗原诱导

7. 关于中枢耐受不正确的是

A. T、B 细胞耐受形成的最敏感阶段是在中枢免疫器官

B. 自身反应性 T 细胞可在胸腺被克隆清除

C. 自身反应性 B 细胞可在骨髓中发生凋亡。

D. 组织特异性自身抗原（TSA）是中枢耐受机制的关键分子

E. 中枢耐受机制可清除所有自身反应性 T、B 细胞

8. 清除自身反应性 T 细胞克隆的主要部位是

    A. 骨髓                B. 胸腺               C. 脾

    D. 淋巴结           E. 黏膜相关淋巴样组织

9. 清除自身反应性 B 细胞克隆的主要部位是

    A. 骨髓                B. 胸腺               C. 脾

    D. 淋巴结           E. 黏膜相关淋巴样组织

10. 关于胸腺阴性选择不正确的是

    A. 胸腺阴性选择可导致自身反应性 T 细胞凋亡

    B. 胸腺阴性选择使自身反应性 T 细胞滞留在胸腺

    C. 组织特异性自身抗原（TSA）是阴性选择的关键分子

    D. 自身免疫调节因子（AIRE）可调控 TSA 的表达

    E. AIRE 基因突变可引起自身免疫

11. 胸腺 T 细胞的中枢耐受哪点描述是错误的

    A. 通过细胞程序性死亡清除自身反应性 T 细胞

    B. 髓质上皮细胞是清除自身反应性 T 细胞的主要细胞

    C. 髓质上皮细胞表达的组织特异性抗原（TSA）是关键分子

    D. 胸腺阴性选择可清除所有自身反应性 T 细胞

    E. 自身免疫调节因子（AIRE）可调节 TSA 的表达

12. 胸腺自身反应性 T 细胞可通过哪种机制被清除

    A. 阴性选择         B. 阳性选择         C. MHC 限制性

    D. 克隆无能         E. 受体交联

13. 外周耐受机制不包括

    A. 自身反应性 T、B 细胞克隆无能     B. 免疫抑制剂的作用

    C. 调节性 T 细胞的作用            D. 独特型网络的致耐受作用

    E. 淋巴细胞移行限制

14. 由 T 细胞克隆无能性所致的耐受正确的是

    A. 由于自身反应性 T 细胞克隆消除，是不可逆的

    B. 由于自身反应性 T 细胞克隆消除，是可逆的

    C. 由于缺乏共刺激分子信号，是不可逆的

    D. 由于缺乏共刺激分子信号，是可逆的

    E. 由于缺乏抗原处理，是不可逆的

15. B 细胞克隆无能所致耐受机制正确的是

A. 自身反应性 B 细胞无法识别抗原

B. 自身反应性 B 细胞不能获得 Th 细胞辅助

C. 自身反应性 B 细胞克隆清除

D. 自身反应性 B 细胞缺少共刺激分子

E. 自身反应性 B 细胞凋亡

16. 与活化诱导自身反应性细胞死亡所致耐受的机制是

A. 自身反应性 T 细胞活化，细胞表面 FasL 表达增加，导致细胞凋亡

B. 自身反应性 T 细胞活化，细胞表面 FasL 表达降低，导致细胞凋亡

C. 自身反应性 T 细胞缺少共刺激分子，导致细胞凋亡

D. 自身反应性 B 细胞 Fas 和 FasL 发生突变，导致细胞凋亡

E. 自身反应性 B 细胞缺少共刺激分子，导致细胞凋亡

17. 介导活化诱导自身反应性细胞死亡的表面分子是

A. CTLA-4 和 B7　　　　B. CD40 和 CD40L　　　　C. CD2 和 LFA-3

D. CD28 和 B7　　　　　E. Fas 和 FasL

18. 关于调节性 T 细胞（Treg）的耐受作用不正确的是

A. CD4$^+$CD25$^+$Treg 可抑制自身反应性 T 细胞的活化

B. CD4$^+$CD25$^+$Treg 可使自身反应性 T 细胞的克隆清除

C. CD4$^+$CD25$^+$Treg 功能缺少可导致自身免疫性疾病

D. 转录调节因子 FOXP3 与 CD4$^+$CD25$^+$ Treg 细胞功能相关

E. CTLA-4 和膜结合 TGF-β 与 CD4$^+$CD25$^+$ Treg 细胞功能相关

19. 独特型网络的致耐受作用的机制不正确的是

A. 抗独特型抗体能造成独特型阳性 B 细胞耗尽

B. 抗独特型抗体与 B 细胞上的抗原受体结合而抑制抗体产生

C. 抗独特型抗体可拮抗自身抗体对组织的破坏

D. 抗独特型抗体可诱导 Treg 产生抑制性细胞因子

E. 抗独特型抗体与自身反应性 T 细胞耐受无关

20. 由淋巴细胞移行限制维持免疫耐受作用机制不正确是

A. 未活化的自身反应性淋巴细胞不能穿过血管壁进入外周组织

B. 与自身抗原接触的 B 细胞失去进入淋巴滤泡的能力

C. 与自身抗原接触的 B 细胞失去了产生自身抗体能力

D. 自身反应性 B 细胞的 BCR 表达异常

E. 自身反应性 B 细胞趋化因子受体（CXCR5）的表达降低

21. 抗原的性质影响免疫耐受哪项是错的

A. 抗原的分子量越小越容易诱发免疫耐受

B. 抗原与动物的亲缘越近越容易诱发免疫耐受

C. 蛋白质的非聚合单体物质容易诱发免疫耐受

D. 颗粒性抗原如异形红细胞和细菌容易诱发免疫耐受

E. 不易被 APC 摄取及呈递容易诱发免疫耐受

22. 抗原的剂量影响免疫耐受哪项是错的

    A. T 细胞比 B 细胞更易于诱导耐受

    B. TI 抗原低剂量才能诱导细胞产生耐受

    C. TD 抗原低剂量与高剂量均可诱导耐受产生

    D. 抗原剂量过低，不足以激活 T 及 B 细胞，致低带耐受

    E. 抗原剂量太高，激活调节性 T 细胞，致高带耐受

23. 容易引起免疫耐受的抗原注入途径顺序为

    A. 腹腔注射 > 皮下注射 > 静脉注射　　　B. 腹腔注射 > 静脉注射 > 皮下注射

    C. 静脉注射 > 皮下注射 > 腹腔注射　　　D. 静脉注射 > 腹腔注射 > 皮下注射

    E. 皮下注射 > 腹腔注射 > 静脉注射

24. 佐剂对免疫耐受的影响正确的是

    A. 抗原不加佐剂易致耐受

    B. 抗原不加佐剂易诱导免疫应答

    C. 抗原不加佐剂可延长在体内的持续时间

    D. 抗原加佐剂不利于诱导免疫应答

    E. 抗原加佐剂可降低抗原呈递细胞表面共刺激因子的表达

25. 实验动物最容易诱导免疫耐受的时期是

    A. 胚胎期　　　　　　　B. 幼年期　　　　　　　C. 成年期

    D. 老年期　　　　　　　E. 青春期

26. 关于诱导免疫耐受的措施哪项是正确的

    A. 免疫抑制状态不利于诱导免疫耐受

    B. 大剂量免疫抑制剂有利于建立免疫耐受

    C. 增强共刺激分子表达有利于诱导机体对抗原的耐受

    D. 抑制 DC 的功能有利于诱导耐受形成

    E. IL-10、TGF-β 的使用不利于诱导免疫耐受

27. 在下面哪种情况下可采用终止免疫耐受的策略

    A. 自身免疫病　　　　　B. 过敏反应　　　　　　C. 移植排斥

    D. 免疫缺陷　　　　　　E. 肿瘤

28. 终止免疫耐受的措施是

    A. 下调 MHC 分子表达　　B. 下调共刺激分子表达　　C. 下调 DC 细胞的功能

    D. 下调 Treg 的功能　　　E. 下调抗原的表达

29. 下列哪项不是造成成年动物免疫抑制的措施

    A. 全身淋巴组织射线照射　　B. 切除脾　　　　　　C. 注射抗淋巴细胞抗体

    D. 应用免疫抑制药物　　　　E. 胸导管引流，除去循环中的淋巴细胞

30. 下列哪种疾病无法通过诱导免疫耐受进行治疗

    A. 荨麻疹　　　　　　　B. 肝癌　　　　　　　　C. 肾移植

D. 系统性红斑狼疮　　　E. 类风湿关节炎

**B 型题**

题 31～34

　　A. 中枢性免疫耐受　　　B. 外周性免疫耐受　　　C. 人工诱导免疫耐受

　　D. 免疫缺陷　　　E. 免疫抑制

31. 胸腺的阴性选择

32. Treg 的免疫抑制作用

33. 抗淋巴细胞单克隆抗体破坏相应淋巴细胞

34. 移植异种抗原至胸腺

## 二、拓展层次

**填空题**

1. 当免疫系统与相应抗原接触时，可出现【1】和【2】两种应答结果。

2. 免疫耐受是指免疫系统对【3】所表现出的【4】状态。

3. 诱导机体产生免疫应答的抗原称为【5】；诱导产生免疫耐受的抗原称为【6】。

4. 自身耐受机制的异常将导致针对自身抗原的免疫应答，称为【7】，相关疾病称为【8】。

5. T、B 细胞在中枢免疫器官的分化、发育过程中所形成耐受机制称为【9】；维持成熟的 T、B 细胞在外周的免疫状态称之为【10】。

6. 胸腺髓质上皮细胞和髓样树突细胞可表达上千种【11】，使得自身反应性 T 细胞可通过【12】被清除。

7. 克隆无能是指自身反应性 T 细胞由于缺乏【13】，对自身抗原不产生应答。

8. $CD4^+ CD25^+Treg$ 是一类具有【14】作用的专职调节 T 细胞群。

9. 抗原的【15】、【16】、【17】、【18】等是决定抗原能否诱导耐受建立的重要因素。

10. 抗原进入机体的途径影响免疫耐受的形成，抗原经【19】、【20】和【21】最易诱导耐受，其次为【22】，不易诱导机体产生耐受的途径是【23】及【24】。

**名词解释：**

11. 免疫耐受　　　12. 耐受原　　　13. 中枢耐受

14. 外周耐受　　　15. 克隆无能　　　16. $CD4^+CD25^+$ Treg

**问答题：**

17. 分别叙述 T 细胞和 B 细胞的中枢耐受机制。

18. 简述维持外周免疫耐受的机制。

19. 影响免疫耐受的因素有哪些？

20. 试分析人工诱导免疫耐受的意义。

（李 一）

ⓔ 参考答案

# 第十八章 自身免疫

## 【复习纲要】

### 一、自身免疫及自身免疫病的概念

自身免疫（autoimmunity）是机体免疫系统对自身组织产生的免疫应答。自身免疫病（autoimmune diseases）是指由于自身免疫应答导致了正常自身组织结构的损伤和功能障碍。

在正常人体内，自身抗体、自身反应性 T 细胞和自身反应性 B 细胞存在的存在，对于清除体内衰老变性的细胞，维持机体的自身稳定具有重要的生理学意义。只有机体免疫系统在某些内因和外因诱发下，对自身抗原产生过度的免疫应答，并在某些因素作用下导致组织损伤或器官功能障碍，才出现自身免疫病。

### 二、自身免疫病的分类与免疫学特征

1. 自身免疫病分类

根据自身免疫应答针对的自身抗原的分布将自身免疫病分为器官特异性（organ-specific）自身免疫病和非器官特异性（non-organ-specific）自身免疫病。在两种类型之间也存在一些中间型自身免疫病。器官特异性自身免疫病是指自身抗原存在于某一特定靶器官（如胰腺、脑、甲状腺和消化道等）。代表疾病为桥本甲状腺炎、糖尿病等。非器官特异性自身免疫病是指自身抗原存在的组织分布于全身。代表性疾病为系统性红斑狼疮、类风湿关节炎等。

2. 自身免疫病的免疫学特征

自身免疫病具有下列免疫学特征，并可作为诊断自身免疫病的参考指标：①患者血液中含有高效价自身抗体或自身反应性淋巴细胞；②通过患者血清或淋巴细胞可以被动转移疾病；③应用自身抗原或自身抗体可在动物建立疾病模型；④通过患病动物的血清或淋巴细胞可以将疾病被动转移至健康动物；⑤患者或患病动物病变组织中有 Ig 沉积或淋巴细胞浸润；⑥常与其他自身免疫病共存；⑦免疫抑制剂治疗有效。

### 三、自身免疫病的发病诱因和机制

自身免疫病的确切发病机制还不清楚，以下机制可能导致自身免疫病发生：

1. 分子模拟　不同来源的基因或其蛋白产物具有的相似结构（可为一级结构，也可为高级结构）称为分子模拟（molecular mimicry）。

2. 免疫隔离部位抗原的释放　胚胎时期自身抗原含量很低，不足以刺激免疫应答，或者自身抗原被隔离在某些部位成为免疫隔离部位抗原而未被识别，出生后在外伤或感染情况下，免疫隔离部位抗原进入血液循环和外周免疫器官，从而导致自身免疫病的发生。

3. 自身抗原改变　细胞表面的自身抗原由于受病毒感染或药物的化学作用，改变了原有的结构，产生了新的抗原决定基，从而破坏了原有的自身免疫耐受，发生自身免疫病。

4. 表位扩展　外源性抗原分子中存在两种表位，即引起初始免疫应答的优势表位和引起后续免疫应答的隐蔽表位。针对隐蔽表位的免疫反应往往与自身抗原有交叉反应，这种在自身免疫病的发病过程中对新的自身抗原的获得性识别称为表位扩展（epitope spreading）。

5. 自身反应性淋巴细胞逃避"克隆清除"　自身反应性淋巴细胞逃避中枢阴性选择的克隆清除，成熟后进入了外周免疫器官，即可对相应的自身抗原刺激产生免疫应答，引起自身免疫病。

6. 自身反应性淋巴细胞旁路活化　外来抗原具有与自身抗原相同或相似的 B 细胞表位，但 T 细胞表位不同，则可以激活相应的 T 细胞克隆，从而使自身反应性 B 细胞活化，产生自身免疫病。此外，某些病毒和细菌的产物进入机体后，在激活相应的 B 细胞的同时，也可以非特异性地直接多克隆激活自身反应性 B 细胞，从而产生自身抗体。

7. 免疫调节异常　在免疫调节异常情况下，如 Th1 细胞和 Th2 细胞功能失衡、细胞因子产生紊乱、MHC Ⅱ类抗原表达失调、抑制性免疫调节作用减弱等，可发生自身免疫病。

8. 遗传　抗原特异性自身免疫反应具有家族性倾向，某些自身免疫病与特定的 HLA 型别相关联，某些基因位点突变也与自身免疫病的发生有关。

9. 年龄与性别　自身免疫病多发生于老年人，儿童发病非常少见；女性发病高于男性。

## 四、自身免疫病的组织损伤机制

自身免疫病引起组织损伤的效应机制基本上是 Ⅱ、Ⅲ、Ⅳ型超敏反应的发生机制。

1. 自身抗体介导的组织损伤（Ⅱ型超敏反应）

（1）自身抗体直接介导细胞破坏　自身抗体与细胞表面的自身抗原结合后，通过 Fc 段与吞噬细胞表面的 Fc 受体结合，或者激活补体后，通过与吞噬细胞表面的 C3 受体结合而损伤自身细胞，如自身免疫性溶血性贫血和血小板减少性紫癜。自身抗体也可以直接与组织结合，通过吸引吞噬细胞释放溶解酶而导致组织损伤，如肺 - 肾综合征。

（2）自身抗体调变细胞功能　自身抗体与某些细胞表面分子结合，可以通过干扰或增强细胞功能而引起自身免疫病。如在重症肌无力中，抗乙酰胆碱受体抗体与神经肌肉接头处乙酰胆碱受体结合，导致乙酰胆碱受体数量减少，引起肌肉收缩无力。在 Graves 病中，抗甲状腺刺激素（TSH）受体抗体和 TSH 受体结合，使甲状腺素过量分泌引起甲状腺功能亢进。

2. 自身抗原 - 抗体复合物介导的组织损伤（Ⅲ型超敏反应）　自身抗原形成的循环免疫复合物，通过激活补体或使携带 Fc 受体的细胞释放介质而导致组织损伤。免疫复合物也可能与淋巴细胞表面的 Fc 受体结合而干扰正常的免疫调节作用。免疫复合物也可沉积在血管引起血管炎的发生。系统性红斑狼疮性肾病是由免疫复合物沉积致病的典型例子。

3. 自身反应性 T 细胞介导的组织损伤（Ⅳ型超敏反应）　在自身免疫病的发病机制中，细胞介导免疫起到最基本的作用，因为 T 细胞不仅参与辅助 B 细胞产生自身抗体，也可直接引起组织的炎症性损伤。T 细胞浸润是器官特异性自身免疫病糖尿病和多发性硬化的标志。

### 五、自身免疫病的免疫治疗

1. 非特异性免疫治疗　目前对自身免疫病的免疫学治疗基本上是抑制免疫性炎症反应的不同环节。如①非甾体抗炎药或糖皮质激素降低炎症反应；②非特异性免疫抑制剂，尤其是环孢素和他克莫司抑制免疫细胞活性；③血浆置换清除自身抗体和免疫复合物；④抗肿瘤的细胞毒药物破坏引发自身免疫病的 ART 和 ARB；⑤放射线照射杀伤免疫细胞等。上述方法应慎重应用，以免造成继发性免疫缺陷。

2. 特异性免疫治疗目前基于自身免疫病的发病和效应机制，在实验动物模型上已进行了特异性免疫抑制治疗的尝试，有些已转入临床试验阶段。主要的方法有：①抗 CD4、CD3、MHC-Ⅱ类分子等单克隆抗体抑制 APC、自身反应性 T 细胞和自身反应性 B 细胞之间的协同作用；②抗自身反应性 T 细胞的 TCR 和自身反应性 B 细胞的 BCR 独特型抗体清除这些细胞；③自身反应性 T 细胞克隆或其 TCR 多肽调节 T 细胞功能；④由自身抗体制备的 Fab 段或单链抗体封闭靶抗原表位；⑤口服自身抗原诱导自身免疫耐受；⑥应用细胞因子纠正 Th1/Th2 偏移；⑦同种异体造血干细胞移植重建免疫系统等。

## 【习题部分】

### 一、基础层次

**A 型题**

1. 关于自身抗体和自身免疫病说法正确的是

    A. 检出抗核抗体即可诊断患有自身免疫病

    B. 检出自身反应性 T 细胞即可诊断患自身免疫病

    C. 自身抗体有助于清除衰老变性的细胞

    D. 免疫缺陷患者不会发生自身免疫病

    E. 自身抗体都能导致组织损伤

2. 自身免疫病分类的依据是

    A. 发病机制　　　　　B. 自身抗原的分布　　　　C. 病变的范围

    D. 受累器官的多少　　E. 组织损伤的效应机制

3. 典型的器官特异性自身免疫病是

    A. 系统性红斑狼疮　　　B. 桥本甲状腺炎　　　　C. 皮肌炎

    D. 类风湿关节炎　　　　E. 硬皮病

4. 关于自身免疫病发病因素说法正确的是

A. 儿童发病多于老年人

B. 男性多于女性

C. 切除卵巢后发病率增高

D. 睾酮可诱发某些品系小鼠出现系统性红斑狼疮

E. 切除小鼠卵巢可避免某些品系小鼠发生自发性系统性红斑狼疮

5. 关于自身免疫病发病与遗传因素关系说法正确的是

A. 非器官特异性自身免疫病发病主要由遗传因素决定

B. 完全是由环境因素决定的

C. 器官特异性自身免疫病发病主要由环境因素决定

D. 某些自身免疫病与特定的 HLA 型别相关联

E. 双卵双生子自身免疫病患病一致性通常高于单卵双生子

6. 发生机制主要与分子模拟有关的疾病是

A. 风湿性心脏病

B. 自身免疫性甲状腺炎

C. 交感性眼炎

D. 降压药物诱发的自身免疫溶血性贫血

E. 睾丸外伤后的不育症

7. 发生机制主要与表位扩展有关的疾病是

A. 风湿性心脏病

B. 慢性反复发作性实验性过敏反应性脑脊髓炎

C. 自身交感性眼炎

D. Graves 病

E. 长期服用甲基多巴引起的自身免疫性溶血性贫血

8. 交感性眼炎的主要致病机制是由于

A. 分子模拟

B. 决定基扩展

C. 隐蔽抗原释放

D. 自身抗原被修饰

E. Th 与 Ts 细胞调节异常

9. 长期服用降压药甲基多巴发生自身免疫性溶血性贫血的原因是

A. 甲基多巴诱导红细胞基因突变，产生新抗原

B. 红细胞表面抗原构象改变

C. 甲基多巴与红细胞有相同的抗原决定簇

D. 甲基多巴多克隆激活 B 细胞

E. 甲基多巴抑制 Ts 细胞活性

10. 下列不属于自身免疫病免疫学特征的是

A. 患者血液中含有高效价的自身抗体或自身反应性淋巴细胞

B. 通过血清或淋巴细胞可以被动转移疾病

C. 应用自身抗原或自身抗体可在动物建立疾病模型

D. 患者或患病动物病变组织中有 Ig 沉积或淋巴细胞浸润

E. 不与其他自身免疫病共存

11. 由自身抗体直接介导组织细胞破坏造成的自身免疫病是

    A. 肺 – 肾综合征        B. 类风湿关节炎

    C. 系统性红斑狼疮肾炎        D. 实验性过敏反应性脑脊髓炎

    E. 多发性硬化

12. 主要由Ⅲ型超敏反应介导的自身免疫病是

    A. 血小板减少性紫癜        B. 自身免疫性溶血性贫血

    C. 肺 – 肾综合征        D. 系统性红斑狼疮肾炎

    E. 胰岛素依赖性糖尿病

13. 主要由细胞炎症性效应介导的组织损伤是

    A. 血小板减少性紫癜        B. 自身免疫性溶血性贫血

    C. 实验性过敏反应性脑脊髓炎        D. 系统性红斑狼疮

    E. 肺 – 肾综合征

14. 自身抗体调变细胞功能造成的自身免疫病是

    A. 血小板减少性紫癜        B. Graves 病

    C. 胰岛素依赖性糖尿病        D. 系统性红斑狼疮

    E. 肺 – 肾综合征

15. 关于自身免疫病诊断说法正确的是

    A. 检出抗双链 DNA 抗体是确诊 SLE 的指标

    B. 检出类风湿因子是确诊类风湿关节炎的指标

    C. 根据自身抗体的效价可以确定疾病的严重程度

    D. 免疫抑制剂治疗有效是排除自身免疫病的参考因素之一

    E. 检出自身抗体只能作为诊断的参考性指标

16. 属于自身免疫病特异性免疫抑制疗法的是

    A. 糖皮质激素降低炎症反应

    B. 环孢素抑制免疫细胞活性

    C. 血浆置换清除自身抗体和免疫复合物

    D. 口服自身抗原诱导自身免疫耐受

    E. 抗肿瘤的细胞毒药物破坏自身反应性 T 细胞和 B 细胞

17. 与 SLE 无关的抗体是

    A. 抗 ssDNA 抗体        B. 抗组蛋白抗体

    C. 抗 Sm 抗体        D. 抗肾小球基膜抗体

    E. 抗 EB 病毒抗体

18. 属于自身免疫病非特异性免疫疗法的是

    A. 抗自身反应性 T 细胞的 TCR 和自身反应性 B 细胞的 BCR 独特型抗体清除这些细胞

    B. 由自身抗体制备的 Fab 段或单链抗体封闭靶抗原表位

C. 血浆置换清除自身抗体和免疫复合物

D. 口服自身抗原诱导自身耐受

E. 同种异体造血干细胞移植重建免疫系统

19. 关于胰岛素依赖性糖尿病（IDDM）说法正确的是

    A. 抗胰岛素抗体与胰岛素结合是 IDDM 胰岛素缺乏的主要原因

    B. 抗胰岛细胞抗体刺激胰岛细胞过度分泌无活性的胰岛素

    C. Ⅲ型超敏反应参与 IDDM 的发病机制

    D. 抗体介导的超敏反应不参与 IDDM 的细胞损伤

    E. CTL 的细胞毒作用是造成 β 细胞破坏的重要因素

20. 关于重症肌无力的正确叙述是

    A. 自身抗原为胸腺细胞表面抗原

    B. 自身抗原为乙酰胆碱

    C. 自身抗体使突触前膜损伤，乙酰胆碱释放减少

    D. 自身抗体损伤肌细胞，引起进行性肌坏死

    E. 自身抗体损伤突触后膜，使乙酰胆碱受体数量减少

21. 与风湿性心脏病发病机制关系密切的是

    A. 抗 HLA 抗体

    B. 免疫复合物沉积

    C. 与心肌反应的 NK 细胞

    D. 抗与心脏有交叉反应的 A 族溶血性链球菌抗原的抗体

    E. 高水平的类风湿因子

22. 抗促甲状腺激素（TSH）受体的抗体

    A. 常在慢性甲状腺炎病人血清中检出

    B. 同促甲状腺激素竞争结合 TSH 受体

    C. 同促甲状腺激素受体结合使其数量减少

    D. 同促甲状腺激素受体结合后促进甲状腺激素的产生

    E. 常导致甲状腺球蛋白合成的抑制

23. 关于类风湿因子说法正确的是

    A. 参与风湿性心脏病和类风湿关节炎的组织损伤

    B. 是针对心内膜和关节滑膜表面抗原的自身抗体

    C. 有 IgM、IgG、IgA 三种类型

    D. 引起组织损伤的效应机制主要是 Ⅱ 型超敏反应

    E. 不存在于正常人及其他自身免疫病患者血清中

24. 引起类风湿关节炎患者关节损伤的类风湿因子是

    A. 同 IgG 的 Fab 段发生反应的 IgG

    B. 同 IgG 的 Fc 段发生反应的 IgG

    C. 同 IgG 的 Fab 段发生反应的 IgM

    D. 同 IgG 的 Fc 段发生反应的 IgM

    E. 同 IgM 的重链发生反应的 IgG

25. 类风湿因子是针对

    A. 细菌表面抗原的 IgA             B. 变性的胶原蛋白的 IgG

    C. 变性的 IgG 的 IgM             D. dsDNA 的 IgG

    E. 热休克蛋白的 IgG

26. 关于系统性红斑狼疮的正确叙述是

    A. 组织损伤主要发生在周身皮肤

    B. 抗核抗体是主要的致病性自身抗体，包括抗核酸和抗核蛋白抗体

    C. 抗 ssDNA 抗体有较高的特异性，可作为 SLE 活动性的判定指标

    D. 抗 Sm 抗体是抗组蛋白抗体的一种，几乎仅见于 SLE 患者

    E. 患者血中不能检出类风湿因子，是区别于类风湿关节炎的重要指标

27. 下述组合错误的是

    A. 抗谷氨酸脱羧酶抗体—1 型糖尿病

    B. 抗变性 IgG 抗体—类风湿关节炎

    C. 抗核抗体—SLE

    D. 抗 AChR 抗体—重症肌无力

    E. 抗甲状腺球蛋白抗体—甲状腺功能亢进

28. 属于隐蔽抗原的是

    A. 组织相容性抗原             B. 人类免疫缺陷病毒包膜蛋白 gp120

    C. 胰岛 β 细胞                D. 组蛋白

    E. 肾小球基膜

29. 属于典型的非器官特异性自身免疫病的是

    A. 类风湿关节炎              B. 慢性甲状腺炎

    C. 重症肌无力                D. 自身免疫性溶血性贫血

    E. Graves 病

30. 重症肌无力中的自身抗原是

    A. 乙酰胆碱         B. 乙酰胆碱受体         C. 胰岛素受体

    D. 红细胞             E. 血小板

31. 由隐蔽抗原释放引起的自身免疫病是

    A. 风湿性心脏病        B. 强直性脊柱炎        C. 交感性眼炎

    D. 自身免疫溶血性贫血     E. 重症肌无力

32. 抗促甲状腺激素受体抗体主要见于

    A. 风湿性心脏病        B. 胰岛素依赖性糖尿病      C. 自身免疫性甲状腺炎

    D. Graves 病            E. 重症肌无力

33. 抗乙酰胆碱受体抗体主要见于

    A. 风湿性心脏病        B. 胰岛素依赖性糖尿病      C. 自身免疫性甲状腺炎

D. 实验性过敏反应性脑脊髓炎      E. 重症肌无力

34. 抗甲状腺球蛋白抗体主要见于

     A. 风湿性心脏病      B. 胰岛素依赖性糖尿病      C. 自身免疫性甲状腺炎

     D. Graves 病      E. 重症肌无力

35. 由针对细胞核抗原发生的病理性免疫应答引起的自身免疫病是

     A. 系统性红斑狼疮      B. 胰岛素依赖性糖尿病      C. 自身免疫性甲状腺炎

     D. 多发性硬化      E. 原发性胆汁性肝硬化

36. 关于自身抗体和自身免疫病叙述正确的是

     A. 抗胰岛素受体抗体—胰岛素依赖性糖尿病

     B. 抗胃壁细胞抗体—恶性贫血

     C. 抗促甲状腺激素抗体—慢性甲状腺炎

     D. 抗乙酰胆碱受体抗体—多发性硬化

     E. 抗髓磷脂碱性蛋白抗体—重症肌无力

37. 关于类风湿关节炎说法正确的是

     A. 关节及关节周围结缔组织损伤主要由 II 型超敏反应介导

     B. 类风湿因子为抗关节滑膜表面抗原抗体

     C. 类风湿因子只有 IgG 一种类型

     D. 类风湿因子是类风湿关节炎的特异性自身抗体

     E. 持续高滴度类风湿因子提示疾病处于活动期

38. 由循环免疫复合物沉积引起的自身免疫病是

     A. 多发性硬化      B. 重症肌无力      C. 类风湿关节炎

     D. 胰岛素依赖性糖尿病      E. 自身免疫性甲状腺炎

39. 关于自身抗原和自身免疫病的正确组合是

     A. 甲状腺球蛋白—Graves 病

     B. 乙酰胆碱受体—胰岛素依赖性糖尿病

     C. 髓磷脂碱性蛋白—重症肌无力

     D. 变性 IgG—类风湿关节炎

     E. 钙蛋白酶抑制物—多发性硬化

40. 关于自身抗体叙述正确的是

     A. 自身抗体不出现于正常人体内

     B. 自身抗体的检出意味着患有自身免疫病

     C. 自身抗体通过 I 型超敏反应造成细胞损伤

     D. 自身抗体都是 IgG 类抗体

     E. 由自身抗体介导的自身免疫病可以通过血清被动转移

41. 属于自身免疫性疾病的是

     A. 高血压      B. 再生障碍性贫血      C. 肺炎球菌肺炎

     D. 慢性活动性肝炎      E. 白血病

42. 主要见于自身免疫性甲状腺炎患者的抗体是

    A. 抗乙酰胆碱受体抗体　　　　　　　B. 抗促甲状腺激素抗体

    C. 抗甲状腺球蛋白抗体　　　　　　　D. 抗髓磷脂碱性蛋白抗体

    E. 抗变性 IgG 抗体

43. 自身抗原主要为乙酰胆碱受体的自身免疫病是

    A. 多发性硬化　　　　　B. 重症肌无力　　　　　C. 类风湿关节炎

    D. 胰岛素依赖性糖尿病　　E. 自身免疫性甲状腺炎

44. 决定基扩展是指

    A. 针对外源性抗原的免疫效应也作用于与外来抗原有相同或相似表位的自身抗原

    B. 自身抗原由于病毒感染或药物的作用产生了新的抗原决定簇

    C. 外源性超抗原引起 T、B 细胞多克隆激活，产生针对多种抗原表位的自身抗体

    D. 自身免疫病持续过程中对新的自身抗原的获得性识别

    E. 自身免疫病持续过程中自身反应性淋巴细胞的抗原识别特异性发生改变，识别新的抗原决定簇

45. 关于 Graves 病说法正确的是

    A. 细胞损伤主要是由抗促甲状腺激素受体抗体介导

    B. 通过Ⅲ型超敏反应造成组织损伤

    C. 与遗传因素无关

    D. 患者血清输入动物可引起甲状腺损伤

    E. 患者血清中还可检测到抗甲状腺上皮细胞胞质微粒体抗体

46. 血清中可检出抗 MuSK 抗体的自身免疫病是

    A. 重症肌无力　　　　　　　　　　　B. 类风湿关节炎

    C. 系统性红斑狼疮　　　　　　　　　D. 胰岛素依赖性糖尿病

    E. Graves 病

47. 由Ⅱ型超敏反应和细胞毒性 T 细胞共同介导

    A. 血小板减少性紫癜　　B. 自身免疫性溶血性贫血　　C. 胰岛素依赖性糖尿病

    D. 系统性红斑狼疮　　　E. 类风湿关节炎

48. 多数患者伴有胸腺增生的自身免疫性疾病是

    A. 多发性硬化　　　　　　　　　　　B. 重症肌无力

    C. 胰岛素依赖性糖尿病　　　　　　　D. 系统性红斑狼疮

    E. 类风湿关节炎

49. 关于抗核抗体说法正确的是

    A. 抗核抗体不包括抗非组蛋白抗体

    B. 抗 DNA 抗体包括抗 dsDNA 抗体、抗 dsDNA 抗体和抗 Sm 抗体

    C. SLE 患者体内都能检出抗 dsDNA 抗体

    D. 抗 ssDNA 抗体也存在于正常人血清中

    E. 抗核抗体通过Ⅱ型超敏反应介导组织损伤

50. 提示系统性红斑狼疮的最有价值的检查结果是

    A. 抗变性 IgG 的抗体阳性　　　　　B. 血清补体 C3 下降

    C. Coombs 试验阳性　　　　　　　　D. 抗核抗体阳性

    E. 抗肾小球基膜抗体阳性

B 型题

题 51 ~ 54

    A. 抗胰岛细胞抗体　　　　　　　　B. 抗胰岛素受体抗体

    C. 抗线粒体抗体　　　　　　　　　D. 抗乙酰胆碱受体抗体

    E. 抗胃壁细胞抗体

51. 与恶性贫血有关的是

52. 与原发性胆汁性肝硬化有关的是

53. 与胰岛素依赖性糖尿病有关的是

54. 与重症肌无力有关的是

题 55 ~ 56

    A. 恶性贫血　　　　　B. 过敏性鼻炎　　　　　C. 系统性红斑狼疮

    D. 高血压　　　　　　E. 流行性脑脊髓膜炎

55. 属于器官特异性自身免疫病的是

56. 属于非器官特异性自身免疫病的是

题 57 ~ 60

    A. Ⅰ型超敏反应　　　　　　　　　B. Ⅱ型超敏反应（细胞毒型）

    C. Ⅱ型超敏反应（刺激型）　　　　D. Ⅲ型超敏反应

    E. Ⅳ型超敏反应

57. 造成肺 – 肾综合征组织损伤的是

58. 造成实验性过敏反应性脑脊髓炎组织损伤的是

59. 造成类风湿关节炎组织损伤的是

60. 造成 Graves 病的是

题 61 ~ 64

    A. 抗 dsDNA 抗体　　　　B. 抗 ssDNA 抗体　　　　C. 抗 Sm 抗体

    D. 抗 MuSK 抗体　　　　　E. 抗谷氨酸脱羧酶抗体

61. 可作为 SLE 活动性判定指标的抗 DNA 抗体是

62. SLE 的比较特异的抗非组蛋白抗体是

63. 可出现在重症肌无力患者血清中的抗体是

64. 可出现在胰岛素依赖性糖尿病中的抗体是

题 65 ~ 66

    A. 精子　　　　　　B. 大肠埃希菌　　　　　C. 类风湿因子

    D. EB 病毒　　　　　E. 溶血性链球菌

65. 属于隐蔽抗原的是

66. 与肾小球基膜成分有共同抗原的是

题 67~70

    A. 异嗜性抗原        B. 同种异型抗原        C. 独特型抗原

    D. 被修饰的自身抗原    E. 隐蔽的自身抗原

67. 与链球菌感染后风湿性心脏病发病机制有关的是

68. 与交感性眼炎发病机制有关的是

69. 与长期服用甲基多巴所致自身免疫性溶血性贫血有关的是

70. 与输血反应有关的是

## 二、拓展层次

### X 型题

1. 可于正常人体内检出的抗体有

    A. 血型抗体               B. 抗金葡菌抗体

    C. 抗核抗体               D. 抗线粒体抗体

2. 与自身免疫病的发病有关的因素是

    A. 年龄与性别            B. 遗传因素

    C. 感染                  D. 药物

3. 病毒诱发自身免疫性疾病的机制包括

    A. 分子模拟            B. 直接激活自身反应性淋巴细胞

    C. 诱导宿主细胞恶变      D. 抗病毒免疫反应导致病毒吸附的细胞损伤

4. 自身免疫病的非特异性免疫抑制疗法包括

    A. 糖皮质激素降低炎症反应

    B. 环孢素抑制免疫细胞活性

    C. 血浆置换清除自身抗体和免疫复合物

    D. 口服自身抗原诱导自身免疫耐受

5. 属于非器官特异性自身免疫病的是

    A. 恶性贫血            B. 硬皮病

    C. 皮肌炎               D. 荨麻疹

6. 属于隐蔽性抗原的是

    A. 精子                B. DNA 物质

    C. 甲状腺球蛋白       D. 血红蛋白

7. 可作为诊断自身免疫病参考指标的免疫学特征是

    A. 反复发生不易控制的感染

    B. 病变组织中有 Ig 沉积或淋巴细胞浸润

    C. 血清中含有多种高效价的抗病毒抗体

    D. 免疫抑制剂治疗有效

8. 主要由自身抗体介导引起损伤而造成的自身免疫病是

A. 类风湿关节炎
B. 自身免疫性溶血性贫血

C. 实验性过敏反应性脑脊髓炎
D. 肺－肾综合征

9. 胰岛素依赖性糖尿病血清中的主要抗体有

A. 抗胰岛细胞胞质抗体
B. 抗胰岛细胞表面抗体

C. 抗胰岛素自身抗体
D. 抗谷氨酸脱羧酶抗体

**填空题**

10. 自身免疫病根据抗原的分布分为【1】和【2】两类。

11. 自身免疫病的可能发病机制包括【3】、【4】、【5】、【6】、【7】、【8】、【9】、【10】和【11】。

12. 引起自身免疫性溶血性贫血的主要效应机制为【12】超敏反应，引起肺－肾综合征的主要效应机制是【13】超敏反应，引起类风湿关节炎的主要效应机制为【14】超敏反应，引起实验性反复发作性脑脊髓炎的主要效应机制为【15】超敏反应。

13. 抗核抗体是【16】和【17】的总称，包括【18】、【19】和【20】等。

14.【21】和【22】是系统性红斑狼疮的较为特异的自身抗体。

15. 类风湿因子是抗【23】的自身抗体，有【24】、【25】和【26】三种类型，【27】主要存在于血清中，【28】主要引起关节损伤。

16. 在【29】患者的血中存在抗 TSH 受体抗体；抗双链 DNA 抗体可作为【30】活动性的判定指标；持续的高滴度【31】提示类风湿关节炎处于活动期；在【32】患者血清中可检出抗乙酰胆碱受体抗体。

17. 隐蔽抗原有【33】、【34】和【35】。

18. 系统性红斑狼疮的主要自身抗原是【36】，类风湿关节炎的主要自身抗原是【37】，重症肌无力的自身抗原是【38】，Graves 病的自身抗原是【39】。

19. 在 IDDM 患者血清中可检出多种自身抗体，主要有【40】、【41】、【42】和【43】。

**判断改错题**

20. 正常情况下机体内不存在自身抗体和自身反应性淋巴细胞。

21. 自身免疫病引起组织损伤的效应机制基本上是 Ⅰ～Ⅳ型超敏反应。

22. 正常机体内的自身抗体是无活性的，没有效应功能。

23. 自身免疫病分类的根据是血清中自身抗体种类的多少。

24. 自身免疫病多发生于儿童，老年人发病非常少见。

25. 实验性过敏反应性脑脊髓炎可以通过血清转移。

26. 系统性红斑狼疮性肾炎主要是由抗肾小球基膜抗体引起的。

27. 类风湿因子是抗变性的关节滑膜抗原抗体。

28. 重症肌无力患者增生的胸腺组织是产生抗 AchR 抗体的场所。

29. 甲状腺细胞抗原属于隐蔽抗原。

**名词解释**

30. 自身免疫
31. 自身免疫病
32. 分子模拟

33. 优势表位和隐蔽表位
34. 表位扩展
35. 类风湿因子（RF）

**问答题**

36. 在自身免疫病发生中引起组织损伤的效应机制有哪些?

37. 试述自身免疫病的发病机制。

（杨 巍）

**ℯ 参考答案**

# 第十九章　超敏反应

## 【复习纲要】

### 一、超敏反应的基本概念及特点

1. 超敏反应（hypersensitivity）　俗称变态反应（allergy）。指已致敏的机体再次接触同一抗原后，机体发生以生理功能紊乱或组织细胞病理损伤为主的异常适应性免疫应答。Cell 和 Coombs 根据超敏反应的发生机制和临床特点，将其分为四型：Ⅰ型超敏反应，即速发型超敏反应；Ⅱ型超敏反应，即细胞毒型或细胞溶解型超敏反应；Ⅲ型超敏反应，即免疫复合物型或血管炎型超敏反应；Ⅳ型超敏反应，即迟发型超敏反应。

2. 基本特点　①Ⅰ、Ⅱ和Ⅲ型超敏反应由抗体介导，并通过血清中的抗体可被动转移给正常人。Ⅰ型超敏反应由与肥大细胞和嗜碱性粒细胞高亲和的 IgE 介导；Ⅱ型由与靶细胞表面抗原相结合的 IgG 或 IgM 参与，补体、吞噬细胞和 NK 细胞发挥主要作用；Ⅲ型为 IgG 或 IgM 与可溶性抗原形成一定大小的免疫复合物沉积之后，由补体和血小板、嗜碱性粒细胞、中性粒细胞引起充血水肿、血管炎和组织损伤；Ⅳ型超敏反应是由 T 细胞介导，可通过 T 细胞而转移。②补体参与Ⅱ、Ⅲ型超敏反应，但必须依赖补体才能致病的只有Ⅲ型超敏反应。③同一变应原在不同个体或同一个体可引起不同类型的超敏反应。④在同一个体可能同时存在两种或两种以上的超敏反应。⑤有时同一疾病也可由不同类型的超敏反应引起。

### 二、Ⅰ型超敏反应

Ⅰ型超敏反应又称过敏反应（anaphylaxis）或速发型超敏反应。

1. 主要特征　①由结合于肥大细胞或嗜碱性粒细胞表面的 IgE 介导。②速发速止，多为生理功能性紊乱。③具有明显的个体差异和遗传背景，表现为过敏体质。

2. 发生机制

（1）致敏阶段：花粉、尘螨和某些药物等变应原通过呼吸道、消化道等途径初次进入机体后，刺激机体产生特异性 IgE 抗体。此抗体可借助 Fc 段与肥大细胞、嗜碱性粒细胞膜上的 FcεR I 结合，使机体处于致敏状态。此阶段无任何临床症状，一般需 1~2 周。青霉素等化学药物多属于半抗原，需与人体组织蛋白结合后形成完全抗原，才能致敏机体。

（2）发敏和效应阶段：①相同变应原再次进入机体后，可与肥大细胞和嗜碱性粒细胞表面的 IgE Fab 段特异性结合，介导两个或两个以上相邻的 IgE 交联（桥联），使肥大细胞和嗜碱性粒细胞活化并释放储存的（如组胺、激肽原酶、嗜酸性粒细胞趋化因子等）及新合成的（如白三烯、前列腺素 $D_2$、血小板活化因子等）生物活性介质，进而导致毛细血管扩张、通透性增强、平滑肌收缩和腺体分泌亢进等临床表现。② I 型超敏反应具有时相性，速发相反应发生在再次接触同一抗原后几分钟内，大多属于功能性紊乱，经紧急治疗可完全恢复。由 IgE 与肥大细胞和嗜碱性粒细胞上的高亲和性 FcεR I 结合介导，释放的储存介质主要参与此反应过程，嗜酸性粒细胞对此反应有负反馈调节作用；迟发相反应发生在再次接触抗原后的几小时或几天，伴有炎性病理改变。新合成的介质、细胞因子及嗜酸性粒细胞是主要的参与因素。

3. 常见疾病

（1）过敏性休克：药物过敏性休克，血清过敏性休克。

（2）呼吸道过敏反应：过敏性哮喘，过敏性鼻炎。

（3）消化道过敏反应：过敏性胃肠炎。

（4）皮肤过敏反应：荨麻疹，湿疹，血管神经性水肿。

4. 防治原则　检出抗原并避免接触，脱敏治疗及药物治疗。

## 三、Ⅱ型超敏反应

Ⅱ型超敏反应又称细胞毒型或细胞溶解型超敏反应。

1. 概念

IgG 或 IgM 类抗体与靶细胞表面相应抗原结合，在补体、吞噬细胞及 NK 细胞等参与下，造成以细胞裂解为主要病理损伤的超敏反应。

2. 发生机制

（1）抗原：通常为细胞性抗原。①细胞固有抗原：如同种异型抗原的 ABO 血型抗原、Rh 抗原。②吸附在细胞上的外来抗原或半抗原。③异嗜性抗原。

（2）抗体：主要是 IgG 和 IgM。

（3）细胞损伤机制：抗体与细胞膜上的相应抗原结合后，通过三条途径溶解、杀伤靶细胞。①激活补体的经典途径：形成膜攻击复合体溶解破坏靶细胞。②促进吞噬细胞的吞噬作用（调理作用）：由 FcγR 和 C3bR 介导。③ ADCC：NK 细胞、单核 - 巨噬细胞和嗜中性粒细胞上的 FcγR 与膜抗原抗体复合物上的 IgG Fc 段结合，通过细胞毒作用杀伤靶细胞。

3. 常见疾病

①输血反应：主要为 ABO 血型不合的溶血反应；②新生儿溶血症；③药物等引起的血细胞减少症；④链球菌感染后肾小球肾炎；⑤肺出血 - 肾炎综合征（Goodpasture 综合征）。⑥甲状腺功能亢进（Graves 病）是刺激型超敏反应的典型例子。病人体内有抗 TSH-R 的抗体，它与受体的结合模拟了 TSH 与 TSH-R 的作用，刺激甲状腺细胞分泌过量的甲状腺激素。因而是刺激靶细胞功能亢进。

### 四、Ⅲ型超敏反应

Ⅲ型超敏反应又称免疫复合物型或血管炎型超敏反应。

1. 概念

血清中的可溶性抗原与相应抗体（IgG、IgM类）结合形成中等大小的免疫复合物（IC），在一定条件下，在局部或其他部位的毛细血管沿其基膜沉积，通过激活补体并在血小板、中性粒细胞等其他细胞的参与下，引起以充血水肿、局部坏死和中性粒细胞浸润为主要特征的炎症反应和组织损伤。

2. 发生机制

（1）影响免疫复合物形成和沉积的因素：①抗原成分在体内长期滞留是IC形成的先决条件。②中等大小体积的IC易于沉积。③血管通透性增高促进IC的沉积。④IC沉积于毛细血管内高压和局部血流缓慢处。⑤吞噬细胞和补体的功能异常或缺陷。

（2）组织损伤机制：可溶性抗原与抗体形成的中等大小的IC沉积在毛细血管迂回处，活化补体系统，产生的C3a和C5a裂解片段发挥过敏毒素作用，使嗜碱性粒细胞和肥大细胞释放炎性介质，致局部毛细血管通透性增加，引起渗出水肿，同时吸引中性粒细胞聚集引起组织损伤。血小板活化因子使血小板聚集并释放血管活性胺类，形成血栓引起局部出血、坏死。IC沉积是Ⅲ型超敏反应的启动因素，中性粒细胞浸润是其病理组织学的主要特征之一。

3. 常见疾病

（1）局部免疫复合物病：① Arthus 反应；②胰岛素等药物局部注射引起的类 Arthus 反应。

（2）全身免疫复合物病：①血清病；②链球菌感染后肾小球肾炎；③系统性红斑狼疮；④类风湿关节炎等。

### 五、Ⅳ型超敏反应

Ⅳ型超敏反应又称迟发型超敏反应（delayed type hypersensitivity）。

1. 概念  由致敏T细胞再次接触相同抗原24～72 h后发生的，形成以单个核细胞浸润和组织损伤为主要特征的炎症反应。此型超敏反应发生与抗体和补体无关，而与效应T细胞和巨噬细胞及其产生的细胞因子或细胞毒性介质有关。

2. 发生机制  分为两个阶段。第一阶段是局部抗原呈递细胞摄取、加工处理和呈递抗原，促使CD4+初始T细胞和CD8+T细胞活化，并分化为CD4+效应Th1细胞和CD8+效应CTL细胞及记忆细胞；第二阶段是效应T细胞再次与相同抗原接触时，通过释放多种细胞因子，如IFN-γ、TNF-α、TNF-β、IL-3、GM-GSF和MCP-1等，促进巨噬细胞和淋巴细胞局部聚集和活化，产生病理损伤；或介导细胞毒作用。

3. 常见疾病：①传染性迟发型超敏反应；②接触性皮炎。

# 【习题部分】

## 一、基础层次

### A 型题

1. 关于超敏反应的正确叙述是
   A. 发生原因取决于抗原性质和机体对抗原的反应性
   B. 四种类型超敏反应均可引起组织损伤
   C. 初次接触抗原只引起速发型超敏反应
   D. IgE 抗体的类别转换与 Th 细胞无关
   E. 发病均无明显的个体差异和遗传背景

2. 与引起甲状腺功能亢进（Graves 病）有关的抗体结合的抗原是
   A. 甲状腺球蛋白 　　　 B. 甲状腺过氧化物酶 　　　 C. 促甲状腺激素受体
   D. 乙酰胆碱受体 　　　 E. 甲状腺素

3. 不能由血清抗体被动转移的超敏反应是
   A. Ⅰ型 　　　 B. Ⅱ型 　　　 C. Ⅲ型
   D. Ⅳ型 　　　 E. 细胞毒型

4. Ⅰ型超敏反应中新合成的生物介质是
   A. 前列腺素 $D_2$（$PGD_2$） 　　　 B. 肝素
   C. 组胺 　　　 D. 嗜酸性粒细胞趋化因子（ECF）
   E. 中性粒细胞趋化因子（NCF）

5. 芳基硫酸酯酶可以灭活
   A. 花生四烯酸 　　　 B. 缓激肽 　　　 C. 白三烯
   D. 血小板活化因子 　　　 E. 肝素

6. Ⅰ型超敏反应中具有重要负反馈调节作用的细胞是
   A. 中性粒细胞 　　　 B. 嗜碱性粒细胞 　　　 C. 嗜酸性粒细胞
   D. 单核吞噬细胞 　　　 E. Treg 细胞

7. 肺出血 – 肾炎综合征发生所涉及的成分是
   A. 细胞固有抗原、IgG、血小板
   B. 吸附在细胞上的半抗原、补体、嗜酸性粒细胞
   C. 异嗜性抗原、补体、吞噬细胞
   D. 嗜碱性粒细胞、肥大细胞、IgE
   E. 血小板、补体、中性粒细胞

8. 参与 Artus 反应必不可缺少的成分是
   A. IgE 类抗体 　　　 B. 通过经典途径活化的补体
   C. 单个核细胞浸润 　　　 D. IgA 类抗体

E. 细胞毒性 T 细胞

9. 与类风湿因子特异性结合的是
   A. 自身 IgG 分子
   B. 自身 IgM 分子
   C. 自身变性的 IgE 分子
   D. 自身变性的 IgM 分子
   E. 自身变性的 IgG 分子

10. 在 I 型超敏反应中，细胞内 cAMP 水平降低和（或）cGMP 水平升高能够
    A. 引起嗜酸性粒细胞脱颗粒
    B. 增强肥大细胞的膜稳定性
    C. 引起嗜碱性粒细胞脱颗粒
    D. 引起 T 细胞对靶细胞的破坏
    E. 阻断肥大细胞脱颗粒

11. 引起 I 型超敏反应平滑肌收缩的主要介质是
    A. 血管紧张素、组胺、磷酸二酯酶
    B. 白三烯、组胺、缓激肽
    C. 胆碱酯酶、IgE、缓激肽
    D. 腺苷酸环化酶、IgG4、α- 抗胰蛋白酶
    E. IgE、前列腺素、白三烯

12. 关于 II 型超敏反应发病机制的正确叙述是
    A. 补体活化可导致细胞损伤
    B. 反应晚期有 CTL 参与
    C. 细胞毒性抗体直接溶解细胞
    D. 组胺的释放在反应早期发挥重要作用
    E. FasL 介导细胞凋亡

13. 血型不符引起溶血的主要原因是
    A. 发生混合淋巴细胞反应
    B. 受者 T 细胞被供者抗原激活
    C. 供者的免疫球蛋白与受者红细胞发生反应
    D. 受者免疫球蛋白与供者红细胞发生反应
    E. 受者 B 细胞被供者抗原激活

14. 通过细胞免疫应答介导的超敏反应疾病是
    A. 药物过敏性血细胞减少症
    B. 系统性红斑狼疮性肾炎
    C. 细胞毒型超敏反应
    D. 血清病
    E. 接触性皮炎

15. 引发哮喘持续状态的主要生物介质是
    A. 组胺
    B. 激肽
    C. 前列腺素
    D. 血小板活化因子
    E. 白三烯

16. 与新生儿溶血症发生有关的成分是
    A. IgE
    B. 抗细胞固有抗原的抗体
    C. 可溶性免疫复合物
    D. T 细胞释放的细胞因子
    E. 刺激型抗体

17. 半抗原可引起超敏反应的类型有
    A. I 、II 型
    B. I 、III 型
    C. I 、IV 型
    D. I 、II 和 III 型
    E. I 、II 、III 和 IV 型

18. 肥大细胞和嗜碱性粒细胞参与的超敏反应类型是

A. Ⅰ型　　　　　　　　B. Ⅱ型　　　　　　　　C. Ⅲ型

D. Ⅰ型和Ⅱ型　　　　　E. Ⅰ型和Ⅲ型

19. 与抗体有关的超敏反应类型是

A. Ⅰ、Ⅱ型　　　　　　B. Ⅱ、Ⅲ型　　　　　　C. Ⅰ、Ⅲ型

D. Ⅰ、Ⅱ、Ⅲ型　　　　E. Ⅰ、Ⅱ、Ⅲ、Ⅳ型

20. 补体、中性粒细胞、血小板共同参与的超敏反应类型是

A. Ⅰ型　　　　　　　　B. Ⅱ型　　　　　　　　C. Ⅲ型

D. Ⅳ型　　　　　　　　E. Ⅱ型和Ⅲ型

21. 有关血清病叙述正确的是

A. 免疫复合物沉积于毛细血管基膜

B. 补体含量增加

C. ADCC 作用破坏靶细胞

D. 症状局限在淋巴结

E. 补体一般不参与致局部病理损伤

22. 与免疫复合物型超敏反应有关的疾病是

A. 新生儿溶血症　　　　　　　B. 链球菌感染后肾小球肾炎

C. Goodpasture 综合征　　　　　D. Graves 病

E. 血细胞减少症

23. Ⅲ型超敏反应的启动因素是

A. 细胞因子　　　　　　B. 免疫球蛋白　　　　　C. 免疫复合物

D. 单核吞噬细胞　　　　E. 淋巴毒素

24. 通过细胞表面 IgE 受体交联可引起过敏反应的细胞是

A. 单核细胞　　　　　　B. 肥大细胞　　　　　　C. B 细胞

D. NK 细胞　　　　　　E. 中性粒细胞

25. Ⅳ型超敏反应的特征是

A. 反应局部以中性粒细胞浸润为主

B. 反应高峰常在抗原注入后 4 h 发生

C. 能够通过抗体被动转移给正常人

D. 补体活化发挥主要作用

E. 效应 T 细胞为 CD4$^+$Th1 细胞和 CTL 细胞

26. 由 T 细胞介导的超敏反应类型是

A. Ⅰ型　　　　　　　　B. Ⅱ型　　　　　　　　C. Ⅳ型

D. Ⅲ型　　　　　　　　E. Ⅰ型和Ⅳ型

27. 介导Ⅳ型超敏反应的主要效应分子是

A. 抗体　　　　　　　　B. 补体　　　　　　　　C. 细胞因子

D. 前列腺素　　　　　　E. 5-HT

28. 由抗体和补体介导的超敏反应包括

A. Ⅰ、Ⅱ型超敏反应      B. Ⅱ、Ⅲ型超敏反应

C. Ⅲ、Ⅳ型超敏反应      D. Ⅰ、Ⅱ、Ⅲ型超敏反应

E. Ⅰ、Ⅱ、Ⅲ、Ⅳ型超敏反应

29. 关于超敏反应叙述正确的是

     A. 为固有免疫应答反应

     B. 某种变应原只引起特定类型的超敏反应

     C. Ⅱ型超敏反应的发生必须依赖补体

     D. IgE 类抗体只引起Ⅰ型超敏反应

     E. Ⅲ型超敏反应必须有与靶细胞表面抗原结合的 IgG 参与

30. 下列组合正确的是

     A. Ⅰ型超敏反应 –IgG– 支气管哮喘

     B. Ⅱ型超敏反应 – 细胞毒 – 溶血性贫血

     C. Ⅳ型超敏反应 – 体液免疫 – 慢性甲状腺炎

     D. Ⅲ超敏反应 – 免疫复合物 – 肺出血 – 肾炎综合征

     E. Ⅳ型超敏反应 – 细胞免疫 – 过敏性皮炎

31. Ⅲ型超敏反应的重要病理学特征是

     A. 巨噬细胞浸润      B. 淋巴细胞浸润      C. 中性粒细胞浸润

     D. 嗜酸性粒细胞浸润      E. 嗜碱性粒细胞浸润

32. 介导类风湿关节炎的抗体类型是

     A. IgA 或 IgD      B. IgD 或 IgG      C. IgE 或 IgA

     D. IgG 或 IgM      E. IgE 或 IgG

33. Arthus 反应出现的细胞浸润类型是

     A. 肥大细胞      B. 中性粒细胞      C. 嗜酸性粒细胞

     D. 巨噬细胞      E. Langerhans 细胞

34. Ⅳ型超敏反应通常是指

     A. 速发型      B. 迟发型      C. 过敏性

     D. 无能性      E. 同种异型

35. 引起Ⅰ型超敏反应的抗体为

     A. IgA      B. IgD      C. IgE

     D. IgG      E. IgM

36. 诱导 B 细胞产生特异性 IgE 的细胞因子为

     A. IL–2      B. IL–3      C. IL–4

     D. IL–5      E. IL–1

37. 与肥大细胞和嗜碱性粒细胞表面相应受体结合的 IgE 的部位为

     A. VH      B. VL      C. CH1

     D. CH2      E. Fc 段

38. Ⅰ型超敏反应生物活性介质组胺拮抗药物为

A. 阿司匹林　　　　　B. 氯苯那敏　　　　　C. 色甘酸钠

D. 肾上腺素　　　　　E. 氯化钙

39. 预防Ⅰ型超敏反应发生最有效的方法为

A. 脱敏治疗

B. 应用抑制生物活性介质合成的药物

C. 应用抑制生物活性介质释放的药物

D. 应用生物活性介质拮抗药

E. 查明变应原，避免与之接触

40. Ⅰ型超敏反应常见疾病为

A. 血清病　　　　　　B. 血清过敏性休克　　　C. 输血反应

D. 甲状腺功能亢进　　E. 类风湿关节炎

41. 与Ⅰ型超敏反应发生无关的成分是

A. IgE　　　　　　　B. 肥大细胞　　　　　C. 嗜碱性细胞

D. 嗜酸性细胞　　　　E. 补体

42. 严重的新生儿溶血症，正确的是

A. 属Ⅲ型超敏反应

B. 由于 ABO 血型不合引起

C. 产后 72 h 给母体注射 Rh 抗体，可防止其发生

D. 产后 72 h 给孩子注射 Rh 抗体，可防止其发生

E. 属Ⅰ型超敏反应

43. Ⅱ型超敏反应的常见疾病为

A. 新生儿溶血症　　　B. 血清病　　　　　　C. 类风湿关节炎

D. 哮喘　　　　　　　E. 接触性皮炎

44. Ⅲ型超敏反应中的免疫复合物属于

A. 大分子免疫复合物

B. 小分子免疫复合物

C. 颗粒型免疫复合物

D. 中等大小可溶性免疫复合物

E. IgE 类抗体与抗原形成的免疫复合物

45. 关于类风湿关节炎，正确的是

A. 属Ⅱ型超敏反应　　　　　　B. 与病毒感染无关

C. 与免疫复合物有关　　　　　D. 类风湿因子以 IgG 为主

E. 属Ⅳ型超敏反应

46. 迟发型超敏反应出现炎症反应的时间

A. 再次接受相同抗原刺激后 18~36 h

B. 再次接受相同抗原刺激后 24~48 h

C. 再次接受相同抗原刺激后 12~24 h

D. 再次接受相同抗原刺激后 24~72 h

E. 再次接受相同抗原刺激后 96~120 h

47. 特异性变应原脱敏疗法可用于治疗

    A. Ⅰ型超敏反应              B. Ⅱ型超敏反应

    C. Ⅲ型超敏反应              D. Ⅳ型超敏反应

    E. Ⅱ型和Ⅲ型超敏反应

## B 型题

题 48 ~ 51

    A. Ⅰ型超敏反应              B. Ⅱ超敏反应

    C. Ⅲ型超敏反应              D. Ⅳ型超敏反应

48. 血小板减少性紫癜为

49. 大剂量使用青霉素出现的溶血性贫血为

50. 传染性变态反应

51. 链球菌感染后肾小球肾炎主要为

# 二、拓展层次

## X 型题

1. 关于Ⅱ型超敏反应叙述正确的是

    A. 有补体、NK 细胞和巨噬细胞参与

    B. 由 IgG 和 IgM 介导

    C. 以嗜酸性粒细胞浸润为主要特征

    D. 可引起靶细胞溶解

2. 在Ⅲ型超敏反应中，与组织细胞损伤有关的是

    A. 激活血小板，形成微血栓      B. 中性粒细胞释放溶酶体酶

    C. 免疫复合物沉积在局部组织    D. 激活补体，产生炎症介质

3. 与迟发型超敏反应相关的是

    A. 淋巴因子               B. B 淋巴细胞

    C. T 淋巴细胞             D. 单核 – 巨噬细胞

4. 青霉素引起人类超敏反应的类型有

    A. Ⅰ型超敏反应              B. Ⅱ型超敏反应

    C. Ⅲ型超敏反应              D. Ⅳ型超敏反应

5. Ⅰ型超敏反应早期反应的主要特征是

    A. 具有明显个体差异和遗传背景    B. 再次接触变应原后反应发生快

    C. 发生反后消退快          D. 可发生严重组织细胞损伤

6. 肥大细胞合成和释放

    A. 组胺                  B. 缓激肽

    C. 血小板活化因子          D. 白三烯

7. 下述正确的组合是

    A. 过敏反应—中性粒细胞

    B. 溶菌反应—补体与抗体

    C. 免疫复合物—血小板黏附

    D. 接触性皮炎—Th1 型细胞因子

8. 关于超敏反应的正确叙述是

    A. 结核菌素试验属迟发型超敏反应

    B. 青霉素皮试属速发型超敏反应

    C. 胰岛素注射引起的类 Arthus 反应属 III 型超敏反应

    D. 锡克试验属 I 型超敏反应

9. 与补体有关的疾病是

    A. 肾小球肾炎

    B. SLE

    C. 血小板减少性紫癜

    D. 过敏性休克

10. II 型超敏反应中的效应细胞主要包括

    A. 致敏 Tc 细胞

    B. 巨噬细胞

    C. NK 细胞

    D. 嗜酸性粒细胞

11. 与嗜碱性粒细胞有关的超敏反应为

    A. I 型超敏反应

    B. II 型超敏反应

    C. III 型超敏反应

    D. IV 型超敏反应

12. 与 III 型超敏反应发生有关的成分是

    A. 补体

    B. 中性粒细胞

    C. NK 细胞

    D. 血小板

13. 参与 I 型超敏反应晚期相反应的主要物质或细胞

    A. 白三烯

    B. 组胺

    C. 血小板活化因子

    D. 细胞因子

14. 下列属于细胞颗粒内预先形成储备的生物活性介质是

    A. 白三烯

    B. 组胺

    C. 激肽原酶

    D. 细胞因子

15. 属于 II 型超敏反应的疾病有

    A. 甲状腺功能亢进

    B. 类风湿关节炎

    C. 血清病

    D. 自身免疫性溶血性贫血

16. 属于 III 型超敏反应的疾病有

    A. 链球菌感染后肾小球肾炎

    B. 特应性皮炎

    C. 接触性皮炎

    D. 类风湿关节炎

17. 属于 IV 型超敏反应的疾病有

    A. 接触性皮炎

    B. 特应性皮炎

    C. 结核病人肺空洞的形成

    D. 麻风病人皮肤肉芽肿的形成

**填空题**

18. 超敏反应可根据【1】和【2】分为四型。

19. 介导 I 型超敏反应发生的主要免疫细胞和分子是【3】、【4】和【5】。

20. FcεR I 主要存在于【6】和【7】膜表面。

21. 介导 I 型超敏反应的存储介质是【8】和【9】；新合成的介质包括【10】、【11】和【12】。

22. I 型超敏反应造成的临床症状主要表现为【13】、【14】和【15】。

23. I 型超敏反应的常见疾病包括【16】、【17】、【18】和【19】。

24. 通过活化腺苷酸环化酶提高细胞内 cAMP 浓度的药物有【20】和【21】，通过抑制磷酸二酯酶阻止 cAMP 分解的药物有【22】和【23】。

25. II 型超敏反应是由【24】类抗体与靶细胞表面抗原结合，在【25】、【26】和【27】参与下，造成以【28】为主的病理损伤。

26. 引起 II 型超敏反应的抗原为细胞性抗原，包括【29】、【30】和【31】。

27. II 型超敏反应细胞损伤的机制是【32】、【33】和【34】。

28. II 型超敏反应的相关疾病包括【35】、【36】、【37】、【38】和【39】。

29. III 型超敏反应是血清中可溶性抗原与【40】结合形成中等大小的免疫复合物，在一定条件下沉积在组织，通过激活【41】，在【42】、【43】和【44】等细胞的参与下，引起的组织损伤。

30. 类风湿因子是针对自身【45】而产生的一类以【46】为主的自身抗体。

31. III 型超敏反应的相关疾病包括【47】、【48】、【49】和【50】。

32. IV 型迟发型超敏反应是由【51】再次接触【52】于 24 ~ 72 h 后发生的，形成的以【53】浸润为主的炎症反应。

33. 青霉素过敏试验、类 Arthus 反应和结核菌素试验分别为【54】、【55】和【56】型超敏反应。

34. 血清过敏性休克属于【57】型超敏反应性疾病，血清病属于【58】型疾病。

**判断改错题**

35. 超敏反应是以免疫损伤为主要表现的免疫应答形式。

36. IgE 与相应抗原共同结合于肥大细胞和嗜碱性粒细胞表面，从而导致 I 型超敏反应处于致敏阶段。

37. 发敏阶段首先是再次进入机体的相同抗原与游离状态的 IgE 特异性结合。

38. 嗜酸性粒细胞既对 I 型超敏反应产生负反馈调节作用，又参与其晚期相过程。

39. 不同的变应原可以诱导机体产生同一类型超敏反应。

40. I 型超敏反应中 IgE 抗体的 Fc 段受体是 FcγR I 。

41. Th1 细胞的分化和辅助作用在 IgE 形成及 I 型超敏反应的发生中占有重要地位。

42. 能够提高肥大细胞或嗜碱性粒细胞内 cAMP 浓度的药物，可有效阻断细胞活性介质的释放。

43. II 型超敏反应由沉积于毛细血管基膜的免疫复合物启动。

44. ADCC 作用不是 II 型超敏反应细胞损伤的机制之一。

45. 同一变应原在不同的个体或同一个体可引起不同类型的超敏反应。

46. IV 型超敏反应的发生与 Th1 细胞因子具有明显的相关性。

47. Ⅲ型超敏反应只有通过激活补体才能造成组织损伤。

48. 迟发型超敏反应是抗原诱导的细胞性免疫应答过程。

49. T细胞局部浸润是Ⅲ型超敏反应病理组织学的主要特征之一。

50. IgM分子发生变性是刺激类风湿因子产生的主要原因。

51. 迟发型超敏反应的发生与抗体和补体有关。

52. 致敏CTL细胞释放的IFN-γ、TNF-β和IL-2等细胞因子在Ⅳ型超敏反应中具有主要作用。

53. Ⅳ型超敏反应的发生具有明显的个体差异特征。

**名词解释**

54. 超敏反应　　　　　55. Arthus反应　　　　　56. Ⅰ型超敏反应

57. Ⅱ型超敏反应　　　58. Ⅲ型超敏反应　　　　59. Ⅳ型超敏反应

60. 变应原　　　　　　61. 白三烯

**问答题**

62. 以青霉素引起的过敏性休克为例，试述Ⅰ型超敏反应的发生机制。

63. 哪些超敏反应参与了链球菌感染后肾小球肾炎的发生？其机制如何？

64. 简述Ⅰ、Ⅱ、Ⅲ和Ⅳ型超敏反应的发生特点。

（吕昌龙　孙　逊）

ⓔ **参考答案**

# 第二十章　移植免疫

## 【复习纲要】

### 一、概述

移植免疫学主要研究同种或异种之间进行组织器官移植过程中出现的移植排斥现象及其机制，以及预防排斥反应的措施。

在组织器官移植中，提供组织或器官移植物者称为供者（donor），接受移植物者称为受者（recipient）。根据供受者间遗传基因的差异，一般将组织器官移植分为自身移植、同系移植、同种移植和异种移植。

1. 自身移植（auto-transplantation）　将自身的组织移植于自体的另一部位，如烧伤后自身皮肤移植，可终生存活。

2. 同系移植（syngeneic transplantation）　两个遗传基因完全相同个体间的移植，如同卵双生子间的移植，移植后不发生排斥反应。

3. 同种移植（allogeneic tansplantation）同种不同个体间的移植，供、受者遗传基因型不同或不完全相同，移植后发生排斥反应。

4. 异种移植（xenogeneic-transplantation）不同种属间的移植，如以动物为供者，人类为受者的移植，由于供受者间遗传背景差异较大，移植后发生较强的排斥反应。

移植物抗原（graft antigen）又称移植抗原（transplantation antigen），是指移植物上被受者识别为非己的抗原分子，主要来自供者细胞的组织相容性抗原（histocompatibility antigen），有时也包括供者组织携带的抗原肽。同种移植的抗原也称为异型抗原（alloantigen），异种移植的抗原也称为异种抗原（xenoantigen）。

### 二、移植排斥反应类型

移植排斥（transplantation rejection）是受者免疫系统识别移植物抗原后，针对移植物抗原产生免疫应答，进而破坏移植物的现象。

移植排斥反应包括宿主抗移植物反应（host versus graft，HVG）和移植物抗宿主反应（graft versus host，GVH）两种基本类型。

1. 宿主抗移植物反应　主要是受者 T 淋巴细胞识别移植抗原，激活宿主免疫应答，产生针对移植物的细胞和体液免疫应答，导致移植物损伤。

根据宿主抗移植物反应发生的强度、时间、病理表现和发生机制不同，可将其分为：超急性排斥反应（发生在几分钟～数小时）、急性排斥反应［包括体液免疫应答排斥（即急性体液排斥反应，发生在 3～5 日内）、细胞免疫应答排斥（即急性细胞排斥反应，发生在数周内）］和慢性排斥反应（发生在 6～12 个月或以后）三种类型。

2. 移植物抗宿主反应　当受者处于免疫无能或免疫抑制状态时，不能对移植物产生排斥反应，而移植物内含有较多成熟的供者 T 细胞，通过识别受者抗原而产生攻击受者的免疫应答。常见于骨髓移植、小肠移植及免疫器官移植。

移植物抗宿主反应损伤机体所引起的疾病称为移植物抗宿主病（graft versus host disease，GVHD），分为急性 GVHD 和慢性 GVHD。其免疫损伤机制为：①移植物中成熟 T 细胞识别宿主同种抗原；②移植物中的 NK 细胞介导细胞毒效应。

### 三、移植排斥反应的免疫学机制

1. 移植排斥的抗原　能够诱导机体产生移植排斥反应的抗原主要是 HLA Ⅰ类和Ⅱ类抗原，即 HLA 抗原。

2. 移植排斥的细胞基础　包括受者体内所有免疫细胞和供者移植物内的 APC 和成熟 T 细胞，其中最为重要的是受者体内的 CD4$^+$T 细胞和 CD8$^+$T 细胞及供者移植物内的过路白细胞（passenger leukocyte）。

过路白细胞指移植物内存在的能使受者免疫细胞致敏的一类 APC 细胞，主要为移植物组织间质内的树突细胞和移植物血管内的白细胞。

T 细胞在移植排斥中起核心作用。受者 T 细胞对同种异体移植抗原的识别分为直接识别（direct allo-recognition）和间接识别（indirect allo-recognition）。前者是指受者 T 细胞直接识别供者白细胞表面的同种异型 MHC 分子或 MHC 分子 – 抗原肽（供者）复合物。后者是指受者 T 细胞识别由受者自身 APC 摄取、加工、处理并呈递的同种异型 MHC 分子相关肽。

3. 移植排斥的损伤机制　T 细胞通过识别移植物抗原被活化后，细胞 MHC 分子表达增加，同时分泌的细胞因子提供参与排斥反应细胞所需的生长、分化因子，如 IL-2、IL-4、IL-5、IFN-γ 和 TNF-β 等，其中最重要的是 IL-2，细胞因子再激活 NK 细胞等引起组织损伤。

### 四、延长移植物存活的措施

#### （一）组织配型

1. ABO 血型相容试验。

2. HLA 配型　主要有血清学分型法、细胞学分型法和基因分型法。

（1）血清学分型法：主要用于检测 HLA-A、B 基因编码的抗原。

1）微量细胞毒实验：原理是使用标准的 HLA 分型抗体，与受者的淋巴细胞混合，再加入补体，观察淋巴细胞死亡率，确定淋巴细胞 HLA 分型。

2）微量淋巴细胞毒配合试验：原理是将供者淋巴细胞与受者血清混合，再加入补体，观察淋巴细胞死亡率，确定 HLA 配型，寻找供者。

（2）细胞学分型法：主要用于检测 HLA-A、B、DR 基因编码的抗原。

1）双向混合淋巴细胞培养（mixed lymphocyte culture，MLC）法：原理是将供者与受者的淋巴细胞混合，在体外进行培养，观察淋巴母细胞转化情况，转化率高表明 HLA 差异大，转化率低表明 HLA 差异小。

2）单向 MLC 法：原理是先将供者的淋巴细胞用 X 射线或丝裂霉素处理，使其失去活化能力，但保留其抗原性，再与受者的淋巴细胞混合体外培养，观察淋巴细胞 DNA 合成或淋巴细胞转化情况，确定淋巴细胞 HLA 分型。

（3）基因分型法：通过比较供、受者编码 HLA 抗原的基因 DNA 序列，判定供、受者之间的相同程度。

**（二）免疫抑制剂**

1. 化学免疫抑制剂　如硫唑嘌呤、肾上腺糖皮质激素、环孢素和他克莫司等。

2. 中药免疫抑制剂　如雷公藤总甙和冬虫夏草菌粉等。

3. 生物免疫抑制剂　如抗淋巴细胞血清、抗胸腺细胞球蛋白和抗 CD3 单抗等。

**（三）物理学方法延长移植物存活**

1. 高氧（95%$O_2$）及低温（24℃）培养法，减少组织内 MHC Ⅱ 类抗原阳性细胞数，即降低免疫原性。

2. 紫外线中波（UV-B）照射移植物，如用 UV-B 照射供者刺激细胞。

3. 免疫隔离技术，即用适当材料将移植物与受者免疫系统隔离，主要适用于内分泌组织移植。

**（四）诱导移植免疫耐受**

·诱导移植免疫耐受包括可溶性抗原诱导耐受、胸腺内诱导耐受、抗体诱导耐受、供者脾细胞门静脉输入诱导耐受和 FasL 转基因抗原呈递细胞诱导耐受。

## 五、人类外周血干细胞移植

**（一）人类外周血干细胞移植分类**

人类外周血干细胞移植分为同种同基因移植、同种异基因移植、自体外周血造血干细胞移植、脐带血造血干细胞移植等类型。

**（二）外周血干细胞移植的适应证**

外周血干细胞移植的适应证包括骨髓移植的全部适应证，主要用于机体造血功能重建和免疫功能重建。如血液恶性肿瘤、非血液恶性肿瘤、血液系统良性疾病、免疫系统疾病等。

# 【习题部分】

## 一、基础层次

### A 型题

1. 在同种骨髓移植 HLA 配型中最重要的抗原是
   - A. HLA–DR 分子
   - B. HLA–A 分子
   - C. HLA–B 分子
   - D. HLA–DP 分子
   - E. HLA–C 分子

2. GVHR 主要见于
   - A. 心脏移植
   - B. 肾移植
   - C. 骨髓移植
   - D. 肝移植
   - E. 肺移植

3. 移植物急性细胞排斥反应所致损伤的原理属于
   - A. Ⅰ型超敏反应性疾病
   - B. Ⅱ型超敏反应性疾病
   - C. Ⅲ型超敏反应性疾病
   - D. Ⅳ型超敏反应性疾病
   - E. 不属于超敏反应性疾病

4. 各 HLA 基因位点在诱导排斥反应中的重要性依次是
   - A. HLA–DP、HLA–A、HLA–B
   - B. HLA–DR、HLA–B、HLA–A
   - C. HLA–DQ、HLA–B、HLA–C
   - D. HLA–DP、HLA–A、HLA–C
   - E. HLA–DQ、HLA–B、HLA–C

5. 无血缘关系的同种器官移植，发生移植排斥反应的主要原因是
   - A. 移植物供血不足
   - B. MHC 的高度多态性
   - C. 移植物被细菌污染
   - D. 受者免疫功能紊乱
   - E. 受者体内有自身反应性 T 淋巴细胞

6. 引起急性移植排斥反应最重要的抗原是
   - A. ABO 血型抗原
   - B. HLA 抗原
   - C. 超抗原
   - D. 异嗜性抗原
   - E. Rh 血型抗原

7. 环孢素主要抑制的免疫细胞是
   - A. B 淋巴细胞
   - B. NK 细胞
   - C. 巨噬细胞
   - D. T 细胞
   - E. 中性粒细胞

8. 移植病人使用免疫抑制剂治疗最常见的不良反应是
   - A. 病毒感染和肿瘤发病率增高
   - B. 超敏反应
   - C. 原发性免疫缺陷病发病率增高
   - D. 药物中毒
   - E. 自身免疫病发病率增高

9. 骨髓移植后，引起 GVHR 的主要效应细胞是
   - A. B 淋巴细胞
   - B. NK 细胞
   - C. 巨噬细胞
   - D. T 细胞
   - E. 中性粒细胞

10. 最常用于检测淋巴细胞 HLA 抗原的血清学方法是
    A. 补体结合试验　　　　　　　　B. 双向扩散试验
    C. 补体依赖的细胞毒试验　　　　D. 混合淋巴细胞反应
    E. 放射免疫检测

11. 成人中常发生 GVHR 的器官移植是
    A. 骨髓移植　　　　　　B. 肾移植　　　　　　C. 心脏移植
    D. 胸腺移植　　　　　　E. 皮肤移植

12. 可出现 GVHR 的情况是
    A. 肾衰竭病人接受 HLA 不相容的肾移植物后
    B. 免疫缺陷病人接受 HLA 不相容的骨髓移植后
    C. 受体体内形成抗原抗体复合物后
    D. HLA 不相容的移植抗原对受体致敏后
    E. 失血病人接受大量新鲜血液后

13. 关于器官移植的正确描述是
    A. 不需 ABO 血型符合　　　　　B. 不需 HLA-DR 抗原一致
    C. 靶抗原只是 HLA Ⅰ类抗原　　D. 供体最好从同胞中筛选
    E. 使用免疫抑制剂就不用组织配型

14. 应用抗淋巴细胞 McAb 可治疗的疾病是
    A. 宿主抗移植物病　　　B. 严重免疫缺陷　　　C. 皮肤鳞状上皮癌
    D. 白血病　　　　　　　E. 再生障碍性贫血

15. 参与超急性排斥反应的主要病理因素是
    A. 抗体　　　　　　　　B. CTL 细胞　　　　　C. NK 细胞
    D. HLA　　　　　　　　E. 单核 – 巨噬细胞

16. 存活率最高的移植物来源是
    A. 同胞供体肾　　　　　B. 亲属供体肾
    C. 异种供体肾　　　　　D. 抗 ABO 血型抗体处理的同种供体肾
    E. 同种供体肾

17. 患者，男，30 岁。20 天前行肾移植手术，目前体温升高，肾功能降低，少尿，尿中白细胞增多。这种移植排斥反应的类型是
    A. 超急性排斥　　　　　B. 急性排斥　　　　　C. 慢性排斥
    D. 迟发型排斥　　　　　E. GVHR

18. 一般在移植的数天或数月后发生，主要由细胞免疫反应引起，移植物的主要病理变化是实质细胞的坏死。这种移植排斥反应的类型是
    A. 超急性排斥　　　　　B. 急性排斥　　　　　C. 慢性排斥
    D. GVHR　　　　　　　E. HVG

19. 移植排斥反应损伤机制中能激活 CTL 和 NK 细胞杀伤移植物，使 B 细胞产生 Ab，介导 ADCC 的细胞因子是

A. TNF-α      B. IFN-γ      C. IL-2

D. IL-4      E. IL-5

**B 型题**

题 20～21

A. 超急性排斥      B. 急性体液排斥      C. 急性细胞排斥

D. 慢性排斥      E. 迟发型排斥

20. 肾移植后发生在 3～5 日内的剧烈排斥反应的主要原因是

21. 肾移植后在数周内发生排斥反应的主要原因是

题 22～23

A. HLA-DR      B. HLA-A      C. HLA-B

D. HLA-DQ      E. HLA-C

22. 在器官移植中 HLA 配型最重要的是

23. 在器官移植中不必要求相配的 HLA 是

题 24～25

A. ABO 血型抗原      B. 组织特异性抗原      C. HLA 抗原

D. Rh 抗原      E. 异嗜性抗原

24. 引起移植排斥反应的主要抗原是

25. 引起新生儿溶血症的主要抗原是

题 26～27

A. 超急性排斥      B. 急性体液排斥      C. 急性细胞排斥

D. 慢性排斥      E. 急性排斥反应

26. 见于反复输血、多次怀孕、长期透析的移植个体的排斥反应类型是

27. 同种异型器官移植中最常见的一种排斥反应类型是

## 二、【扩展层次】

**X 型题**

1. 器官移植前为选择理想的供体，受者应进行的检查是

A. 检测 ABO 血型      B. HLA 分型

C. 检测血清总补体含量      D. 受者血清中细胞毒性抗体测定

2. 可用于抑制受者移植物排斥反应的是

A. 环孢素      B. 抗 ICAM-1 抗体

C. 抗 CD4 单克隆抗体      D. 抗 TCR 单克隆抗体

3. 同种异型器官移植排斥反应具有的基本特点是

A. 具有特异性      B. 具有免疫记忆性

C. 识别"自己"与"非己"      D. 受者免疫系统对自身成分发生免疫应答所致

4. 参与同种异型移植排斥反应的免疫细胞有

A. CD4⁺T 细胞      B. NK 细胞

C. 树突细胞        D. CTL 细胞

5. 同种异型 MHC 分子可刺激多克隆 T 细胞激活的原因有

    A. 每个供者 APC 表面均表达多个 MHC 基因座位的基因编码产物

    B. 同种异型 MHC 分子是一种超抗原

    C. 同种异型 MHC 分子是一种 T 细胞有丝分裂原

    D. 每一同种异型 MHC 分子能选择结合不同肽、受者自身抗原肽或供者抗原肽

6. 见于肾移植急性排斥反应的细胞是

    A. T 细胞        B. 浆细胞

    C. 单核 – 巨噬细胞        D. 中性粒细胞

7. 关于 HVGR 叙述正确的是

    A. 急性排斥反应发生在移植后数天或数月，主要由细胞免疫介导

    B. 慢性排斥反应发生在移植后数月或数年

    C. 是移植物中的免疫细胞对宿主成分的免疫应答

    D. 超急排斥反应一般在移植 24 h 内发生，多由 ABO 血型或抗 MHC Ⅱ类分子 Ab 引起

**填空题**

8. 同种异体移植时，移植物抗原经宿主 APC 细胞加工、处理后，呈递给宿主 T 细胞识别，称为【1】；而移植物抗原由移植物细胞自身 MHC 分子呈递给宿主 T 细胞识别，称为【2】。

9. 移植排斥反应时，由受者免疫细胞对移植物进行攻击和破坏，称为【3】；而由移植物中的免疫细胞对受者的组织进行的攻击和破坏，称为【4】。

10. 器官移植种类可分为【5】、【6】、【7】和【8】。

11. 参与移植排斥反应的主要成分为【9】、【10】。

12. 根据宿主抗移植物反应强度、时间、病理表现和发生机制不同，可分为：【11】、【12】和【13】。

13. 急性排斥反应分为【14】和【15】。

**判断改错题**

14. 为防止移植排斥反应发生并延长移植物存活时间，首先应该选择的措施是应用免疫抑制剂或诱导免疫耐受。

15. 组织器官移植分为自身移植、同系移植、同种移植和异种移植，它们都会发生移植排斥反应。

16. 移植排斥反应的损伤机制以细胞介导为主，抗体和补体有时亦起作用。

17. 移植物抗宿主反应可分为 3 种类型，超急性排斥反应，急性排斥反应和慢性排斥反应。

18. 器官移植的组织配型目前认为 HLA–DR 座位抗原最为重要。

19. 参与移植排斥反应的细胞最为重要的是供者 CD4[+] 和 CD8[+]T 细胞和受者移植物内的过路细胞。

20. 同种异型 MHC 抗原的直接识别，被激活的 T 细胞以 CD8[+]CLT 细胞为主；间接识别被激活的细胞以 CD4[+]T 细胞为主。

**名词解释**

21. 移植免疫　　　　　　　　　22. 宿主抗移植物反应（HVGR）

23. 移植物抗宿主反应（GVHR）　24. 过路白细胞

25. 同种异型抗原　　　　　　　26. 直接识别

**问答题**

27. 试述超急性排斥反应的发生机制。

28. 同种异型移植排斥反应的本质是什么？

29. 同种异体移植时，排斥反应的防治措施有哪些？

30. 根据基因背景不同，人类外周血干细胞移植可分为几种类型？

31. 移植排斥反应中，受者 T 细胞对同种异体移植抗原识别的类型及特点？

（徐　雯）

**ⓔ 参考答案**

# 第二十一章 肿瘤免疫

## 【复习纲要】

### 一、肿瘤抗原

肿瘤抗原包括细胞在癌变过程中出现的新抗原及过度表达的抗原物质。根据特异性分为肿瘤特异性抗原和肿瘤相关抗原；根据生成及其诱发原因分为物理或化学物质诱发的肿瘤抗原、病毒诱发的肿瘤抗原、自发性肿瘤抗原、胚胎抗原和分化抗原。

#### （一）根据肿瘤的抗原特异性分类

根据肿瘤的抗原特异性，可将肿瘤抗原分为以下两类。

1. 肿瘤特异性抗原（TSA） 因该种抗原是通过动物肿瘤移植排斥反应证实的，所以又称肿瘤特异性移植抗原（tumor-specific transplantation antigen，TSTA），是仅表达于肿瘤组织而不存在于正常组织的抗原。此类抗原可存在于不同个体同一组织类型肿瘤，也可为不同组织学类型肿瘤所共有。其特点为：特异性强，能被宿主免疫系统识别；刺激机体产生特异性免疫应答消除肿瘤细胞；可作为诊断治疗的有效靶点。

2. 肿瘤相关抗原（TAA） 存在于肿瘤组织或细胞，同时正常组织或细胞也可表达的抗原物质，也称为共同肿瘤抗原（shared tumor antigen）。其特点为：仅表现出量的变化而无严格肿瘤特异性。

#### （二）根据诱发肿瘤的原因分类

根据诱发肿瘤的原因，可将肿瘤抗原分为以下五类。

1. 物理或化学因素诱发的肿瘤抗原 特点：①肿瘤抗原具有个体特异性，同一物理方法或同一化学致癌剂诱发的肿瘤在不同种系、同一种系不同个体，甚至是同一个体不同部位发生的肿瘤具有不同的抗原特异性，各个肿瘤其抗原间很少有交叉反应；②抗原的免疫原性存在差异，总体来说抗原性较弱。

2. 病毒诱发的肿瘤抗原 特点是同一种病毒诱发的不同类型肿瘤均可表达相同的抗原，并且具有较强的免疫原性。

3. 自发性肿瘤抗原 其特点为免疫原性弱，有些类似于物理化学因素诱发的肿瘤，具有明显的个体特异性，另一些类似于病毒诱发的肿瘤，具有共同抗原。

4. 胚胎抗原（fetal antigen） 是一类在正常情况下表达在胚胎组织而不表达在成熟组织的蛋白分子，细胞癌变时可重新大量合成。特点是在宿主体内不能激发免疫应答，但为肿瘤免疫诊断提供了有效手段。如甲胎蛋白（AFP）、癌胚抗原（CEA）、胚胎性硫糖蛋白、胃癌相关抗原（α2GP）、α2-H 铁蛋白、胎盘碱性磷酸酶和 γ- 胚胎蛋白等。

5. 分化抗原（differentiation antigen） 存在于正常细胞表面，它们为特定组织类型以及该组织正常分化的特定阶段所特有，又称组织特异性抗原，由某种组织产生的肿瘤通常异常表达该组织的分化抗原，如红细胞血型抗原常出现在人胃癌细胞，腺癌细胞 MUC-Ⅰ黏蛋白异常表达或表达量明显增加。

## 二、机体抗肿瘤免疫效应机制

免疫效应是多途径的，包括固有免疫应答和适应性免疫应答。一般认为细胞介导的免疫是抗肿瘤免疫的主要成分，体液免疫因素通常仅在某些情况下起协同作用，有时甚至促进肿瘤生长。

### （一）T 细胞

1. CD8$^+$CTL 及 CD8$^-$CTL 特异性溶解表达相应抗原——自身 MHC Ⅰ类分子的瘤细胞。有三种杀伤方式：CTL 与靶细胞接触释放穿孔素（perforin）插入靶细胞膜上，并使其形成通道，而颗粒酶（granzymes）、TNF、分泌性 ATP 等效应分子进入靶细胞，导致其死亡。CTL 激活后表达 FasL（Fas 配体），可与靶细胞表面的 Fas 分子结合，引起靶细胞凋亡。激活白介素1β 转化酶（ICE）或与 ICE 相关的蛋白酶，引起细胞凋亡。

2. CD4$^+$Th 细胞 对 CD8$^+$T 细胞和 B 细胞起重要的辅助作用，释放多种细胞因子，主要为 IL-2、IFN-γ 和 TNF 等，可增强 CTL、NK 细胞、巨噬细胞和树突细胞抗肿瘤效应。

3. γδ T 细胞 可能是肿瘤免疫监视作用第一道防线，杀伤肿瘤细胞机制与 NK 细胞和CTL 细胞相似。

4. NKT 细胞 部分 NKT 细胞是 IL-12 在体内抗肿瘤免疫应答所必需的效应细胞亚群，在没有预先致敏的情况下，IL-12 活化的 NKT 细胞对多种肿瘤细胞系和自体肿瘤组织均有明显的细胞毒活性。

### （二）NK 细胞

NK 细胞为主要的早期效应细胞，不经活化即可杀伤某些肿瘤细胞，且不受 MHC 限制。当NK 细胞被 IL-2、IFN-γ 等细胞因子活化后，其杀瘤谱和杀伤效率大幅度提高。杀瘤机制：①结合肿瘤细胞，释放穿孔素（perforin）；②释放细胞毒因子（NKCF）、TNF 等可溶性介质；③ ADCC作用。

### （三）巨噬细胞

杀瘤机制：活化后产生多种杀伤靶细胞的效应因子，包括：过氧化氢（$H_2O_2$）、超氧离子（$O_2^-$）、一氧化氮（NO）、TNF 及溶酶体产物等；以及 ADCC 途径。

### （四）树突细胞

树突细胞是重要的 APC，可通过分泌大量 IL-12 介导 Th1 型细胞免疫应答，利于肿瘤消除。

### （五）淋巴因子激活的杀伤细胞（LAK细胞）和肿瘤浸润淋巴细胞（TIL细胞）

均为 IL-2 诱导产生。LAK 细胞分为 NK-LAK（由 NK 细胞衍生而来，无 MHC 限制性）和 T-LAK（由 T 细胞衍生而来，具有 MHC 限制性）。TIL 有肿瘤抗原特异性和 MHC 限制性。

### （六）抗体

1. 抗体依赖性细胞介导的细胞毒作用（ADCC） 为 IgG 类抗体，对防止动物肿瘤细胞的血流播散与转移具有一定作用。

2. 补体依赖的细胞毒作用（CDC） 补体细胞毒性抗体（IgM）和某些 IgG 亚类（IgG 1 和 IgG3）与肿瘤细胞结合后，可通过激活补体经典途径溶解肿瘤细胞。

3. 免疫调理作用 吞噬细胞可通过其表面 Fc 受体而增强吞噬结合了抗体（IgG 1 或 IgG2）的肿瘤细胞。

4. 抗体封闭肿瘤细胞表面某些受体 抑制肿瘤细胞的生长或增殖，如抗转铁蛋白受体的抗体。

5. 抗体使肿瘤细胞的黏附特性改变或丧失 阻断肿瘤细胞与血管内皮细胞或其他细胞结合，有助于控制肿瘤细胞的生长和转移。

## 三、肿瘤逃逸的免疫机制

### （一）免疫选择及抗原调变

免疫选择是免疫原性弱的肿瘤细胞被选择存活，并过度增殖。抗原调变是宿主对肿瘤抗原的免疫应答导致肿瘤表面抗原减少、减弱或丢失，使免疫系统不能识别。

### （二）肿瘤细胞表面分子表达改变

1. MHC 分子 MHC I 类分子表达降低或缺失，其特异性 CTL 不能识别肿瘤细胞表面抗原，因此可逃避宿主免疫系统的攻击。

2. 共刺激分子 肿瘤细胞表面共刺激分子 B7 表达缺如，淋巴瘤表面 ICAM-1 及 LFA-3 均为低表达。肿瘤细胞可以通过其表面的 MHC 分子将肿瘤抗原直接呈递给 T 细胞，由于缺乏共刺激信号，不能激活 T 细胞，相反却诱导产生了 T 细胞耐受。

### （三）调节性 T 细胞（regulatory T，Treg）

Treg 细胞是一群具有抑制其他免疫细胞功能的负调控细胞。多种实体肿瘤患者外周血和肿痛局部微环境中 Treg 比例增高，其数目与疾病进展程度、预后和生存率负相关。这些升高的 Treg 细胞能抑制抗肿瘤免疫，降低肿瘤免疫治疗的效果。去除 Treg 或封闭其抑制功能，可以增强抗肿瘤免疫反应。

### （四）抗原呈递功能障碍

MHC I 类分子 mRNA 转录水平降低、基因组丢失、β2 微球蛋白基因突变等，导致肿瘤免疫逃逸。

### （五）Fas/FasL 反击

肿瘤细胞表达 FasL，引起 T 细胞凋亡，导致肿瘤区域 TIL 量减少。

### （六）肿瘤细胞分泌抑制因子

细胞因子，包括 IL-10、转化生长因子 β（TGF-β）和 CSF；前列腺素 $E_2$（$PGE_2$）等可抑制机体产生抗肿瘤免疫应答。

### （七）宿主免疫功能因素

机体免疫系统功能障碍或低下也是肿瘤细胞能够实现免疫逃逸的关键因素，如因为长期服用免疫抑制剂或 HIV 感染可因免疫功能降低或受损而肿瘤发生率较高。

## 四、肿瘤的免疫诊断和免疫学治疗

### （一）肿瘤的免疫诊断

主要目的是对肿瘤进行免疫学检测和评估宿主的免疫功能状态。目前最常用的肿瘤免疫学诊断法是检测肿瘤抗原如癌胚抗原（CEA）、甲胎蛋白（AFP）和前列腺特异抗原（PSA）等。此外，对细胞表面肿瘤标志物以及抗某些肿瘤的检测可帮助进行诊断和临床组织分型及预判与病情发展和恢复的关系。将放射性核素如 $^{131}$I 与抗肿瘤单抗结合获取的肿瘤影像是一种有较好前景的肿瘤诊断新技术。

### （二）肿瘤的免疫学治疗

通过调节或增强机体免疫系统的免疫功能抑制杀伤肿瘤细胞，或提高肿瘤抗原的免疫原性，提高肿瘤细胞对机体免疫系统的敏感性，抑制肿瘤细胞转化，促进恶性细胞分化等手段来治疗肿瘤。

1. 肿瘤主动特异性免疫治疗（active specific immunotherapy，ASI）——肿瘤疫苗　包括肿瘤细胞疫苗、肿瘤亚细胞疫苗、分子疫苗和基因疫苗（核酸疫苗）等。

2. 肿瘤的被动免疫治疗——抗体为基础肿瘤被动免疫治疗　利用抗肿瘤特异性抗体为载体，将细胞毒性物质等带到病灶处，特异地杀伤肿瘤细胞。分类：抗体导向化学疗法、免疫毒素疗法、免疫放射疗法、抗体 – 超抗原融合蛋白导向治疗、异质交联抗体、以血管为靶的抗体导向疗法、抗体导向酶解前药治疗。

3. 细胞因子疗法——与肿瘤免疫治疗有关的因子

（1）干扰素类：抑制多种肿瘤细胞癌基因的表达；直接抑制肿瘤细胞蛋白的合成和肿瘤细胞的增殖，抑制致瘤病毒的复制；上调 NK，Mφ 和 CTL 的活性，调节细胞表面分子的表达。

（2）白细胞介素类：主要是 IL–2 及 IL–11，全身使用或肿瘤局部使用，可与过继免疫治疗合用及用于基因治疗。

（3）集落刺激因子类：主要包括干细胞因子、Flt3 配体、GM–CSF、G–CSF、M–CSF、红细胞生成素和 血小板生成素等。

（4）其他细胞因子：如肿瘤坏死因子、IL–6、白血病抑制因子（LIF）和抑瘤素 M（OSM）等。

4. 过继性细胞免疫治疗　将具有抗肿瘤活性的体外培养的免疫细胞过继于荷瘤宿主内，而达到治疗肿瘤的目的。包括 LAK 和 TIL 细胞过继免疫疗法。

5. 基因治疗　目的是增强宿主抗肿瘤免疫、恢复抑癌基因功能、阻止癌基因的表达、逆转肿瘤的恶性表型和优化抗癌药物的疗效等。

（1）免疫基因治疗：包括细胞因子免疫基因治疗、基于树突细胞的肿瘤抗原免疫、共刺激分子免疫基因治疗。

（2）基因导向酶解药物前体治疗／病毒导向酶解前药疗法。

（3）插入抑癌基因或根除癌基因的表达。

（4）其他肿瘤基因治疗方法：包括导入耐药基因作为高剂量化疗的支持、肿瘤的靶向基因治疗、靶向肿瘤血管形成基因治疗和体内用热休克蛋白基因治疗。

## 【习题部分】

### 一、基础层次

**A 型题**

1. 关于肿瘤免疫的正确描述是

    A. 肿瘤抗原只存在于细胞表面

    B. 血清中抗甲胎蛋白抗体水平增高有助于原发性肝癌诊断

    C. 血清中癌胚抗原水平增高有助于结肠癌诊断

    D. 同种类型的肿瘤表达的肿瘤抗原相同

    E. HIV 与成人 T 淋巴细胞白血病的发病有关

2. 属于肿瘤特异性抗原的是

    A. AFP     B. CEA     C. 胚胎性硫糖蛋白

    D. 异型胎儿蛋白     E. 甲基胆蒽诱发的肉瘤抗原

3. NK 细胞杀伤肿瘤细胞是通过

    A. 特异性地识别肿瘤细胞表面的 MHC I 类分子

    B. 将肿瘤细胞内化杀伤

    C. 释放穿孔素

    D. 释放 IL-2

    E. 释放 IFN-γ

4. 化学致癌物诱导的肿瘤通常

    A. 表达特异的 TSA     B. 具有相同的抗原性

    C. 不具有明显的个体特异性     D. 可用免疫抑制疗法治疗

    E. 可以自愈

5. 宿主内抗肿瘤抗体最可能直接针对

    A. MHC I 类抗原     B. 病毒抗原     C. 分化抗原

    D. MHC II 类抗原     E. 胚胎抗原

6. 介导肿瘤免疫监视功能的是

    A. 肥大细胞     B. 中性粒细胞     C. 朗格汉斯细胞

    D. NK 细胞     E. B 细胞

7. 与人类肝肿瘤相关的病毒是

    A. HBV     B. HTLV     C. HSV-2

D. EBV                    E. HPV

8. 在细胞介导的抗肿瘤免疫中，下述正确的是

   A. CD8$^+$CTL 是抗肿瘤免疫的主要效应细胞

   B. CTL 杀伤肿瘤细胞不受 MHC 限制

   C. 用巨噬细胞抑制剂可抑制机体内肿瘤生长

   D. 中性粒细胞可特异的杀伤人体内多种肿瘤

   E. NK 细胞通过表面的 IgE Fc 段受体与瘤细胞上的抗体结合发挥 ADCC 效应

9. 关于肿瘤抗原叙述正确的是

   A. TAA 诱导的免疫应答具有典型的特异性和记忆性

   B. TSA 不能成为抗体识别和清除恶变细胞的抗原成分

   C. TAA 被宿主识别的过程具有 MHC 限制性

   D. TSA 抗原性较弱，难以刺激机体产生抗肿瘤免疫应答

   E. TSA 是肿瘤免疫诊断及治疗的有效靶点

10. 正确描述肿瘤细胞逃避机体免疫功能的是

    A. 肿瘤细胞 MHC–Ⅱ类分子表达下降或缺失

    B. 肿瘤细胞可产生杀伤性物质

    C. 肿瘤细胞表面黏附分子表达水平降低

    D. 肿瘤细胞在遗传上稳定，不易产生变异

    E. 肿瘤细胞表达大量 Fas

11. 下列叙述中正确的是

    A. 目前尚未在人体发现确切的 TSA

    B. TAA 可被 B 细胞识别诱发体液免疫应答

    C. AFP 主要存在于肿瘤细胞表面

    D. 同种病毒诱发的不同类型肿瘤，其表达的抗原不同

    E. HPV 与人宫颈癌发生有关

12. 关于肿瘤特异性抗原（TSA）叙述正确的是

    A. 只存在于某种肿瘤细胞表面而不存在于正常细胞的新抗原

    B. 特异性高，大部分是超抗原

    C. 诱发宿主免疫反应无 MHC 限制性

    D. 在胚胎发育时期曾经出现过

    E. 一般是 9 个氨基酸的短肽

13. 以下叙述正确的是

    A. 病人肿瘤组织周围有明显巨噬细胞浸润的预后较好

    B. 肿瘤患者使用卡介苗会导致肿瘤转移

    C. 巨噬细胞是抗肿瘤的效应细胞，但不是肿瘤抗原的呈递细胞

    D. 肿瘤患者使用巨噬细胞抑制剂可抑制肿瘤生长

    E. 活化的巨噬细胞可分泌 IL–2 杀伤肿瘤细胞

14. AFP 是
    A. 异种抗原      B. 同种异型抗原      C. 异嗜性抗原
    D. 自身抗原      E. 肿瘤相关抗原

15. 可使 NK 细胞成为 LAK 细胞的是
    A. IL-1      B. IL-2      C. IL-3
    D. IFN-α      E. IL-10

16. 化学因素诱发的肿瘤抗原的特点是
    A. 特异性高，抗原性强      B. 特异性高，抗原性弱
    C. 特异性低，抗原性强      D. 特异性低，抗原性弱
    E. 多具有共同性表达

17. 属于 TSA 的是
    A. 甲胎蛋白（AFP）      B. 胚胎硫糖蛋白抗原（FSA）
    C. 癌胚抗原（CEA）      D. 人恶性黑色素瘤基因编码的 MZ2-E 抗原
    E. γ- 胚胎蛋白

18. 下述相关组合是
    A. AFP- 肿瘤相关抗原      B. 备解素 - 淋巴因子
    C. 过敏毒素 - 免疫球蛋白      D. 干扰素 - 佐剂
    E. EPO- 补体系统

19. 关于 CEA 叙述正确的是
    A. 结肠癌病人血清 CEA 含量高      B. 随年龄增大 CEA 值降低
    C. 饮酒越多，CEA 值越高      D. CEA 的组成成分是单一的
    E. 重症消化道炎症 CEA 值降低

20. 应用 IL-2 抗肿瘤治疗是扩增
    A. 抗体产生细胞      B. 单核细胞      C. TIL 细胞
    D. 嗜中性粒细胞      E. 肥大细胞

21. 应用抗独特型血清可清除 B 细胞淋巴瘤，但对浆细胞瘤则无效，其原因是
    A. 浆细胞瘤无肿瘤特异抗原
    B. 浆细胞瘤对 ADCC 效应不敏感
    C. 浆细胞无表面 Ig
    D. 浆细胞表面的独特型与 B 细胞表面的独特型不同
    E. 浆细胞瘤只能被带有相同 MHC I 类抗原的细胞毒性 T 细胞杀伤

22. 肿瘤特异性主动免疫治疗可采用
    A. 瘤苗      B. 卡介苗      C. 细胞因子
    D. LAK 细胞      E. 免疫效应细胞

23. 活化的单核 - 巨噬细胞
    A. 是细胞介导免疫的非特异性组成成分
    B. 杀伤黑色素瘤细胞比结肠癌细胞效果好

C. 表达抗原特异性受体

D. 不能用于过继性细胞免疫治疗

E. 破坏正常组织细胞

24. 关于体液免疫抗肿瘤作用机制的正确叙述是

A. 当产生抗肿瘤细胞封闭抗体时，肿瘤可以自愈

B. 通过 IgE 介导 ADCC 效应杀伤肿瘤细胞

C. 肿瘤细胞体外培养产生的抗体可杀伤肿瘤细胞

D. 通过抗体封闭肿瘤细胞上的某些受体，抑制肿瘤生长

E. 补体不参与抗肿瘤免疫

25. 病毒诱发的肿瘤抗原特点是

A. 同一病毒诱发的肿瘤均表达相同的抗原

B. 同一病毒诱发的肿瘤表达不同的抗原

C. 由病毒基因编码，与病毒本身的抗原完全相同

D. 由病毒基因编码，与病毒本身的抗原完全不同

E. 抗原性弱，但特异性高

26. LAK 细胞

A. 来源于病人自体外周血单个核细胞

B. 来源于病人手术切除的肿瘤细胞

C. 均是特异性肿瘤杀伤细胞

D. 均无 MHC 限制性

E. 只在肿瘤早期发挥作用

27. 培养 LAK 细胞所必需的细胞因子是

A. IL–1　　　　　　　B. IL–2　　　　　　　C. IL–10

D. IFN–γ　　　　　　E. IFN–α

28. 抗肿瘤免疫导向治疗

A. 载体为亲肿瘤性物质

B. 目前载体只能为抗体

C. 针对的靶抗原只能为肿瘤特异性抗原

D. 以非特异性免疫反应为主

E. 以调节肿瘤患者全身免疫功能为主

29. 免疫毒素是

A. 细胞毒性 T 细胞释放的毒素

B. 抗原抗体复合物激活补体释放的过敏毒素

C. 巨噬细胞释放的有毒物质

D. 同抗原特异性免疫球蛋白结合的毒素

E. 类毒素刺激机体产生的抗毒素

30. 对肿瘤细胞杀伤作用，需要抗原预先致敏的免疫细胞是

A. CTL     B. NK 细胞    C. 嗜中性粒细胞

D. 嗜碱性粒细胞   E. 巨噬细胞

31. 具有特异性肿瘤细胞杀伤活性的是

  A. CTL     B. NK 细胞    C. 嗜中性粒细胞

  D. 嗜碱性粒细胞   E. 单核细胞

32. 抗肿瘤主动免疫治疗是给机体输入

  A. 具有免疫原性的瘤苗

  B. IL-2 和 LAK 细胞混合物

  C. 转细胞因子基因的树突细胞

  D. 特异性抗体与甲氨蝶呤的结合物

  E. 特异性单抗与蓖麻籽毒素的结合物

33. 属于肿瘤主动免疫治疗的是给机体输入

  A. 外源的免疫效应物

  B. 肿瘤细胞型疫苗

  C. TIL 和 IL-2 的混合物

  D. 肿瘤坏死因子（TNF）

  E. 单克隆抗体与假单胞菌外毒素的结合物

34. 可用于辅助诊断某种恶性肿瘤的是

  A. 检测抗 EB 病毒抗体   C. 检测抗 CEA 抗体

  B. 检测抗 AFP 抗体    D. 检测抗 BCG 抗体

  E. 检测抗 MHC Ⅰ类分子抗体

35. 关于肿瘤免疫反应描述正确的是

  A. 体液免疫在抗肿瘤免疫中起主要作用

  B. 细胞免疫在抗肿瘤免疫中起主要作用

  C. 静止的与活化免疫细胞均能杀伤肿瘤细胞

  D. 诊断主要依赖于肿瘤的特异性抗原的检测

  E. 临床使用细胞因子治疗肿瘤效果显著

36. 病毒与所致肿瘤对应正确的是

  A. 人乳头瘤病毒 –Burkitt 淋巴瘤

  B. EB 病毒 – 宫颈癌

  C. 单纯疱疹病毒 – 鼻咽癌

  D. 人类免疫缺陷病毒 – 成人 T 淋巴细胞白血病

  E. EB 病毒 – 鼻咽癌

37. 关于 CTL 介导的抗肿瘤免疫正确的是

  A. CTL 杀伤肿瘤细胞无需预先致敏

  B. CTL 杀伤肿瘤细胞受 MHC 限制

  C. IL-4 可增强 CTL 的杀伤活性

D. CTL 可以通过 ADCC 效应杀伤肿瘤细胞

E. CTL 杀伤肿瘤细胞需经 IL-2 体外刺激

38. NK 细胞杀伤肿瘤细胞时

    A. 不需预先致敏             B. 抗瘤谱较窄

    C. 有 MHC 限制性          D. 通过表面的 IgE Fc 段发挥作用

    E. 在肿瘤晚期时杀瘤作用较强

39. 关于巨噬细胞抗肿瘤作用机制的正确叙述是

    A. 杀伤肿瘤细胞具有 MHC 限制性

    B. 通过抗体的调理吞噬杀伤肿瘤细胞

    C. 通过释放穿孔素杀伤肿瘤细胞

    D. 不能通过直接接触杀伤肿瘤细胞

    E. 可释放自然杀伤细胞因子（NKCF）溶解瘤细胞

40. 关于 LAK 细胞叙述正确的是

    A. 分为 NK-LAK 和 T-LAK

    B. NK-LAK 有 MHC 限制性

    C. T-LAK 无 MHC 限制性

    D. 在 IL-4 的诱导下产生

    E. LAK 抗肿瘤效应是特异性免疫反应

41. IL-2 抗肿瘤作用叙述正确的是

    A. 恶性肿瘤患者产生 IL-2 增多

    B. IL-2 可直接抑制患者体内 T 细胞增殖

    C. IL-2 可抑制 LAK 细胞功能

    D. IL-2 可增强 NK 细胞功能

    E. IL-2 可导致封闭性抗体产生

42. 在抗肿瘤免疫中，涉及用 IL-2 扩增的细胞为

    A. 自然杀伤细胞    B. NK1.1⁺T 淋巴细胞    C. LAK 细胞

    D. 巨噬细胞    E. 单核细胞

43. 下列叙述正确的是

    A. 肿瘤细胞裂解物疫苗来源于化学致癌物诱导的肿瘤细胞

    B. 抗独特型抗体疫苗在应用中易诱导产生免疫耐受

    C. 肿瘤疫苗必须包含能激活保护性免疫应答的肿瘤抗原

    D. 应用肿瘤疫苗治疗属于被动免疫治疗

    E. 不能利用肿瘤相关抗原开发肿瘤疫苗

44. 下列肿瘤抗原表现免疫交叉反应的是

    A. 化学致癌物引起的肿瘤      B. 病毒引起的肿瘤

    C. 遗传引起的肿瘤         D. 突变引起的肿瘤

    E. 所有的肿瘤

45. 属于主动生物治疗的是
    A. 外源给予 IL–2
    B. 外源给予 LAK 细胞
    C. 外源给予 TIL 细胞
    D. 外源给予 NK 细胞
    E. 外源给予结核菌素

46. 活化的单核–巨噬细胞用于肿瘤治疗
    A. 是非特异性细胞免疫治疗
    B. 杀伤肿瘤周围正常组织
    C. 对黑色素瘤细胞的杀伤比乳腺癌细胞更有效
    D. 不能用于过继细胞免疫治疗
    E. 不能用于身体状态较差的患者

**B 型题**

题 47 ~ 50
    A. EBV
    B. 人乳头瘤病毒
    C. 乙型肝炎病毒
    D. HIV
    E. 人嗜 T 细胞病毒 1

47. 与原发性肝癌有关

48. 与 B 淋巴细胞瘤发生有关

49. 与成人 T 淋巴细胞白血病发生有关

50. 与人宫颈癌发生有关

题 51 ~ 54
    A. 卡介苗
    B. 灭活瘤苗
    C. IL–2 和 LAK 细胞
    D. 氟尿嘧啶
    E. 单克隆抗体结合的蓖麻毒素

51. 肿瘤过继性细胞免疫治疗

52. 肿瘤非特异性主动免疫治疗

53. 肿瘤特异性主动免疫治疗

54. 肿瘤被动免疫导向治疗

题 55 ~ 56
    A. MZ2–E 抗原
    B. AFP
    C. CEA
    D. PSA
    E. γ– 胚胎蛋白

55. 常见于原发性肝癌的抗原是

56. 用于前列腺癌诊断的抗原是

题 57 ~ 58
    A. 特异性细胞免疫
    B. 特异性体液免疫
    C. 非特异性细胞免疫
    D. 非特异性体液免疫
    E. 特异性细胞免疫和特异性体液免疫

57. 应用 IFN–γ 治疗肿瘤

58. 免疫导向疗法治疗肿瘤

题 59～60

    A. AFP               B. CA242              C. CA125

    D. PSA               E. NSE

59. 卵巢癌时水平显著增高

60. 肝癌时水平显著增高

题 61～63

    A. 干扰素           B. BCG               C. 瘤苗

    D. 免疫效应细胞      E. 免疫毒素

61. 用于肿瘤免疫导向治疗

62. 用于肿瘤非特异性主动免疫治疗

63. 用于肿瘤特异性主动免疫治疗

## 二、扩展层次

### C 型题

题 1～2

    A. 正常细胞表达             B. 肿瘤细胞表达

    C. 两者皆是                 D. 两者皆不是

1. 肿瘤相关抗原

2. 肿瘤特异抗原

题 3～6

    A. 特异性免疫应答         B. 非特异性免疫应答

    C. 两者皆是                 D. 两者皆不是

3. 细胞毒性 T 淋巴细胞的抗肿瘤效应

4. 自然杀伤细胞的抗肿瘤效应

5. 巨噬细胞的抗肿瘤效应

6. 肿瘤浸润淋巴细胞的抗肿瘤效应

题 7～9

    A. IL-2                B. IL-12

    C. 两者皆是                 D. 两者皆不是

7. 在抗肿瘤免疫中增强 NK 细胞的活性

8. 诱导产生 LAK 细胞

9. 用于恶性黑色素瘤的治疗

### X 型题

10. 关于癌胚抗原叙述正确的是

    A. 在宿主体内能激发较强的免疫应答

    B. 在消化器官炎症性疾病中显示正常

    C. 大量吸烟者显示高值

  D. 大肠癌患者显示高值

11. 对肿瘤细胞具有杀伤功能的细胞

  A. 中性粒细胞         B. CTL

  C. 巨噬细胞          D. NK 细胞

12. 杀伤肿瘤细胞具有 MHC 限制性的是

  A. CTL            B. TIL

  C. NK 细胞          D. 巨噬细胞

13. 通过 ADCC 效应杀伤肿瘤细胞的是

  A. 中性粒细胞         B. LAK 细胞

  C. NK 细胞          D. 巨噬细胞

14. 肿瘤细胞可产生的免疫抑制物质

  A. TCF—β          B. 前列腺素 E

  C. IL–6           D. IL–12

15. LAK 细胞来源于

  A. 病人自体骨髓细胞       B. 病人自体外周血单个核细胞

  C. 病人自体引流区淋巴结     D. 病人自体胸腹水渗出淋巴细胞

16. 表达降低时会使肿瘤细胞逃避 CTL 攻击的膜分子

  A. LFA–3          B. LFA–2

  C. ICAM–1          D. MHC Ⅰ类分子

17. EB 病毒可导致

  A. 子宫颈癌          B. 食管癌

  C. 慢性淋巴细胞白血病      D. Burkitt 淋巴瘤

18. 巨噬细胞杀伤肿瘤细胞是通过

  A. 活化的巨噬细胞与肿瘤细胞直接接触

  B. ADCC 效应

  C. 释放活性介质

  D. 释放自然杀伤细胞因子

19. 目前 IL–2 抗肿瘤主要应用于

  A. 全身大剂量单独使用      B. 肿瘤局部使用

  C. 基因治疗          D. 帮助机体恢复放化疗所致的骨髓抑制

20. 参与对肿瘤的免疫应答的细胞有

  A. Th 细胞          B. CTL 细胞

  C. NK 细胞          D. 巨噬细胞

21. 肿瘤细胞逃逸机体免疫应答的机制有

  A. 肿瘤细胞 MHC Ⅰ类分子表达低下   B. 肿瘤细胞分泌抑制性细胞因子

  C. 肿瘤细胞缺乏共刺激信号     D. 肿瘤细胞抗原表位的缺失

22. CTL 杀伤肿瘤细胞机制包括

A. 分泌穿孔素溶解破坏瘤细胞

B. 分泌 TNF 等细胞因子间接杀伤肿瘤细胞

C. 通过 ADCC 途径诱导肿瘤细胞凋亡

D. 分泌颗粒酶诱导肿瘤细胞凋亡

23. Mφ 杀伤肿瘤细胞的机制有

A. 通过 Fas/FasL 途径杀伤肿瘤细胞　　B. 通过 ADCC 杀伤肿瘤细胞

C. 激活补体溶解肿瘤细胞　　　　　　　D. 分泌溶酶体酶杀伤肿瘤细胞

**填空题**

24. 肿瘤抗原既可存在于肿瘤细胞【1】，也可存在于【2】和【3】。

25. CTL 在抗肿瘤免疫中起主要作用，需特异性【4】预先致敏，受 MHC【5】类抗原限制。

26. 封闭抗体能与肿瘤细胞【6】结合，妨碍效应细胞对肿瘤细胞的【7】，利于肿瘤细胞继续生长。

27. LAK 细胞分为【8】和【9】，前者由【10】衍生而来，【11】MHC 限制性，后者由【12】衍生而来，【13】MHC 限制性。

28. 用化学方法将【14】与【15】结合在一起，即为免疫毒素。

29. 目前临床使用的肿瘤化学诊断以【16】为主要观察指标。

30. NK 细胞抗瘤谱较广，杀伤肿瘤细胞无【17】和【18】。

31. 巨噬细胞杀伤肿瘤细胞的机制为【19】及【20】。

32. 宿主对肿瘤抗原的免疫应答导致肿瘤表面抗原减少、减弱或丢失，使免疫系统不能识别，称为【21】。

33. 许多肿瘤细胞 MHC I 类分子表达【22】，黏附分子【23】，使肿瘤细胞逃避免疫系统的攻击。

34. 化学或物理因素诱发的肿瘤细胞常表达【24】抗原。

35. 腺癌细胞过表达 MUC–I 黏蛋白抗原属于【25】。肝癌细胞表达的 AFP 属于【26】。

36. 根据肿瘤抗原的特异性将肿瘤抗原分为【27】和【28】两类。

37. 存在于肿瘤组织或细胞，同时正常组织或细胞也可表达的抗原物质，是【29】。

**判断改错题**

38. 非肿瘤患者体内一定没有肿瘤相关抗原。

39. 肿瘤相关抗原的抗原性较强，刺激机体产生有效的抗肿瘤性免疫应答。

40. 细胞介导的免疫是抗肿瘤免疫的主要成分，体液免疫因素通常仅在某些情况下起协同作用，有时甚至起肿瘤生长促进作用。

41. 封闭抗体是外源性给予肿瘤患者以封闭肿瘤抗原的抗体。

**名词解释**

42. 肿瘤抗原　　　　　　　　　　　43. 肿瘤相关抗原（TAA）

44. 肿瘤特异性抗原（TSA）　　　　45. 肿瘤特异性移植抗原

46. 胚胎抗原　　　　　　　　　　　47. 甲胎蛋白（AFP）

48. 分化抗原

49. 补体依赖的细胞毒作用

50. 免疫选择

51. 抗原调变

52. 前药

53. 抗体导向化学疗法

54. 免疫毒素疗法

55. 肿瘤主动特异性免疫治疗

56. 过继性细胞免疫治疗

**问答题**

57. 简述肿瘤抗原出现的分子机制。

58. 试述肿瘤抗原的种类及其与肿瘤免疫的关系。

59. 对肿瘤细胞有杀伤功能的免疫细胞有哪些，其杀伤机制如何？

60. 试述 IL-2 在肿瘤免疫中的作用。

61. 试述 IFN-γ 的抗癌作用机制。

（李殿俊）

## ⓔ 参考答案

# 第二十二章　抗感染免疫

## 【复习纲要】

抗感染免疫是指机体与病原生物长期斗争过程中逐渐形成的一种免疫防御机制，即机体具有抵抗病原生物感染的功能和维持机体正常生理功能稳定的能力。机体针对不同类型、不同寄生特点的病原生物，通过固有免疫和适应性免疫的效应机制，发挥抗感染免疫作用，并可建立对该病原生物的免疫记忆。当再次接触同一病原生物时，机体会快速启动针对该病原生物的更加强烈而持久的适应性免疫应答，杀伤和清除病原生物。探讨病原生物的致病性和宿主抗感染免疫的机制，将有助于正确认识感染性疾病的本质，并获得科学的预防和治疗手段。

### 一、概述

#### （一）病原生物的感染作用

1. 病毒属严格细胞内寄生的非细胞型微生物，其在细胞内复制和扩散过程中，可干扰细胞的正常生物合成或破坏细胞的正常结构，进而导致宿主细胞发生死亡。

2. 细菌是一大类原核细胞型微生物，内毒素和外毒素是其主要致病物质。

3. 真菌属真核细胞型微生物，真菌增殖和其代谢产物的刺激可能是其致病的主要因素。

4. 寄生虫是一大类营寄生生活的多细胞无脊椎动物和单细胞的原生生物，主要通过夺取营养、机械性作用和毒性作用等方式损伤宿主的组织或细胞，且三者往往综合作用于宿主。

#### （二）宿主的防御功能

宿主的抗感染免疫机制主要包括固有免疫和适应性免疫。前者是机体在种系发育和进化过程中逐渐形成的免疫防御功能。由于其作用范围广、作用迅速，作用强度与接触相同病原生物的次数无关，没有对特定病原生物的针对性和记忆性，故又称非特异性免疫，是机体抵御病原生物感染的第一道防线。后者是宿主个体受病原生物刺激后诱发产生的针对特定病原生物抗原的适应性免疫应答，具有特异性、记忆性和耐受性等特点。

### 二、固有免疫防御机制

#### （一）组织屏障

主要防御机制：①物理性阻挡外源性病原生物的入侵；②分泌化学物质对病原生物的抑

制或杀伤效应；③皮肤和黏膜表面正常菌群的生物拮抗作用。此外血脑屏障和胎盘屏障的作用。

### （二）固有免疫细胞

吞噬细胞、NK 细胞、γδT 细胞、B-1 细胞和 NKT 细胞等。

### （三）固有免疫分子

补体、细胞因子、防御素、溶菌酶和抗菌肽等。

## 三、适应性免疫防御机制

### （一）细胞免疫应答

1. Th1 细胞的辅助作用　Th1 细胞分泌 IL-2、IFN-γ、TNF-β 和 TNF-α 等细胞因子活化巨噬细胞，并以此最终清除胞内寄生的病原生物。

2. CTL 的特异性杀伤作用。

### （二）体液免疫应答

参与抗感染免疫的抗体主要是 IgG、IgM 和 sIgA。IgG 和 IgM 为循环抗体，参与全身免疫。其作用主要有中和作用、调理和 ADCC 作用。在抗寄生虫感染中 IgE 也发挥一定作用。sIgA 在呼吸道、消化道等黏膜的局部免疫防御中发挥重要作用。

## 四、抗病原生物感染免疫的主要类型

### （一）抗细菌感染免疫

1. 抗胞外寄生菌感染免疫

（1）固有免疫：当致病菌突破局部皮肤黏膜屏障侵入机体后，受到吞噬细胞和补体等固有免疫系统的抵抗。

（2）适应性免疫：体液免疫是抗胞外寄生菌感染的主要因素。细菌通过两种途径激活 B 细胞产生特异性抗体。一是 TI-Ag 途径，如荚膜多糖等可直接刺激 B 细胞产生 IgM 类抗体，但这种免疫应答无记忆性；二是 TD-Ag 途径，多数细菌蛋白属 TD-Ag。TD-Ag 在抗原呈递细胞的参与和 Th2 细胞的辅助下，诱导机体产生以 IgG 为主的各类抗体，这种免疫应答具有记忆性。

2. 抗胞内寄生菌感染免疫　胞内寄生菌被未活化的巨噬细胞吞噬后通常不被杀灭，且可在细胞内增殖，并随巨噬细胞迁移至体内其他部位。此外，补体、抗体等免疫分子也不能进入细胞内发挥抗感染作用。因此，T 细胞介导的细胞免疫应答是抗胞内寄生菌的主要保护性免疫机制。巨噬细胞、Th1 细胞及其分泌的细胞因子是清除胞内寄生菌最有效的成分。CTL 在抗某些胞内菌（如结核分枝杆菌）感染中具有重要作用。其作用机制主要涉及：①通过毒性分子（穿孔素、颗粒酶等）介导发挥细胞毒性作用，破坏靶细胞，使病菌释放后再由巨噬细胞进行消灭。②分泌 Th1 型细胞因子（IFN-γ 等）活化巨噬细胞，增强其吞噬和杀伤能力。

### （二）抗病毒感染免疫

在病毒感染早期，主要以固有免疫为主，其中 IFN 和 NK 细胞的作用尤显突出。适应性免疫出现较晚，包括细胞免疫和体液免疫。

1. 固有免疫

（1）干扰素：不能直接灭活病毒，而是通过与宿主细胞表面的干扰素受体结合，诱导其合成多种抗病毒蛋白，从而抑制病毒复制。

（2）NK 细胞：NK 细胞无需抗原预先致敏，即可直接非特异性地杀伤病毒感染的细胞。

2. 适应性免疫 适应性免疫在抗病毒感染中发挥重要作用。在细胞免疫中，CTL 细胞是关键的效应细胞，可通过释放穿孔素及颗粒酶或者诱导靶细胞凋亡的方式杀伤病毒感染细胞，但其杀伤作用受 MHC I 类分子限制。

**（三）抗真菌的感染免疫**

1. 固有免疫

（1）机体的屏障作用和正常菌群的拮抗作用：健康完整的皮肤黏膜对皮肤癣菌感染具有一定的屏障作用。皮脂腺分泌的不饱和脂肪酸具有抗真菌效应。

（2）吞噬作用：真菌进入机体后易被单核 – 巨噬细胞及中性粒细胞吞噬。

2. 适应性免疫

（1）细胞免疫：真菌感染与细胞免疫功能有较密切的关系。对早期真菌感染的保护性反应是 Th 1 依赖性炎症反应。

（2）抗体的作用：抗体抗真菌效应尚不明确。

**（四）抗寄生虫感染免疫**

1. 抗体的作用

寄生虫感染可刺激机体产生特异性抗体，其生物学作用主要表现在以下几方面。

（1）中和作用 sIgA 类抗体可与寄生虫表膜抗原结合，从而阻止其入侵黏膜细胞。

（2）激活补体与巨噬细胞 通过调理作用发挥杀虫作用。

（3）IgE 可诱导肥大细胞和嗜碱粒细胞脱颗粒，其炎性介质的释放有利于清除蠕虫的感染。

（4）IgG 和 IgM 类抗体 可与血液中游离的虫体（主要是原虫）结合，通过凝集作用而阻止其对宿主细胞表膜受体的识别。

2. 效应细胞的作用

NK 细胞、巨噬细胞、CTL 和嗜酸粒细胞 是抗寄生虫感染中重要的效应细胞。

## 五、免疫逃逸与免疫病理

1. 免疫逃逸

（1）抗原变异：病原生物经常改变自身的抗原结构，使原已建立的保护性免疫失去应有的效应，以逃避宿主的适应性免疫杀伤作用。

（2）抗吞噬、杀伤作用：病原生物的某些特殊结构和组分可抵御吞噬细胞的吞噬效应和免疫分子的杀伤作用。

（3）免疫抑制：HIV、麻疹病毒和 EB 病毒等直接感染并破坏淋巴细胞或巨噬细胞等免疫细胞，造成免疫功能下降；巨细胞病毒、腺病毒等可以合成某种蛋白阻抑 MHC I 类分子的表达。

2. 免疫病理

（1）超敏反应：病原生物感染引起的超敏反应较为常见，如真菌的菌丝和孢子引发的速发型超敏反应；溶血性链球菌和疟原虫感染后可引起肾小球肾炎等。

（2）自身免疫病：病原生物感染还可使宿主细胞某些自身隐匿抗原暴露或改变宿主细胞自身蛋白结构，以及通过分子模拟等机制导致许多自身免疫性疾病的发生。

# 【习题部分】

## 一、基础层次

### A 型题

1. 皮肤与黏膜的屏障作用不包括
   A. 机械性阻挡作用　　　B. 分泌脂肪酸　　　C. 分泌乳酸
   D. 正常菌群的拮抗作用　E. 吞噬作用

2. 固有免疫不包括
   A. 屏障结构　　　　　　B. 吞噬细胞的吞噬作用　C. 体液中的杀菌物质
   D. 抗体　　　　　　　　E. 补体

3. 中和抗体对病毒的主要作用机制是
   A. 抑制病毒的生物合成　　　　　　B. 诱导干扰素产生
   C. 阻止病毒对易感细胞的吸附和侵入　D. 抑制病毒蛋白的毒性作用
   E. 杀伤细胞内的病毒

4. 干扰素抗病毒作用的特点是
   A. 诱导感染细胞合成抗病毒蛋白
   B. 直接灭活病毒
   C. 阻止病毒体与细胞表面受体特异性结合
   D. 抑制病毒成熟释放
   E. 增强体液免疫

5. 下列非特异性免疫因素中抗病毒作用最强的是
   A. 乳酸　　　　　　　　B. 脂肪酸　　　　　　C. 溶菌酶
   D. α/β- 干扰素　　　　　E. γ- 干扰素

6. 下列作用与抗病毒免疫无关的是
   A. 抗体中和作用　　　　B. ADCC 作用　　　　C. 细胞免疫效应
   D. 干扰素作用　　　　　E. 抗生素作用

7. 构成抗病毒特异性细胞免疫应答的主要效应细胞是
   A. Mφ 细胞　　　　　　B. 单核细胞　　　　　C. NK 细胞
   D. B 细胞　　　　　　　E. CD8$^+$T 细胞

8. 关于抗感染免疫的叙述，下列错误的是

A. 完整的皮肤与黏膜屏障是抗感染的第一道防线

B. 突破皮肤黏膜的病原生物即可遭遇固有免疫细胞的防御效应

C. 体液免疫主要针对胞外寄生菌的感染

D. 细胞免疫主要针对胞内寄生菌的感染

E. 抗体与细菌结合可直接杀死病原菌

9. 中和抗体的主要作用是阻止病毒

    A. 基因表达               B. 吸附细胞               C. 脱壳和穿入

    D. 生物合成               E. 释放

10. 在病毒感染引起细胞病变的机制中，与免疫损伤有关的是

    A. 病毒衣壳蛋白对细胞的毒性作用

    B. 病毒出芽造成细胞膜损伤

    C. 病毒改变细胞膜抗原引起细胞损伤

    D. 病毒包涵体对细胞的损伤

    E. 病毒的酶类物质对细胞代谢的抑制

11. 病毒感染所致的细胞改变中，与肿瘤发生有关的是

    A. 细胞溶解死亡             B. 细胞融合

    C. 细胞内出现包涵体        D. 细胞转化

    E. 细胞表面出现新抗原

12. 溶菌酶杀灭细菌的作用机制是

    A. 裂解肽聚糖骨架中 $\beta-1，4$ 糖苷键

    B. 竞争肽聚糖合成中所需的转肽酶

    C. 与核糖体的 30S 小亚基结合

    D. 竞争性抑制叶酸的合成代谢

    E. 破坏细胞膜

13. 一位 30 岁妇女在接受抗生素治疗后感染了阴道假丝酵母菌，此真菌感染是由于抗生素的使用降低了

    A. 溶菌酶合成与释放        B. 黏液的分泌

    C. 正常寄生菌的数量        D. pH

    E. RNase 和 DNase 的合成

14. 既有吞噬杀菌作用，又有抗原加工呈递作用的细胞是

    A. NK 细胞             B. T 细胞             C. 粒细胞

    D. B 细胞              E. 巨噬细胞

15. 在蠕虫感染过程中明显增加的细胞是

    A. 嗜碱粒细胞          B. 嗜酸粒细胞          C. 淋巴细胞

    D. 单核细胞            E. 中性粒细胞

16. 一个 16 岁男孩患有急性阑尾炎。该患者升高最明显的细胞可能是

    A. 嗜碱粒细胞          B. 嗜酸粒细胞          C. 淋巴细胞

D. 单核细胞　　　　　　　　　E. 中性粒细胞

17. 过敏反应中重要的效应细胞是
    A. 嗜碱性粒细胞　　　　　B. 树突细胞　　　　　　　　C. 淋巴细胞
    D. 单核细胞　　　　　　　E. 中性粒细胞

18. 能发挥巨胞饮作用的细胞是
    A. 嗜碱性粒细胞　　　　　B. 树突细胞　　　　　　　　C. 淋巴细胞
    D. 巨噬细胞　　　　　　　E. 中性粒细胞

19. 有关固有免疫错误的叙述是
    A. 经遗传获得
    B. 作用强度与接触相同病原体的次数无关
    C. 在感染早期发挥作用
    D. 作用范围广
    E. 具有对特定病原体的针对性和记忆性

20. 参与特异性抗细胞外病原体感染的主要免疫效应成分是
    A. CTL　　　　　　　　　B. Th1　　　　　　　　　　C. 巨噬细胞
    D. Ig　　　　　　　　　　E. NK 细胞

21. 参与特异性抗细胞内病原体感染的主要免疫效应细胞是
    A. 巨噬细胞　　　　　　　B. Th2　　　　　　　　　　C. CTL
    D. B 细胞　　　　　　　　E. NK 细胞

22. 病毒入侵机体后最早产生的具有免疫调节作用的免疫分子是
    A. sIgA　　　　　　　　　B. IFN　　　　　　　　　　C. 中和抗体
    D. IgM　　　　　　　　　E. 补体结合抗体

23. 抗病毒感染中起局部免疫作用的抗体是
    A. IgG　　　　　　　　　B. IgM　　　　　　　　　　C. IgA
    D. SIgA　　　　　　　　E. IgE

24. 病毒中和抗体的作用是
    A. 直接杀伤病毒　　　　　B. 阻止病毒吸附　　　　　　C. 阻止病毒核酸转录
    D. 阻止病毒脱壳　　　　　E. 阻止蛋白合成

25. 下列哪种抗病毒免疫方式属获得性非特异免疫
    A. 单核吞噬细胞系统　　　B. 补体及病毒抑制物　　　　C. 生理年龄状态
    D. 干扰素　　　　　　　　E. 屏障作用

26. 关于干扰素的叙述，下列哪项是错误的
    A. 由宿主细胞基因编码　　B. 有广谱抗病毒作用　　　　C. 为糖蛋白成分
    D. 使病毒 mRNA 降解　　　E. 有明显的种属特异

B 型题
    A. IFN-α、TNF-α　　　　B. TNF-α　　　　　　　　　C. IL -2、IFN -γ
    D. IL -6　　　　　　　　E. IL -6、IL - 1

27. 刺激浆细胞瘤和 B 细胞杂交瘤生长的因子是

28. 刺激靶细胞产生 IL-1、IL-6 的因子是

29. 刺激肝细胞分泌急性期蛋白的因子是

30. 激活 NK 细胞功能的因子是

## 二、拓展层次

**X 型题**

1. 有关干扰素的描述，正确的是

    A. IFN-α 和 IFN-β 可活化巨噬细胞及 NK 细胞

    B. 促进病毒感染细胞表达 MHC Ⅰ类抗原

    C. 有利于 CTL 发挥杀伤性作用

    D. IFN-γ 可诱导抗原呈递细胞表达 MHC Ⅱ类抗原

2. 特异性抗体在抗寄生虫感染中的生物学作用表现在

    A. 中和作用或称封闭黏附

    B. 激活补体与吞噬细胞

    C. 诱导肥大细胞和嗜碱粒细胞脱颗粒

    D. 与血液中游离的虫体（主要是原虫）结合

3. 病原体可以通过哪些方式逃避机体的免疫杀伤效应

    A. 肺炎链球菌的荚膜

    B. 金黄色葡萄球菌细胞壁上的葡萄球菌 A 蛋白

    C. 结核分枝杆菌的索状因子

    D. 曼氏血吸虫感染者血清中所形成的可溶性免疫复合物

4. 有关抗寄生虫感染的描述，正确的是

    A. 蠕虫感染时以体液免疫为主

    B. 原虫感染时以 Th1 型细胞因子 IFN-γ 等介导的细胞免疫为主

    C. 寄生虫感染所产生的适应性免疫常为带虫免疫和伴随免疫

    D. 感染热带利什曼原虫后适应性免疫能够完全清除体内的感染，并对再感染产生完全的抵抗力

**填空题**

5. 固有免疫具有【1】和【2】等特点，适应性免疫具有【3】、【4】、【5】和【6】等特点。

6. 【7】、【8】和【9】是抗细胞外寄生菌感染免疫的有效成分。

7. 荚膜多糖可通过【10】途径激活 B 细胞，产生【11】型抗体。葡萄球菌可通过【12】途径激活 B 细胞，产生【13】型抗体。

**名词解释**

8. 抗原变异　　　　　　　　　9. 带虫免疫

10. 伴随免疫　　　　　　　　　11. 干扰素（IFN）

**问答题**

12. 简述抗结核感染免疫中参与的免疫细胞和分子及其作用特点。

13. 简述抗病原生物感染免疫的主要类型。

14. 简述参与抗感染免疫抗体的主要类型及其作用。

15. 简述病原生物的免疫逃避方式。

16. 免疫中固有免疫和适应性免疫的相关性。

17. 简述干扰素抗病毒作用机制及特点

**病例分析题**

18. 患者，女，19岁，就诊时主诉：近一个多月来咳嗽，多为干咳，少痰痰中时有血丝，无胸痛，但有明显乏力，消瘦，食欲不振，盗汗，自觉午后微热，心悸。查体：T 38℃，慢性病容。实验室检查：血 WBC $12 \times 10^9$/L，分类：杆状核3%，分叶核61%，淋巴细胞33%，单核细胞3%，血沉为70mm/h。X线透视右肺尖有小块阴影，边缘模糊。取咳痰行抗酸染色，镜下见到红色细长弯曲的杆菌。结核菌素皮试48h后出现直径为20mm的肿胀和硬结。临床诊断肺结核病。

**问题：**

（1）该患者做结核菌素皮试出现阳性反应说明什么？为什么？

（2）针对结核分枝杆菌，哪些效应细胞及效应分子在抗感染免疫中发挥作用？

（张　佩）

ℰ **参考答案**

# 第二十三章 免疫缺陷

## 【复习纲要】

### 一、概述

#### （一）基本概念

1. 免疫缺陷（immunodeficiency）是指机体免疫系统某方面因素由于遗传基因缺陷、先天发育不全或后天遭受损害而造成的免疫功能障碍。

2. 免疫缺陷病（immunodeficiency disease，IDD）是指由免疫器官、免疫细胞、免疫分子及其信号传导缺陷所致的一组临床综合征。

#### （二）免疫缺陷的分类

根据病因上可以分为两大类：先天性或原发性（congenital or primary）免疫缺陷和获得性或继发性（acquired or secondary）免疫缺陷。

根据主要累及的免疫系统成分不同，可分为体液免疫缺陷、细胞免疫缺陷、联合免疫缺陷、吞噬功能缺陷和补体缺陷等。

#### （三）免疫缺陷病的一般临床特征

1. 反复发生不易控制的感染；

2. 恶性肿瘤发生率增高；

3. 常并发自身免疫性疾病；

4. 临床表现及病理损伤复杂多样。

### 二、原发性免疫缺陷

#### （一）概述

1. 病因　由免疫遗传缺陷或先天发育异常所致的免疫缺陷。

2. 临床特点　①多见于婴幼儿；②病儿除表现有免疫功能缺损外，尚可伴有其他组织器官的发育不全或畸形。

3. 分类　根据免疫系统受累的范围不同可分为 B 细胞缺陷、T 细胞缺陷、联合免疫缺陷、吞噬功能缺陷及补体缺陷等。

**（二）原发性 B 细胞缺陷**

代表性疾病如下：

1. 性联无丙种球蛋白血症（Bruton 综合征）

病因：由 B 细胞胞质性酪氨酸激酶（Btk）基因缺陷所致的性染色体连锁性隐性遗传病。

发病机制：Btk 是 B 细胞成熟必不可少的信号转导分子。该基因突变或缺失导致 B 细胞发育停滞于前 B 细胞状态，使成熟 B 细胞数目减少或缺失。

临床特点：是最常见的原发性 B 细胞缺陷病，多见于男性婴幼儿。患儿血液及淋巴组织内查不到 mIg 阳性细胞及浆细胞，淋巴结无生发中心，扁桃体小，血清 IgG 含量不及正常人的 10%（低于 0.5g/L），T 细胞数量及功能基本正常。

治疗：输入正常人丙种球蛋白。

2. 性联高 IgM 综合征

病因：是 X 染色体上 CD40L 基因突变所致的性联隐性遗传病。

发病机制：CD40L 基因突变使 T 细胞表达 CD40L 缺陷，导致 B 细胞增殖及 Ig 类别转换发生障碍。B 细胞本身无内在缺陷。

临床特点：患者表现为 IgG、IgA 及 IgE 减少，但 IgM 增高。

**（三）原发性 T 细胞缺陷**

原发性 T 细胞缺陷由胸腺或 T 细胞发育分化障碍所致。因 B 细胞对大多数抗原的应答需 T 细胞的辅助，故往往伴有体液免疫功能下降。代表性疾病如下。

1. 先天性胸腺发育不全（DiGeorge 综合征）

病因：本病为非遗传性疾病，由减数分裂时染色体重组错误造成 22 号染色体大段缺失所致。

发病机制：胸腺及相关腺体发育所必需的基因缺失，造成胸腺、甲状旁腺和主动脉弓等发育不良。

临床表现：①T 细胞总数减少，X 线检查不到胸腺，皮肤迟发型超敏反应性降低。②手足抽搐症等低血钙症状。③反复发生病毒、真菌、原虫及胞内寄生菌感染；接种活疫苗可引起严重的全身性感染；输入新鲜血液可发生移植物抗宿主反应（GVHR）。

2. T 细胞活化与功能缺陷　可由多种机制引起，如① TCR/CD3 复合体的表达缺陷；② TCR/CD3 复合体信号传递异常；③ IL-2、IFN 等细胞因子产生缺陷；④ IL-2、IL-1 受体表达缺陷。

**（四）联合免疫缺陷**

联合免疫缺陷（combined immunodeficiencies）是 T、B 细胞功能同时受到损害所表现的免疫缺陷。其共同特点为：①全身淋巴组织发育不良、外周血中淋巴细胞数量减少或比例失调。②易发生反复感染，不仅对各类病原微生物高度易感，且对条件致病菌也易感。接种活疫苗亦可引起严重的全身性感染。③骨髓移植或输血可引发 GVHR。④自身免疫病及恶性肿瘤发病率高。代表性疾病如下。

1. 性联重症联合免疫缺陷病（X-linked severe combined immunodeficiency disease，XSCID）

病因：X 染色体上编码 IL-2Rγ 链的基因缺陷。

发病机制：IL-2Rγ 链为多种细胞因子受体（IL-2R、IL-4R、IL-7R、IL-9R 和 IL-15R）的共用链（common γ chain，γc），参与多种细胞因子的信号转导并调控 T、B 细胞分化发育和成熟。γc 基因突变使 T 细胞发育停滞于祖 T 细胞阶段，从而发生 SCID。

临床表现：T 细胞和 NK 细胞缺失或显著减少，B 细胞数量正常但功能障碍。

2. 裸淋巴细胞综合征（bare lymphocyte syndrome，BLS）

病因：MHC Ⅱ类分子基因转录调控异常，导致表达缺陷引起的 SCID。

发病机制：MHC Ⅱ类分子表达缺陷导致抗原呈递细胞不能将抗原呈递给 CD4$^+$T 细胞，因而患者迟发型超敏反应及对 TD-Ag 的应答缺陷。

临床表现：易发生感染，尤其是病毒性感染。

3. 其他联合免疫缺陷病

毛细血管扩张性共济失调综合征，为常染色体隐性遗传病，以小脑共济失调、眼结膜和面部毛细血管扩张、反复呼吸道感染为特征。患者血清 IgA、IgG2 和 IgG4 减少和缺失，T 细胞数量和功能下降。

（五）吞噬功能缺陷

吞噬功能缺陷表现为吞噬细胞数量减少和功能异常，以中性粒细胞功能障碍为多见，主要表现为对化脓性细菌或真菌的易感性增高。代表性疾病如下。

1. 慢性肉芽肿病（chronic granulomatous disease，CGD）

病因：NADPH 氧化酶的四个组成成分基因缺陷。绝大多数是性联隐性遗传病，部分为常染色体隐性遗传病。

发病机制：吞噬细胞内缺乏 NADPH 氧化酶系统，导致吞入的细菌不能被杀灭，而且吞噬细胞在局部大量聚集，形成脓灶和肉芽肿。

临床表现：患儿在 1~2 岁即开始发生严重的细菌感染，淋巴结、肝、脾、肺、骨髓等多处形成化脓性肉芽肿。

2. 白细胞黏附缺陷（leukocyte adhesion deficiency，LAD）

病因及发病机制：整合素基因缺陷，导致 β2 整合素或 CD11，CD18 表达不足或缺陷。

（六）补体缺陷

几乎所有的补体蛋白成分都可发生遗传缺陷。补体固有成分缺陷主要表现为反复的化脓菌感染，特别是革兰阴性菌感染以及免疫复合物病。补体调节成分缺陷还伴有特有的症状和体征。代表性疾病如下。

遗传性血管神经性水肿（hereditary angioneurotic edema，HAE）

病因：由 C1 抑制因子基因缺陷所致的常染色体显性遗传病。

发病机制：C1INH 缺陷导致 C4、C2 裂解产物增多，C2a 具有激肽样活性。此外，C1INH 缺乏还导致凝血、激肽和纤溶系统失去控制。

临床表现：患者身体任何部位都可反复发生皮下水肿，或发生肠管肿胀。喉头水肿可导致窒息死亡。

### 三、继发性免疫缺陷

#### （一）概述

1. 概念　继发性免疫缺陷病是后天因素造成的发生在患某些疾病或使用某些药物之后引发的免疫缺陷性疾病。

2. 引起获得性免疫缺陷病的因素

感染因素主要包括，常见的病原微生物有人类免疫缺陷病毒、麻疹病毒和风疹病毒等，非感染因素主要包括恶性肿瘤、营养不良、医源性免疫缺陷。

#### （二）获得性免疫缺陷综合征（acquired immunodeficiency syndrome，AIDS）

1. 概述

病因：由人类免疫缺陷病毒（human immunodeficiency virus，HIV）感染所致。

传染源：AIDS病人及HIV携带者。

传播途径：主要包括性接触、血液传播和母婴传播等。

临床表现：AIDS潜伏期可达2~10年或更长。临床分期主要包括① HIV急性感染期；② HIV感染潜伏期；③ AIDS相关综合征期；④ AIDS期。

2. HIV免疫致病机制

（1）HIV易感细胞：HIV主要侵犯表达CD4分子的细胞，如$CD4^+T$细胞、单核巨噬细胞、DC等，其中$CD4^+T$细胞是HIV感染的主要靶细胞。HIV也感染B细胞、NK细胞、巨核细胞、皮肤朗格汉斯细胞和神经小胶质细胞等。

（2）HIV侵入免疫细胞的机制：HIV通过受体感染细胞。HIV包膜糖蛋白gp120的受体为CD4分子，辅助受体为趋化因子受体，如CXCR4和CCR5等。Fc受体、补体受体及半乳糖神经酰胺受体等也参与介导HIV感染。

（3）HIV所致免疫异常：① $CD4^+T$细胞数量减少且功能发生改变，这是HIV损伤免疫系统的主要表现。具有抗HIV作用的$CD8^+T$细胞随病程进展也发生数量减少和功能下降。②B细胞多克隆活化导致高丙种球蛋白血症并产生多种自身抗体。③巨噬细胞趋化、黏附、杀菌功能及抗原呈递能力下降。④树突细胞与巨噬细胞成为病毒的庇护所。⑤NK细胞活性受损。⑥细胞因子分泌谱异常。

（4）HIV所致$CD4^+$宿主细胞的免疫损伤机制：① HIV复制对感染细胞的损伤；② HIV感染导致的靶细胞功能障碍；③抗HIV抗体的细胞毒效应；④特异性CTL对HIV感染细胞的杀伤作用；⑤ HIV通过直接和间接方式诱导$CD4^+T$细胞凋亡。

（5）HIV逃逸免疫攻击的机制：①树突细胞对病毒的保护作用；②潜伏感染逃避免疫系统的识别和攻击。

3. HIV感染的预防及治疗

HIV感染的预防：加强宣传教育，切断传播途径是预防艾滋病的主要手段。迄今尚未研制成功有效的HIV疫苗，主要原因是HIV病毒株的多样性和高度变异性使得特定疫苗的效果难以持久。目前研制的HIV疫苗包括：减毒活疫苗、亚单位疫苗、重组疫苗及基因疫苗（DNA疫苗）等。

### 四、免疫缺陷病的诊断与治疗原则

1. 诊断 根据临床表现疑为免疫缺陷病时，应选择适宜的免疫学检查。通过一般检查而高度怀疑为先天性免疫缺陷时，有条件者应进行基因诊断。

常用免疫学检查：B 细胞系功能异常需检测血清免疫球蛋白含量、抗 A 和抗 B 凝集素效价。迟发型超敏皮肤实验用于评价机体的细胞免疫功能；通过 NBT 还原试验测定白细胞的吞噬杀菌功能。测定总补体效价或单个补体成分可检测补体系统异常。

2. 免疫缺陷病的治疗原则

①抗感染；②免疫重建；③基因导入疗法；④补充免疫制剂。

## 【习题部分】

### 一、基础层次

**A 型题**

1. 关于免疫缺陷叙述正确的是
   - A. 对非己抗原的无应答现象
   - B. 对自己抗原的无应答现象
   - C. 免疫缺陷与感染无关
   - D. 免疫缺陷与免疫抑制剂使用有关
   - E. 通常不并发自身免疫性疾病

2. 关于原发性免疫缺陷的正确说法是
   - A. 多见于学龄儿童
   - B. 均由免疫遗传缺陷所致
   - C. 分为 B 细胞缺陷和 T 细胞缺陷两大类
   - D. AIDS 是原发性 T 细胞缺陷的代表性疾病
   - E. 可伴有其他组织器官的发育不全或畸形

3. 关于 Bruton 综合征说法正确的是
   - A. 血型抗体效价正常
   - B. 扁桃体甚小
   - C. X 连锁隐性遗传性疾病
   - D. 发病见于男孩
   - E. 与 CD40L 基因突变有关

4. 关于性联高 IgM 综合征的正确说法是
   - A. 患者不易感染病原微生物，可发生自身免疫病和肿瘤
   - B. 血清中 IgM 水平升高，而 IgG、IgA 和 IgE 水平正常
   - C. 由 T 细胞表面的 CD40L 基因突变所致
   - D. 由 B 细胞酪氨酸激酶（Btk）缺陷所致
   - E. B 细胞发生过度类别转换，合成大量的多克隆 IgM

5. 关于先天性胸腺发育不全——DiGeorge 综合征说法正确的是
   - A. 为常染色体隐性遗传病
   - B. X 线检查不到胸腺

  C. 皮肤迟发型超敏反应剧烈    D. 反复发生金葡菌感染

  E. 可接种活疫苗预防病毒感染

6. 关于性联重症联合免疫缺陷（XSCID）的正确叙述是

  A. T细胞和NK细胞数量正常但功能异常  B. B细胞缺失或显著减少

  C. 为X连锁显性遗传病      D. 其遗传基础为IL-2Rγ链缺陷

  E. 由ZAP-70基因缺陷引起

7. 关于原发性免疫缺陷病及其病因的正确组合是

  A. 性联重症联合免疫缺陷–CD40配体基因缺陷

  B. 性联高IgM综合征–IL-2Rγ链基因缺陷

  C. 性联淋巴细胞增殖综合征–B细胞酪氨酸激酶基因缺陷

  D. 性联无丙种球蛋白血症–Fas（CD95）基因缺陷

  E. SCID（CD8+T细胞缺陷）–ζ磷酸化蛋白（ZAP-70）基因缺陷

8. 关于慢性肉芽肿病说法正确的是

  A. 绝大多数是常染色体显性遗传病  B. 机体对病毒和肿瘤的易感性增高

  C. 趋化与吞噬功能下降     D. 吞噬细胞内缺乏NADPH氧化酶系统

  E. 可采用特异性基因疗法进行治疗

9. 造成遗传性血管神经性水肿的补体缺陷是

  A. C1抑制因子（C1INH）基因缺陷  B. I因子基因缺陷

  C. C1q、C1r、C2或C4基因缺陷  D. C3基因缺陷

  E. B因子基因缺陷

10. 用胸腺肽肌内注射治疗有效的免疫缺陷病是

  A. Wiskott Aldrich综合征    B. 共济失调–毛细血管扩张症

  C. DiGeorge综合征      D. 先天性低丙种球蛋白血症

  E. 选择性IgM缺乏

11. Bruton综合征的病因是

  A. B细胞酪氨酸激酶基因缺陷   B. CD40L基因缺陷

  C. Fas配体基因缺陷      D. IL-2Rγ基因缺陷

  E. 腺苷脱氨酶基因缺陷

12. 与性联高IgM综合征有关的膜分子异常是

  A. CD40L表达异常      B. CD40表达异常

  C. CD95表达异常      D. IL-2Rγ表达异常

  E. MHC II类分子表达异常

13. 造成性联重症联合免疫缺陷（XSCID）的蛋白缺陷是

  A. 腺苷脱氨酶缺陷      B. IL-2Rγ链缺陷

  C. 嘌呤核苷酸磷酸化酶缺陷   D. Fas缺陷

  E. MHC II类分子缺陷

14. 重症联合免疫缺陷（CD8+T细胞缺陷）的病因是

    A. CD40L 基因突变     B. ZAP-70 基因突变

    C. DNA 修复缺陷     D. 胚胎期胸腺发育不全

    E. CD18 基因突变

15. 慢性肉芽肿病的发病机制为

    A. 缺乏 NADPH 氧化酶系统     B. LFA-1 不足或缺陷

    C. 嘌呤核苷酸磷酸化酶缺陷     D. 白细胞游走、吞噬障碍

    E. IFN-γ 水平低下

16. 可造成 HIV 感染的途径是

    A. 空气     B. 饮水     C. 握手

    D. 日常用具     E. 输血

17. 由补体成分异常造成的原发性免疫缺陷病是

    A. 毛细血管扩张性共济失调综合征     B. 遗传性血管神经性水肿

    C. 选择性 IgA 缺陷     D. 慢性肉芽肿病

    E. 裸淋巴细胞综合征

18. 关于 HIV 所致免疫学异常说法正确的是

    A. AIDS 患者的 $CD4^+T$ 细胞绝大多数被 HIV 直接感染

    B. $CD4^+T$ 细胞的耗竭完全是 HIV 直接裂解作用的结果

    C. $CD8^+T$ 细胞是少数不被 HIV 感染的细胞之一

    D. $CD8^+T$ 细胞在 HIV 感染中具有抗 HIV 作用

    E. HIV 感染者的 B 细胞通常没有异常表现

19. 属于原发性免疫缺陷病的是

    A. 慢性肉芽肿病     B. AIDS     C. 系统性红斑狼疮

    D. Graves 病     E. 慢性肝炎

20. 关于针对人类免疫缺陷病毒（HIV）的免疫应答，说法正确的是

    A. 抗病毒包膜蛋白抗体保护免疫细胞不被破坏

    B. 巨噬细胞不易被 HIV 感染，是抗 HIV 的主要细胞

    C. 巨噬细胞分泌的细胞因子具有抗 HIV 性脑病的作用

    D. 树突细胞可被 HIV 感染并传播 HIV

    E. $CD8^+T$ 细胞数量增加使 CD4/CD8 比例倒置

21. 骨髓中前 B 细胞发育停滞将引起

    A. 联合免疫缺陷病     B. 原发性丙种球蛋白缺乏症

    C. DiGeroge 综合征     D. 迟钝白细胞综合征

    E. 遗传性血管神经性水肿

22. 一名两岁男孩，反复患中耳炎、肺炎，多次入院治疗。医生怀疑其患有原发性免疫缺陷病，实验室检查发现：外周血 T 细胞数量正常，丙种球蛋白含量为 0.5 g/L。以下最可能的诊断为：

    A. 缺铁性贫血     B. 急性淋巴细胞白血病

    C. DiGeorge 综合征     D. 性联无丙种球蛋白血症

E. 联合免疫缺陷病

23. 治疗性联无丙种球蛋白血症的常用方法是
    A. 基因导入疗法　　　　　　　　　B. 骨髓移植疗法
    C. 输入正常人丙种球蛋白　　　　　D. 细胞因子疗法
    E. 输血疗法

24. IL-2Rγ基因缺陷引起
    A. 性联无丙种球蛋白血症　　　　　B. 性联重症联合免疫缺陷
    C. 先天性胸腺发育不全　　　　　　D. 遗传性血管神经性水肿
    E. 迟钝白细胞综合征

25. 关于 AIDS 的传播途径，错误的是
    A. 输入感染的血液制品　　　　　　B. 用污染的注射器
    C. 母婴途径　　　　　　　　　　　D. 皮肤接触
    E. 性接触

26. AIDS 患者血浆中水平下降的细胞因子是
    A. IL-1　　　　　　　B. IL-6　　　　　　　C. IL-10
    D. TGF-β　　　　　　E. IL-2

27. 关于免疫缺陷病免疫学检测指标的正确组合是
    A. 体液免疫（B 细胞）–混合淋巴细胞培养试验
    B. 细胞免疫（T 细胞）–淋巴结或扁桃体活检
    C. 细胞免疫（T 细胞）–ConA 诱导的淋巴细胞体外增殖反应
    D. 吞噬细胞 – 迟发型皮肤超敏反应
    E. 补体系统 –NBT 还原试验

28. 关于 HIV 疫苗叙述正确的是
    A. 减毒活 HIV 株安全，但不能解决变异问题
    B. 灭活 HIV 可抵抗 HIV 攻击，但制备繁杂
    C. 巨分子颗粒化疫苗安全，但免疫原性差
    D. 基因缺失性疫苗不含 HIV 基因，安全，但可诱发免疫抑制
    E. 多价亚单位疫苗混合制剂可解决 gp120 区高变异毒株

29. 以下哪一个是与 T 细胞无关的缺陷性疾病
    A. 共济失调及毛细血管扩张症　　　B. 腺苷脱氨酶（ADA）缺陷
    C. 嘌呤核苷酸磷酸酶（DNP）缺陷　D. 慢性肉芽肿病（CGD）
    E. 重症联合免疫缺陷综合征

30. 一名血友病男性患儿接受血液制品治疗，5 年后体重明显减轻，血清抗 HIV 抗体（IgG）阳性，且 CD4$^+$T 细胞下降。最可能的诊断是
    A. 急性白血病　　　　B. 系统性红斑狼疮　　　　C. 重症肝炎
    D. 艾滋病　　　　　　E. 再生障碍性贫血

31. NADPH 氧化酶系统缺陷导致

A. 慢性肉芽肿病　　　　　　　　　B. 链球菌感染

C. 白细胞黏附功能缺陷　　　　　　D. 桥本病

E. 遗传性血管神经性水肿

32. 引起 DiGeorge 综合征的缺陷是

A. CD40L 基因缺陷　　　　　　　　B. IL-2R γ 基因缺陷

C. CD18 基因缺陷　　　　　　　　　D. 胸腺发育缺陷

E. DNA 修复异常

33. 关于 AIDS 的免疫学异常，错误的是

A. HIV 不能感染 CD8$^+$T 细胞　　　B. 常出现 B 细胞异常活化

C. 巨噬细胞是 HIV 的储存者　　　　D. 细胞因子水平异常

E. CD4$^+$T 细胞裂解或功能损伤

34. 结核菌素皮肤试验及腮腺炎病毒皮肤试验反应阴性提示

A. B 细胞功能缺陷　　　　　　　　B. T 细胞功能缺陷

C. NK 细胞功能缺陷　　　　　　　　D. 补体功能缺陷

E. 吞噬功能缺陷

35. 造成 AIDS 的病原体是

A. HTLV　　　　　　　　　　　　　B. 卡氏肺孢子虫

C. HIV　　　　　　　　　　　　　　D. 巨细胞病毒

E. 疱疹病毒

36. 与 HIV 结合的分子是

A. CD4　　　　　　B. IL-2 受体　　　　　　C. NF-κB

D. 反转录酶　　　　E. TNF 受体

37. 主要造成对病毒和真菌易感的原发性免疫缺陷病是

A. B 细胞缺陷　　　　B. T 细胞缺陷　　　　　C. 吞噬缺陷

D. 补体缺陷　　　　　E. 嗜酸粒细胞缺陷

38. HIV 的辅助受体是

A. CD8　　　　　　　B. CD54　　　　　　　　C. CCR5

D. Fas　　　　　　　E. gp120

39. 慢性肉芽肿病的主要缺陷是

A. 骨髓中中性粒细胞生成障碍　　　B. 中性粒细胞趋化障碍

C. 中性粒细胞细胞内杀菌机制障碍　D. 调理功能缺陷

E. 细胞毒性 T 细胞功能缺陷

40. 目前预防 HIV 感染的最有效途径是

A. 切断传播途径　　　B. 免疫调节剂　　　　　C. 中药

D. 疫苗　　　　　　　E. 抗 HIV 药物

41. 关于原发性免疫缺陷下述错误的是

A. Bruton 病是以血中 γ 球蛋白缺乏为特征

B. DiGeorge 综合征是一种非遗传性疾病

C. SCID 是体液免疫与细胞免疫同时受损

D. CGD 是一种补体缺陷病

E. 遗传性血管神经性水肿是由于缺乏 C1INH

42. 为 HIV 逃避免疫攻击提供保护的细胞是

A. CD8$^+$T 细胞 　　　 B. B 细胞 　　　 C. NK 细胞

D. 树突细胞 　　　 E. 神经元细胞

43. AIDS 患者死亡的主要原因是

A. 机会感染 　　　 B. Kaposi 肉瘤 　　　 C. B 细胞淋巴瘤

D. 艾滋病相关痴呆 　　　 E. Hodgkin 病

44. 可作为中和抗体作用靶点的 HIV 抗原是

A. 整合酶 　　　 B. gp120 　　　 C. 反转录酶

D. 蛋白酶 　　　 E. tat

45. 关于免疫缺陷错误的是

A. 分为原发性和继发性免疫缺陷 　　　 B. 不易发生自身免疫性疾病

C. 常并发自身免疫性疾病 　　　 D. 恶性肿瘤发生率高

E. 反复发生不易控制的感染

### B 型题

题 46–50

A. CD8$^+$T 细胞严重缺陷，CD4$^+$T 细胞数量正常但功能紊乱

B. CD4$^+$T 细胞裂解或功能损伤，CD8$^+$T 细胞比例相对上升

C. 胸腺与甲状旁腺发育不全，抗体水平一般正常或偏低

D. 淋巴结无生发中心，扁桃体甚小，IgG 含量不及正常人的 10%

E. 1~2 岁开始发生严重的细菌感染，多处器官形成化脓性肉芽肿

46. 重症联合免疫缺陷（CD8$^+$T 细胞缺陷）表现为

47. DiGeorge 综合征表现为

48. AIDS 表现为

49. Bruton 综合征表现为

50. 慢性肉芽肿表现为

## 二、拓展层次

### X 型题

1. 免疫缺陷患者的基本临床特征为

A. 高热不退 　　　 B. 反复发生不易控制的感染

C. 恶性肿瘤发生率高 　　　 D. 全身肌肉、关节疼痛

2. 联合免疫缺陷的共同特点为

A. 对条件致病菌易感 　　　 B. 接种活疫苗可引起严重的全身性感染

　　C. 输血可引发移植物抗宿主反应　　　　D. 自身免疫性疾病及恶性肿瘤发病率高

3. 引起联合免疫缺陷的病因是

　　A. IL-2Rγ链缺陷　　　　　　　　　　B. MHC Ⅱ类分子表达缺陷

　　C. 腺苷脱氨酶缺陷　　　　　　　　　　D. CD18 表达缺陷

4. 遗传性血管神经性水肿中毛细血管通透性增高的直接因素是

　　A. C2a 增多　　　　　　　　　　　　　B. C3a 增多

　　C. 缓激肽增多　　　　　　　　　　　　D. C1s 增多

5. HIV 受体包括

　　A. CD4 分子　　　　　　　　　　　　　B. 趋化因子受体

　　C. Fc 受体　　　　　　　　　　　　　　D. 半乳糖神经酰胺受体

6. 由补体调节成分异常导致的免疫缺陷病是

　　A. 遗传性血管神经性水肿　　　　　　　B. 性联无丙种球蛋白血症

　　C. 性联重症联合免疫缺陷病　　　　　　D. 反复化脓性感染症

7. 可引起继发性免疫缺陷病的原发因素有

　　A. 肾病综合征　　　　　　　　　　　　B. 麻疹

　　C. 肺癌　　　　　　　　　　　　　　　D. 放射治疗

8. 治疗慢性肉芽肿病可采用的方法包括

　　A. 抗生素治疗　　　　　　　　　　　　B. 粒细胞输入疗法

　　C. 细胞因子 IFN-γ 治疗　　　　　　　　D. 手术切除

9. 参与 HIV 直接破坏感染细胞的因素有

　　A. 病毒包膜蛋白嵌入细胞膜，引起细胞膜通透性改变

　　B. 病毒 DNA 对细胞的毒性作用

　　C. gp120 与胞质内新合成的 CD4 分子结合，引起细胞的致死作用

　　D. 细胞表面 IL-2 受体表达下降

10. 下列哪些免疫缺陷性疾病与体液免疫无关

　　A. 遗传性血管神经性水肿　　　　　　　B. X 连锁无丙种球蛋白血症

　　C. 慢性肉芽肿病　　　　　　　　　　　D. 白细胞黏附缺陷

**填空题**

11. 免疫缺陷根据【1】分为两大类，分别是【2】与继发性免疫缺陷，前者主要包括【3】、【4】、【5】、【6】和【7】。

12. 原发性 B 细胞缺陷的代表性疾病为【8】，又称 Bruton 综合征，目前认为是由于【9】基因缺陷所致。T 细胞缺陷的代表性疾病为【10】，本病为非遗传性疾病。联合免疫缺陷的重要类型【11】主要是由 IL-2Rγ 链缺陷所致。

13. 氧介导途径缺陷所致的吞噬细胞功能缺陷疾病为【12】，遗传性血管神经性水肿是由于补体成分【13】缺陷所致。

14. 免疫缺陷病患者的临床基本特征为：【14】、【15】和【16】。

15. HIV 受体包括【17】、【18】、【19】、【20】和【21】等。

16. 免疫缺陷病的治疗原则包括【22】、【23】、【24】和【25】。

17. HIV 感染的易感细胞可以是【26】、【27】、【28】和【29】等。

18. 引起继发性免疫缺陷病的因素可包括【30】、【31】、【32】和【33】。

19. AIDS 的传染源主要是【34】和【35】。

20. HIV 主要有 3 条传播途径，分别是【36】、【37】和【38】。

**判断改错题**

21. 性联高 IgM 综合征是由 B 细胞表面 CD40 基因突变所致。

22. 原发性免疫缺陷病比继发性免疫缺陷病多见。

23. HIV 仅通过其表面 gp120 分子与 CD4 分子结合就可侵入易感细胞。

24. 性联无丙种球蛋白血症的治疗不可采用特异性基因导入疗法。

25. 先天性胸腺发育不全（DiGeorge 综合征）是常染色体隐性遗传病。

26. 联合免疫缺陷患者可以通过接种减毒活疫苗来预防病毒感染。

27. NBT 还原试验可以测定白细胞的吞噬杀菌功能。

**名词解释**

28. 免疫缺陷

29. 原发性免疫缺陷病（PIDD）

30. 获得性免疫缺陷综合征（AIDS）

31. 继发性免疫缺陷病（SIDD）

32. 联合免疫缺陷病

**病例分析题**

33. 患儿张某，男，5 岁。因反复皮下肿块 3 年，复发 12 天入院。患儿于 3 岁起腿部出现疖肿，右腹股沟淋巴结如鸡蛋大，伴发热，此后间隔数周反复出现腹股沟、颈淋巴结肿大，或伴头皮疖肿、皮下肿块、口角和唇周面颊有小丘疹，每次均以抗感染和局部切开排脓后好转。于 2006 年 10 月首次入院，仍予以上治疗，病情好转出院。于 2007 年 7 月再次入院。

体格检查：T 39℃，体重 22 kg。背部可见 3 个皮下肿块，直径为 1.5~2.0 cm，左、右腋下淋巴结肿大，大小分别为 1.3 cm×1.8 cm×1.2 cm 和 3.0 cm×1.7 cm×1.4 cm，有压痛。右外耳道有恶臭脓液。心、肺、腹无异常。Hb 为 110 g/L，WBC 为 $20.9×10^9$/L，中性粒细胞为 $0.725×10^9$/L，嗜酸性粒细胞为 $0.45×10^9$/L，淋巴细胞为 $2.0×10^9$/L。IgG 17.9 g/L，血清免疫球蛋白检测结果如下，IgA 为 0.715 g/L，IgM 为 2.5 g/L。X 线胸片正常，骨髓象：粒系晚幼、杆状核比例偏高，嗜酸性细胞易见。左耳及背部肿块脓液培养均为金黄色葡萄球菌，血培养阴性。四唑氮蓝还原试验阳性细胞 2%，感染控制后复查阳性细胞 1%，诊断为慢性肉芽肿（CGD）。住院期间给予抗感染治疗，13 天后病情好转出院。

**问题：**

（1）原发性免疫缺陷病根据缺陷的成分不同分为哪几类？

（2）简述 CGD 的发病机制

（栾希英）

**ⓔ 参考答案**

# 第二十四章　免疫预防

## 【复习纲要】

### 一、概述

免疫预防（immune prophylaxis）：调节免疫系统的功能以达到预防疾病发生或发展的方法。

免疫预防的方法有两种：主动免疫（active immunization）和被动免疫（passive immunization），主动免疫又分为自然主动免疫（natural active immunization）和人工主动免疫（artificial active immunization）。

自然主动免疫：个体在感染某一微生物（抗原）后，就可被这种微生物免疫而获得对这种微生物的特异性的免疫力（immunity）。

人工主动免疫：采用人工的方法，接种微生物来源的抗原性物质也可使人体产生对微生物的免疫力。

被动免疫分为两种：自然被动免疫（natural passive immunization）和人工被动免疫（artificial passive immunization）。

自然被动免疫：胎儿或新生儿经胎盘或乳汁从母体获得了特异性抗体。

人工被动免疫：应用特异性抗体使人获得对某种病原体的免疫力的方法。

疫苗（vaccine）：是被用于人工主动免疫的抗原性物质。

预防接种（vaccination）：应用疫苗进行疾病的预防。

### 二、疫苗

#### （一）疫苗的种类和特点

1. 全微生物疫苗　将完整的细菌或病毒颗粒进行处理使其失去致病性而保持免疫原性就可能制备出全微生物疫苗（whole organism vaccine）。

全微生物疫苗可被分为两种：灭活（inactivated）全微生物疫苗和减毒（attenuated）全微生物疫苗。

（1）减毒全微生物疫苗

1）减毒的全细菌疫苗：将细菌在特殊的培养基中反复传代，可能筛选到因基因突变失去毒力并保留免疫原性的细菌。卡介苗是将牛分枝杆菌在含增量胆汁培养基中传代培养13年后获得的减毒全细菌疫苗。

2）减毒的全病毒疫苗：将病毒在特殊的培养基中反复传代，可能筛选到因基因突变失去毒力、保留免疫原性的病毒。常用的减毒全病毒疫苗有脊髓灰质炎病毒疫苗、麻疹病毒疫苗、腮腺炎病毒疫苗、轮状病毒疫苗、水痘病毒疫苗和黄热病病毒疫苗等。

（2）灭活全微生物疫苗：采用加热或化学的方法处理细菌或病毒可制备灭活全微生物疫苗。

1）常用的灭活全细菌疫苗：有炭疽杆菌疫苗、霍乱弧菌疫苗、百日咳杆菌疫苗和鼠疫杆菌疫苗。

2）常见的灭活全病毒疫苗：有甲型肝炎病毒疫苗、流感病毒疫苗、狂犬病病毒疫苗、轮状病毒疫苗、风疹病毒疫苗、乙型脑炎病毒疫苗、Salk脊髓灰质炎病毒疫苗、口蹄疫病毒疫苗。

2. 纯化的大分子疫苗　将致病微生物（病原体）来源的抗原特异性的大分子纯化可制备出大分子疫苗（macromole cule vaccine）。

（1）多糖疫苗：采用从细菌纯化的多糖可制备多糖疫苗（polysaccharide vaccine），如肺炎链球菌（*Streptococcus pneumoniae*）多糖疫苗。

（2）类毒素疫苗：有些细菌如白喉杆菌和破伤风杆菌产生外毒素（exotoxin）。细菌外毒素经0.3%～0.4%甲醛处理后可成为失去毒性但保留免疫原性的类毒素（toxoid）疫苗。

（3）重组病原体蛋白疫苗：采用重组DNA技术将微生物具有免疫原性的蛋白的基因克隆，在细菌、酵母或哺乳动物细胞表达出的重组微生物蛋白，就可制备出重组病原体蛋白疫苗。

（4）合成肽疫苗（synthetic peptide vaccine）：是根据微生物具有免疫原性的蛋白序列设计人工合成的多肽。

3. 重组载体疫苗（recombinant vector vaccine）：是将编码某一蛋白抗原的基因转入减毒的病毒或细菌而制成的疫苗。

4. DNA疫苗　是携带能引起保护性免疫反应的抗原基因的真核细胞表达质粒。

**（二）计划免疫**

计划免疫：为了控制和最终消灭危害人类健康的传染病，按照一定的程序有计划地在人群中接种预防传染病的疫苗，这种工作被称为计划免疫。

群体免疫：有效的预防接种可不断减少人群中的微生物携带者，产生群体免疫（herd immunity）。

计划免疫程序：包括儿童的免疫程序、成人免疫程序、特殊职业和特殊地区人群的免疫程序。1985年，我国卫生部制定的儿童免疫程序规定：儿童需接种卡介苗、百日咳–白喉–破伤风混合制剂、三价脊髓灰质炎活疫苗和麻疹疫苗，其程序见表24-1。

表 24-1　中国儿童免疫程序

| 年龄 | 疫苗 | 年龄 | 疫苗 |
|---|---|---|---|
| 出生时 | 卡介苗 | 8 个月 | 麻疹疫苗 |
| 2 个月 | 三价脊髓灰质炎疫苗 | 1.5～2 岁 | 白百破 |
| 3 个月 | 三价脊髓灰质炎疫苗，白百破 | 4 岁 | 三价脊髓灰质炎疫苗 |
| 4 个月 | 三价脊髓灰质炎疫苗，白百破 | 7 岁 | 卡介苗，麻疹疫苗，白喉破伤风二联疫苗 |
| 5 个月 | 白百破 | 12 岁 | 卡介苗（农村） |

### （三）研制疫苗应考虑的一些问题

世界卫生组织认为一个理想的疫苗应具备的条件是：①价廉；②耐热；③单次注射即可产生保护；④多价；⑤可经黏膜接种；⑥适合在生命的早期应用。

## 三、佐剂

佐剂（adjuvant）：是和抗原一起应用后能够增强抗原免疫原性的物质。

## 四、人工被动免疫

用于人工被动免疫制剂的有：

1. 抗毒素　是细菌外毒素的特异性抗体，通常用类毒素免疫动物制备抗毒素。

2. 人免疫球蛋白　是从大量混合血浆或胎盘血中分离的含各种免疫球蛋白的混合物，其中有多种致病微生物的抗体。

3. 单克隆抗体。

# 【习题部分】

## 一、基础层次

### A 型题

1. 给机体注射疫苗使其获得免疫力的方式称为

　　A. 人工主动免疫　　　　B. 人工被动免疫　　　　C. 非特异免疫

　　D. 自然主动免疫　　　　E. 自然被动免疫

2. IgG 通过胎盘使胎儿获得的免疫力称为

　　A. 人工主动免疫　　　　B. 人工被动免疫　　　　C. 非特异免疫

　　D. 自然主动免疫　　　　E. 自然被动免疫

3. 属于减毒全微生物疫苗的是

    A. 乙型脑炎疫苗        B. 卡介苗        C. 霍乱疫苗

    D. 狂犬疫苗        E. 乙型肝炎血源疫苗

4. 属于自然被动免疫的是

    A. 隐性感染后获得的免疫        B. 患传染病后获得的免疫

    C. 通过胎盘获得的免疫        D. 接受血清丙种球蛋白制剂获得的免疫

    E. 注射类毒素后获得的免疫

5. 属于自然主动免疫的是

    A. 隐性感染后获得的免疫

    B. 胎儿从母体获得 IgG 而建立的免疫

    C. 注射血清丙种球蛋白制剂获得的免疫

    D. 注射抗毒素后获得的免疫

    E. 注射类毒素后获得的免疫

6. 患传染病后获得的免疫

    A. 非特异免疫        B. 人工主动免疫        C. 自然主动免疫

    D. 自然被动免疫        E. 人工被动免疫

7. 预防乙肝病毒感染可采用的生物制品是

    A. 抗毒素        B. 抗病毒血清        C. 丙种球蛋白

    D. 类毒素        E. 乙肝病毒基因工程疫苗

8. 预防新生儿发生破伤风的最佳方法是

    A. 给新生儿注射破伤风抗体

    B. 给新生儿注射破伤风类毒素

    C. 给新生儿注射破伤风抗毒素和类毒素

    D. 怀孕期给母亲注射破伤风抗毒素

    E. 怀孕期给母亲注射破伤风类毒素

9. 目前国内应用的脊髓灰质炎疫苗是

    A. 合成肽疫苗        B. 亚单位疫苗        C. 减毒全微生物疫苗

    D. 重组载体疫苗        E. 重组抗原疫苗

10. 一般只能用于动物免疫的佐剂是

    A. 弗氏佐剂        B. 氢氧化铝        C. 短小棒状杆菌

    D. 细胞壁骨架        E. BCG

11. 下列哪项属于人工主动免疫

    A. 注射丙种球蛋白预防麻疹        B. 接种卡介苗预防结核

    C. 注射胸腺素治疗恶性肿瘤        D. 静脉注射 CIK 细胞治疗肿瘤

    E. 注射抗毒素治疗白喉

12. 有关活疫苗的特点哪项是错误的

    A. 接种量少        B. 接种次数少        C. 易保存

D. 免疫效果好　　　　　　E. 有效免疫力维持时间长

13. 下列哪项不是死疫苗的特点

A. 接种剂量较大　　　　B. 免疫效果好　　　　　C. 一般需接种 2 ~ 3 次

D. 疫苗较易保存　　　　E. 不能诱导局部免疫

14. 下列哪项属于人工主动免疫

A. 通过胎盘、初乳获得的免疫　　　　B. 通过隐性感染获得的免疫

C. 通过注射类毒素获得的免疫　　　　D. 通过注射丙种球蛋白获得的免疫

E. 通过患感染性疾病获得的免疫

15. 下列哪项属于人工被动免疫

A. 通过胎盘、初乳获得的免疫　　　　B. 通过患感染性疾病获得的免疫

C. 通过注射疫苗获得的免疫　　　　　D. 通过注射抗毒素获得的免疫

E. 通过注射类毒素获得的免疫

16. 关于抗毒素的使用，哪项是错误的

A. 可能发生过敏反应

B. 治疗时要早期足量

C. 可作为免疫增强剂给儿童多次注射

D. 对过敏机体应采取脱敏疗法

E. 注射前应做皮试

17. 下列不属于人工主动免疫特点的是

A. 接种物常为抗原性物质　　　　B. 发挥作用较快

C. 免疫力维持时间较长　　　　　D. 主要用于预防

E. 也可以用于肿瘤的免疫治疗

18. 下列哪种不是人工被动免疫的生物制品

A. 抗毒素　　　　　　B. 单克隆抗体　　　　　C. 丙种球蛋白

D. 类毒素　　　　　　E. 基因工程抗体

19. 不属于人工主动免疫的是

A. 白喉类毒素　　　　B. 破伤风抗毒素　　　　C. 卡介苗

D. 百日咳疫苗　　　　E. 脊髓灰质炎疫苗

20. 不属于人工被动免疫的是

A. 破伤风抗毒素　　　　　　B. 静脉注射用免疫球蛋白

C. 胎盘免疫球蛋白　　　　　D. 白喉类毒素

E. 血浆免疫球蛋白

21. 对灭活疫苗叙述有误的是

A. 用免疫原性强的病原体灭活制成

B. 需多次接种

C. 注射的局部和全身反应较重

D. 保存比活疫苗方便

E. 能诱导细胞免疫形成和特异性抗体产生

22. 对减毒活疫苗叙述有误的是

    A. 用减毒或无毒活病原体制成

    B. 一般只需接种一次

    C. 比死疫苗更安全

    D. 保存要求比死疫苗高

    E. 能诱导细胞免疫形成和特异性抗体产生

**B 型题**

题 23 ~ 26

    A. 自然主动免疫        B. 自然被动免疫        C. 人工主动免疫

    D. 人工被动免疫        E. 过继免疫

23. IgG 通过胎盘为

24. 接种疫苗为

25. 病毒感染为

26. 注射丙种球蛋白

题 27 ~ 30

    A. 自然主动免疫        B. 人工主动免疫        C. 自然被动免疫

    D. 人工被动免疫        E. 过继免疫

27. 婴儿从母体获得免疫力为

28. 注射抗原物质获得免疫力为

29. 隐性感染获得免疫力为

30. 注射抗体制剂获得免疫力为

# 二、拓展层次

**X 型题**

1. 用于人工主动免疫的生物制品有

    A. 减毒全微生物疫苗        B. 灭活全微生物疫苗

    C. 类毒素        D. 免疫血清

    E. 胎盘免疫球蛋白

2. 用于人工被动免疫的生物制品有

    A. 白介素        B. 干扰素        C. 类毒素

    D. 抗生素        E. 植物血凝素

3. 常用的减毒全微生物疫苗有

    A. 乙肝血源疫苗        B. 脊髓灰质炎疫苗        C. 麻疹疫苗

    D. 卡介苗        E. 腮腺炎病毒疫苗

4. 常用的灭活全微生物疫苗有

    A. 乙肝血源疫苗        B. 脊髓灰质炎疫苗        C. 狂犬病疫苗

D. 卡介苗　　　　　　　　E. 百日咳杆菌疫苗

5. 人工主动免疫的特点是

    A. 免疫力出现快　　　　　B. 主要用于预防　　　　　C. 输入抗原物质

    D. 免疫力出现慢　　　　　E. 具有免疫记忆性

6. 人工被动免疫的特点是

    A. 免疫力出现快　　　　　　　　　B. 接种后立即生效

    C. 既可用于预防也可用于治疗　　　D. 输入抗原物质

    E. 免疫力维持时间长

7. 在我国所有儿童都必须接受免疫接种预防的疾病是

    A. 麻疹　　　　　　　　　　　　　B. 腮腺炎　　　　C. 脊髓灰质炎

    D. 流行性感冒　　　　　　　　　　E. 卡介苗

8. 通常用灭活全微生物疫苗免疫接种预防的疾病是

    A. 霍乱　　　　　　　　　　B. 破伤风　　　　C. 鼠疫

    D. 百日咳　　　　　　　　　E. 炭疽

9. 通过接种经甲醛处理的毒素来免疫预防的疾病是

    A. 白喉　　　　　　　　　　B. 霍乱　　　　C. 破伤风

    D. 肉毒中毒　　　　　　　　E. 流感

10. 减毒全微生物疫苗的特点是

    A. 由弱毒的或无毒的病原体制成　　B. 接种次数少

    C. 反应较小　　　　　　　　　　　D. 免疫维持时间较长

    E. 可同时刺激体液免疫和细胞免疫

11. 免疫功能低下的人不宜接种的生物制品是

    A. 类毒素　　　　　　　　B. 抗毒素　　　　　C. 脊髓灰质炎疫苗

    D. 卡介苗　　　　　　　　E. 人免疫球蛋白

12. 属于被动免疫治疗的是

    A. 合成肽　　　　　　　　B. 单抗制剂　　　　C. 免疫球蛋白

    D. 重组抗原　　　　　　　E. 细胞因子

13. 下列哪些是人工主动免疫的生物制品

    A. 疫苗　　　　　　　　　B. 抗毒素　　　　　C. 丙种球蛋白

    D. 瘤苗　　　　　　　　　E. 类毒素

14. 目前使用或研制的疫苗有哪些

    A. 死疫苗　　　　　　　　B. 活疫苗　　　　　C. DNA 疫苗

    D. 亚单位疫苗　　　　　　E. 基因工程疫苗

**填空题**

15. 人体通过【1】和【2】两种方式获得特异性免疫力。自然免疫包括自然主动免疫和【3】，前者是指机体【4】后获得的特异性免疫力，而后者是指通过来自母体【5】获得的特异性免疫力。人工免疫包括【6】和人工被动免疫，前者是指给人应用【7】获得特异性免疫力的方法，而后者是指给人应用【8】获得特异性免疫力的方法。

16. 用于人工主动免疫的疫苗有【9】、【10】、【11】、【12】、【13】、【14】、【15】和【16】。

17. 用于人工被动免疫的生物制品有【17】、【18】和【19】等。

**名词解释**

18. 人工主动免疫　　　19. 人工被动免疫　　　20. 疫苗

21. 全微生物疫苗　　　22. 大分子疫苗　　　　23. 类毒素

24. 亚单位疫苗　　　　25. 合成肽疫苗　　　　26. 重组载体疫苗

27. DNA 疫苗　　　　　28. 佐剂

**问答题**

29. 试比较人工主动免疫和人工被动免疫有何不同。

30. 试比较减毒全微生物疫苗和灭活全微生物疫苗的优缺点。

31. 世界卫生组织认为一个理想的疫苗应具备的条件有哪些？

**病例分析题**

32. 破伤风抗毒素的应用：患者王某，男，37 岁。因张口受限 3 天来诊。自述 1 周前在家具生产车间工作时不慎被生锈的铁钉刺破脚掌，当地医生清创缝合，2 天前拆线，遂出现张口受限，颈背疼痛。

**体格检查：**体温 38.5℃，P 113 次 / 分，R 26 次 / 分，BP 125/76mmHg，神志清楚，张口度 0.4cm，咬肌和颈部肌肉张力增高，无全身抽搐；两侧咬肌神经封闭后张口可达正常。

**实验室检查：**血白细胞 $12 \times 10^9$/L，血小板 $70 \times 10^9$/L，血红蛋白 88g/L。

**初步诊断：**破伤风梭菌感染。给予破伤风抗毒素 34000U/ 日，肌注地西泮。症状缓解，巩固治疗 6 日后出院。

**问题**

（1）案例中王某抗毒素注射属于何种免疫治疗方法？

（2）抗毒素注射的原则和注意事项是什么？

（官　杰）

**ℯ 参考答案**

# 第二十五章 免疫学检测技术

## 【复习纲要】

### 一、抗原-抗体反应

抗原与抗体发生结合反应的物质基础是抗原的抗原决定簇与抗体结合部位之间的结构互补性，两者相互结合，在盐离子存在时多分子聚合，分子比例恰当时出现可见反应。根据抗原的物理性状及参加反应的成分不同，可将抗原-抗体反应分为沉淀反应、凝集反应、补体结合反应及中和反应等。

1. 沉淀反应  是指可溶性抗原与相应抗体结合后出现沉淀物的现象。沉淀反应大多用固体琼脂凝胶为介质进行琼脂扩散或免疫扩散。即可溶性抗原与抗体在凝胶中扩散，在比例恰当处相遇时形成可见的白色沉淀。最常用的沉淀反应是琼脂沉淀反应、双向免疫扩散、单向免疫扩散、对流免疫电泳、火箭电泳、免疫比浊及免疫电泳。利用沉淀反应技术可以检测体液中各种蛋白成分，如甲胎蛋白、乙型肝炎表面抗原及血清蛋白等。

2. 凝集反应  是指在颗粒性抗原或吸附于颗粒上的可溶性抗原（抗体）中加入相应的抗体（或抗原），在电解质存在的条件下出现凝集物的现象。凝集反应可分为直接凝集反应、间接凝集反应、间接凝集抑制试验、协同凝集试验和抗球蛋白试验等几种。凝集反应常用于菌种鉴定、血型鉴定及诊断某些传染病和肿瘤。

3. 免疫标记技术  是指用荧光素、放射性核素或酶等示踪物质标记抗体（或抗原）后，再进行的抗原-抗体反应。标记物与抗体或抗原的化学连接未改变抗体或抗原的免疫学特性，而同时标记物的化学特性仍然存在，因而极大地提高了反应的灵敏度，可对微量物质进行定性、定量或定位检测。免疫标记技术主要有三种基本类型，即免疫荧光技术、免疫酶技术和放射性核素标记技术。

（1）免疫荧光技术：也称荧光抗体技术，是用荧光素标记抗体球蛋白，然后将其与可能含有相应抗原的细胞或组织切片反应，最后在荧光显微镜下观察荧光，从而达到诊断或定位的目的。免疫荧光技术有直接法、间接法和间接补体增强法。

（2）免疫酶技术：是将抗原-抗体反应与酶高效催化底物的作用相结合的一种方法。其中的免疫组化技术和酶免疫测定是实验室常用的检测手段。酶联免疫吸附试验（ELISA）是利用抗原或抗体能吸附到固相载体表面的特性，使抗原-抗体反应在固相载体表面进行的免疫酶技术。ELISA 方法用途广泛，敏感性高，既可检测微量抗体（ELISA 间接法），亦可定量微量抗原（ELISA 双抗体夹心法）。

（3）放射性核素标记技术：是把放射性核素分析的高度灵敏性和抗原-抗体反应的特异性结合起来的检测技术。最常用的方法是放射免疫分析。其原理是放射性核素标记的已知标准抗原，与待测的同种抗原共同竞争有限数量的特异性抗体，通过分别测定复合物中抗原和游离抗原的放射性，从标准曲线上查找待测抗原的含量。

## 二、淋巴细胞检测技术

1. 淋巴细胞的分离　常用淋巴细胞分离液密度梯度离心法分离外周血单个核细胞，然后根据相应淋巴细胞表面标志进行淋巴细胞亚群的分离和鉴定。常用的 E 花环分离法可纯化 T 细胞。利用 B 细胞和单核细胞的黏附性，可用尼龙纤维将其与非黏附性 T 细胞分离。流式细胞术是当今实验室最常用的分离和鉴定各类淋巴细胞的方法。另外，免疫荧光法、磁珠分离术亦可用于淋巴细胞的分离和鉴定。

2. 淋巴细胞功能测定技术　淋巴细胞功能测定技术包括体内法和体外法两种。体内法是常用的检测 T 细胞免疫功能的方法。通过皮内注射抗原引发的注射局部的炎症反应，来判断细胞免疫功能。常用于检测免疫缺陷病和观察肿瘤患者的免疫功能、疗效和愈后。体外法中的 T、B 细胞增殖试验是通过特异性抗原物质（如 PHA，ConA，LPS 等）对 T、B 细胞刺激而诱导的淋巴细胞母细胞化的转化率来判断 T、B 细胞的免疫功能。常用 $^{51}$Cr 释放法或 LDH 方法检测 CTL 细胞或 NK 细胞介导的细胞毒效应。酶联免疫斑点法是在 ELISA 基础上建立的检测抗体产生细胞或细胞因子分泌细胞的检测方法。

## 三、细胞因子检测技术

1. 生物活性测定法　可根据细胞因子的生物学活性，选择相应的试验体系，包括细胞增殖法、直接杀伤法、保护细胞免受病毒致病变法等。如选择细胞因子依赖细胞株，其增殖反应与细胞因子的含量呈正相关，由此通过细胞株的增殖水平可确定样品中细胞因子的含量。

2. ELISA 检测　用细胞因子单克隆抗体包被固相的双抗体夹心法，测定细胞因子如 IL-2、IL-5、IL-6 等。亦可用荧光素标记细胞因子抗体，对细胞内细胞因子作染色，直接以 FACS 测定产生该细胞因子的细胞数量。

3. PCR 检测：根据编码细胞因子的核酸序列，设计特定细胞因子的引物，利用反转录 PCR 测定待检细胞中特异的细胞因子 mRNA。该方法可用于多种细胞因子的测定。

## 四、免疫学常用的分子生物学技术

1. 免疫印迹试验　又称 Western 印迹法。将凝胶电泳与固相免疫结合，把电泳分区的蛋白质转移至固相载体，再用酶免疫、放射免疫等技术测定。该法能分离分子大小不同的蛋白质并确定其分子量。常用于检测多种病毒的抗体或抗原。

2. 免疫 PCR　是将免疫反应的特异性与 PCR 的敏感性相结合的一种免疫学检测技术。其原理是用一段已知的 DNA 分子作为标记物结合一抗或二抗后去检测相应抗原或抗体，再用 PCR 法扩增此段 DNA 分子，琼脂糖电泳定性，根据该 DNA 分子的存在与否，确定检测结果。该法敏感性高于放射免疫，可达 fg/mL 水平，特别适合于体液中含量甚微的抗原或抗体的检测。

3. 免疫沉淀 免疫沉淀法应用于蛋白质混合物中靶抗原的定性与定量。其主要步骤是用放射性核素标记靶蛋白的细胞后，裂解细胞，再加入特异性抗体形成免疫复合物，沉淀靶蛋白，电泳分析免疫沉淀物中的放射性标记蛋白。

# 【习题部分】

## 一、基础层次

### A 型题

1. 用于检测细胞免疫的免疫学技术是
   A. 对流免疫电泳　　　　　B. E 玫瑰花环形成试验　　　C. 溶血蚀斑试验
   D. 直接凝集反应　　　　　E. 协同凝集试验

2. 抗原 – 抗体反应的适宜酸碱度是
   A. pH=2　　　　　　　　B. pH=9　　　　　　　　　C. pH=5
   D. pH=10　　　　　　　　E. pH=7

3. 双抗体夹心法检测血清中的甲胎蛋白（AFP），应选择的固相包被物是
   A. 纯化的 AFP　　　　　　B. 抗 AFP 抗体　　　　　　C. 酶标抗 AFP 抗体
   D. 酶标记 AFP　　　　　　E. 放射性核素标记 AFP 抗体

4. 凝集反应和沉淀反应的本质区别在于
   A. 所用的溶液不同　　　　　　　　　B. 支持物不同
   C. 检测的抗体不同　　　　　　　　　D. 检测的抗原物理性质不同
   E. 需要的辅助试剂不同

5. 下列方法中，用于检测人类 B 细胞功能的实验是
   A. E 花环试验　　　　　　B. 溶血蚀斑试验　　　　　　C. 肥达反应
   D. 结核菌素试验　　　　　E. 锡克试验

6. 补体结合试验阳性结果为
   A. 红细胞凝集　　　　　　B. 红细胞不凝集　　　　　　C. 红细胞溶解
   D. 红细胞不溶解　　　　　E. 无红细胞参与

7. 用于吞噬细胞吞噬功能测定的实验是
   A. $^3$H–TdR 掺入法　　　　B. ELISA　　　　　　　　　C. 免疫 PCR
   D. MTT 法　　　　　　　　E. 硝基蓝四氮唑还原试验

8. 用于检测 CTL 杀伤活性的常用实验是
   A. 免疫电泳　　　　　　　B. 流式细胞分析法　　　　　C. LDH 释放法

D. 溶血反应　　　　　　　　E. ELISA

9. 下列方法中，检测体液中微量抗原较敏感的方法是
    A. 间接凝集试验　　　　　　　　B. 反向间接凝集试验
    C. 单向琼脂扩散试验　　　　　　D. 双向琼脂扩散试验
    E. 免疫电泳

10. 下列方法中，检测外周血 T 细胞数量较好的方法是
    A. E 花环试验　　　　　　　　B. EA 花环试验
    C. EAC 花环试验　　　　　　　D. 流式细胞仪检测 CD3 阳性细胞数
    E. 用流式细胞仪检测 mIg⁺ 细胞数

11. 抗原抗体结合涉及
    A. 共价键相互作用　　　　　　B. Fc 段的稳定作用
    C. 借助于 C2–C4 的稳定作用　　D. 电解质的作用
    E. 以上全部

12. 与相应抗体结合后可出现沉淀的抗原是
    A. 人红细胞　　　　　B. 细胞裂解液　　　　　C. 细菌
    D. 肿瘤细胞　　　　　E. 羊红细胞

13. 下列实验中有补体参与的实验是
    A. 免疫电泳　　　　　B. 溶血蚀斑试验　　　　C. 免疫比浊
    D. ELISPOT　　　　　E. 单向免疫扩散

14. 应用酶联免疫测定法检测某种抗体时，最后一步加入酶底物显色，所测定的颜色的光密度值
    A. 同病人血清中特异性抗体的浓度成正比
    B. 同病人血清中特异性抗体的浓度成反比
    C. 同固相上结合的抗原成正比
    D. 同酶标记的抗体浓度成正比
    E. 同酶底物的浓度成反比

15. 红细胞凝集反应属于
    A. 间接凝集反应　　　　B. 直接凝集反应　　　　C. 间接凝集抑制试验
    D. 协同凝集试验　　　　E. 抗球蛋白试验

16. 下列反应中属于凝集反应的是
    A. 单相免疫扩散试验　　B. 双向免疫扩散试验　　C. 抗球蛋白反应
    D. 火箭电泳　　　　　　E. 对流免疫电泳

17. 乳胶妊娠诊断试验的本质是
    A. 间接凝集试验　　　　B. 正向间接凝集试验　　C. 反向间接凝集试验
    D. 间接凝集抑制试验　　E. 直接凝集试验

18. 单向混合淋巴细胞反应试验的主要反应细胞是
    A. 巨噬细胞　　　　　B. B 淋巴细胞　　　　　C. T 淋巴细胞

D. NK 细胞　　　　　　　　E. 中性粒细胞

19. 在下列抗原抗体反应中，敏感性最高的试验方法是
    A. 双向琼脂扩散试验　　　B. 补体结合试验　　　　C. 酶联免疫吸附试验
    D. 固相放射免疫　　　　　E. 间接免疫荧光试验

20. ELISA 间接法的原理是
    A. 已知抗原 – 待检抗体 – 酶标记抗球蛋白 – 酶底物
    B. 待测抗原 – 已知抗体 – 酶标记抗球蛋白 – 酶底物
    C. 待测抗体 – 已知抗原 – 酶标记抗球蛋白 – 酶底物
    D. 已知抗体 – 待测抗原 – 酶标记抗球蛋白 – 酶底物
    E. 已知抗原 – 酶标记抗体 – 待测抗体 – 酶底物

21. 溶血蚀斑试验可用于检测
    A. 红细胞功能　　　　　　B. T 细胞功能　　　　　C. DC 细胞功能
    D. B 细胞功能　　　　　　E. 抗体形成细胞功能

22. 直接凝集反应常用于下列哪种鉴定
    A. ABO 血型　　　　　　　B. 可溶性抗原　　　　　C. 液相内微量抗原
    D. 细胞毒活性　　　　　　E. ADCC 作用

23. 在间接凝集反应中，常被用作载体的物质是
    A. 红细胞　　　　　　　　B. NK 细胞　　　　　　C. T 细胞
    D. B 细胞　　　　　　　　E. 中性粒细胞

24. 实验室常用的双向免疫扩散技术属于
    A. 凝集反应　　　　　　　B. 沉淀反应　　　　　　C. 免疫酶标记技术
    D. 放射性核素标记技术　　E. 免疫印迹技术

25. 用于检测 NK 细胞、吞噬细胞细胞毒作用的检测方法是
    A. ELISA 法　　　　　　　B. MTT 法　　　　　　　C. 淋巴细胞体外转化试验
    D. ADCC 试验　　　　　　E. 免疫沉淀反应

26. 常用于外周血 T 细胞亚群检测的方法是
    A. 免疫荧光法　　　　　　B. 免疫 PCR　　　　　　C. 细胞毒试验
    D. 凝集反应　　　　　　　E. 中和试验

27. 免疫组化技术中常用的酶是
    A. 淀粉酶　　　　　　　　B. 核糖核酸酶　　　　　C. 辣根过氧化物酶
    D. 质膜 ATP 酶　　　　　　E. 铁氧化还原

28. 将抗原抗体反应与 PCR 技术结合在一起检测微量抗原的方法是
    A. 免疫印迹试验　　　　　B. 免疫 PCR　　　　　　C. PCR 检测技术
    D. 免疫沉淀　　　　　　　E. 间接凝集抑制试验

29. ELISA 方法中的双抗体夹心法可用于检测
    A. 微量抗原　　　　　　　B. CTL 活性　　　　　　C. 抗体产生细胞
    D. 血清抗体　　　　　　　E. NK 活性

30. 乳酸脱氢酶释放试验常用来检测

    A. 抗体活性              B. 补体活性              C. NK 细胞的细胞毒活性

    D. 抗原的性状            E. 巨噬细胞的吞噬功能

31. 细胞增殖程度除用 $^3$H–TdR 参入法外，还可应用的检测方法是

    A. 乳酸脱氢酶释放法       B. MTT 法              C. ADCC 试验

    D. CDC 试验              E. ELISOP 法

32. 下列方法中，常用于细胞因子检测的是

    A. ELISA                  B. LDH 释放法          C. 免疫电泳

    D. 沉淀反应             E. 放射性核素标记技术

33. 下列关于抗原抗体反应叙述错误的是

    A. 特异性结合           B. 可逆性结合          C. 按比例结合

    D. 结合即现可见反应     E. 共价结合

34. 抗原抗体结合出现可见反应的必要条件之一是

    A. 抗体多于抗原        B. IgM 类抗体        C. 抗原抗体分子比例适当

    D. 共价结合           E. 可逆性结合

35. 在下列实验方法中，与抗原抗体反应无关的是

    A. ELISA                  B. 免疫比浊            C. RIA

    D. E 花结试验           E. 免疫印迹

36. 在下列实验方法中，与抗原抗体反应无关方法是

    A. 补体结合试验              B. 双向免疫扩散

    C. 血凝抑制试验              D. 密度梯度离心法分离外周血单个核细胞

    E. 免疫印迹

37. 在下列实验方法中，与颗粒抗原有关方法是

    A. 免疫电泳              B. 单扩               C. 直接凝集试验

    D. ELISA                  E. 双向免疫扩散

38. 在下列实验方法中，与可溶性抗原无关的是

    A. 单向免疫扩散           B. 双向免疫扩散       C. 对流免疫电泳

    D. ELISA                  E. 直接凝集试验

39. 在下列方法中，Ig 定量较准确快速的方法是

    A. 单向免疫扩散           B. 双向免疫扩散       C. 免疫电泳

    D. 免疫比浊法           E. ELISA

40. 在下列实验方法中，与免疫标记无关的是

    A. ELISA                  B. 免疫组化法         C. ELISPOT 法

    D. 溶血蚀斑试验          E. Western blot

41. 在下列实验方法中，与免疫标记无关的是

    A. Western blot         B. 化学发光免疫分析     C. RIA

    D. RIA                 E. 免疫组化法

42. 在下列实验方法中，与免疫标记无关的是
    A. BAS-ELISA      B. ELISPOT 法      C. EIA
    D. MTT 法      E. 免疫组化法

43. 在下列实验方法中，测定细胞免疫功能的方法是
    A. 青霉素皮试      B. OT 试验      C. 锡克试验
    D. 破伤风抗毒素皮试      E. BAS-ELISA

44. 在下列实验方法中，测定非特异性细胞免疫功能的方法是
    A. CTL 毒力试验      B. PHA 诱导的淋转试验      C. E 花结试验
    D. MLR      E. ELISA

45. 在下列实验方法中，检测抗体生成细胞数的方法是
    A. 细胞毒试验      B. E 花结试验      C. 溶血蚀斑试验
    D. PHA 致淋转      E. 磁珠分离法

46. 在下列实验方法中，检测 T 细胞数的方法是
    A. 细胞毒试验      B. E 花结试验      C. 溶血蚀斑试验
    D. PHA 致淋转      E. 免疫荧光法

47. 在下列实验方法中，检测 NK 细胞杀伤作用的方法是
    A. 细胞毒试验      B. 花结试验      C. 溶血蚀斑试验
    D. PHA 致淋转      E. 免疫荧光法

48. 在下列实验方法中，免疫细胞快速分离和鉴定的技术是
    A. 磁珠分离法      B. 尼龙毛分离      C. 流式细胞术
    D. 免疫荧光法      E. PHA 致淋转

49. 在下列实验方法中，与 B 细胞功能测定无关的方法是
    A. B 细胞增殖试验      B. 溶血空斑试验      C. ELISOPT 法
    D. E 花结试验      E. 尼龙毛分离法

50. 在下列实验方法中，与 T 细胞功能测定无关的方法是
    A. T 细胞增殖试验      B. 细胞毒试验      C. CK 测定
    D. 溶血蚀斑试验      E. 磁珠分离法

**B 型题**

题 51～52
    A. 凝集反应      B. 沉淀反应      C. 火箭电泳
    D. 放射免疫测定      E. 补体结合试验

51. 下列方法中，测定抗体最敏感的方法是

52. 测定抗原最敏感的方法是

题 53～57
    A. 直接凝集反应      B. 间接凝集反应      C. ELISA
    D. 协同凝集反应      E. Coombs 试验

53. 用乳胶作载体吸附抗原检测患者血清抗体的试验是

54. 用含蛋白 A 的金黄色葡萄球菌检测可溶粒性抗原与抗体反应的试验是

55. 细胞因子定量检测常用的是

56. 用抗人球蛋白抗体检测抗血细胞抗体的试验是

57. 诊断伤寒或副伤寒的肥达反应是

题 58～60

    A. E 花环分离法        B. 尼龙纤维分离法        C. 免疫荧光法

    D. 流式细胞术        E. 磁珠分离术

58. 利用成熟 T 细胞表面的 CD2 分子获取纯化 T 细胞的方法是

59. 利用磁性微球对细胞进行分离的方法是

60. 用于细胞鉴定及分类收集的方法是

## 二、拓展层次

### X 型题

1. 能够用来检测可溶性抗原的试验是

    A. 协同凝集试验        B. 间接凝集试验

    C. 间接凝集抑制试验        D. 直接凝集试验

2. 可用来进行定量检测的试验是

    A. 肥达反应        B. 补体结合试验

    C. 单向琼脂扩散        D. 直接凝集试验

3. 影响抗原抗体反应的主要因素是

    A. 温度        B. 反应时间

    C. 电解质浓度        D. 酸碱度

4. 免疫学常用的分子生物学技术是

    A. 免疫印迹技术        B. 免疫 PCR

    C. 免疫沉淀试验        D. 中和反应

5. 检测 $CD8^+T$ 细胞介导的细胞毒试验是

    A. $^{51}Cr$ 释放试验        B. $^{125}I-UdR$ 参与法

    C. ADCC 试验        D. 免疫沉淀反应

6. 在体外能刺激 T 细胞转化的物质是

    A. PHA        B. 结核菌素

    C. 抗 CD3 抗体        D. SPA

7. 免疫标记技术主要包括

    A. 放射性核素标记技术        B. 免疫比浊技术

    C. 免疫荧光技术        D. 免疫酶技术

8. 下列实验过程哪些与免疫印迹有关

    A. 电泳分离：将含抗原的样品用高分辨率的 SDS- 聚丙烯酰胺凝胶电泳进行分离

    B. 转膜：将电泳后的蛋白质由凝胶中转移至转印膜上

C. 免疫学反应：加特异性抗体、酶标抗体

D. 加底物显色

9. 下列叙述哪些描述与凝集反应有关。

A. 反应分两阶段　　　　　　　　B. 颗粒性抗原

C. 酶促反应　　　　　　　　　　D. 可溶性抗原

10. 下列技术哪些与免疫 PCR 技术有关

A. 抗原抗体反应　　　　　　　　B. 连接分子参加

C. PCR 反应　　　　　　　　　　D. 细胞毒作用

11. 下列方法中，可用于 NK 细胞活性测定的方法有

A. MTT 比色法　　　　　　　　　B. $^{51}$Cr 释放试验

C. 乳酸脱氢酶释放试验　　　　　D. 免疫电泳

12. 下列技术中，哪些与沉淀反应有关?

A. 颗粒性抗原　　　　　　　　　B. 可溶性抗原

C. 免疫复合物　　　　　　　　　D. 沉淀原

**填空题**

13. 影响体外抗原 – 抗体反应的主要因素有【1】、【2】、【3】。

14. 沉淀反应是指用【4】与抗体在凝胶【5】中扩散，在比例适合处相遇时形成可见的白色沉淀【6】。

15. 直接凝集反应是【7】与相应【8】直接结合所出现的凝集现象。本法分【9】法和【10】法。

16. 间接凝集反应是将【11】或【12】吸附于一种与免疫无关的一定大小的【13】表面，然后与相应抗体或抗原作用，在【14】存在的条件下发生的凝集反应。

17. 金黄色葡萄球菌细胞壁成分中的 A 蛋白（SPA）能与人及多种哺乳动物血清中 IgG 类抗体的【15】段结合。抗体与 SPA 结合后，其【16】段与特异性抗原结合后出现特异的凝集现象称为【17】。

18. 免疫标记技术是指用【18】、【19】或【20】等示踪物质标记抗体或抗原进行的抗原 – 抗体反应，因反应的灵敏度被极大地提高，可以对微量物质进行定性、定量或定位检测。

19. 常用的 ELISA 检测法有间接法和双抗体夹心法。ELISA 大致可分为【21】、【22】和【23】三个步骤。

8. ADCC 试验用于检测【24】、【25】及【26】的细胞毒作用。

**判断改错题**

21. 抗原抗体的结合是分子表面的共价健结合，一旦结合，则不发生解离。

22. 抗原抗体反应中的等价带表示抗原抗体比例适合，形成大量沉淀物，上清液中几乎不存在未结合的抗原或抗体。

23. 将可溶性抗原吸附于一种与免疫无关的一定大小的微粒表面，然后与相应抗体作用，在电解质存在的条件下发生的凝集反应被称为间接凝集抑制试验。

24. 免疫酶染色又称免疫组化技术，主要用于检测细胞内、组织内的抗原。酶标抗体与抗

原发生特异性结合后加入底物，底物在酶作用下发生组织化学反应，产生有色物质。

25. E 花环分离法主要用于 B 细胞的分离和纯化。

26. 利用尼龙纤维分离法可将 T、B 细胞分离。

27. 在 T 淋巴细胞增殖试验中，转化细胞百分率降低说明细胞免疫功能较高。

28. $^{51}$Cr 释放法和 LDH 法是常用来检测补体依赖的细胞毒试验的检测技术。

29. 将抗原定量地注入皮内，注射局部出现红肿、硬结等炎性反应，其反应本质为体液免疫。

30. 根据抗体的物理性状及参加反应的成分不同，可将抗原抗体反应分为沉淀反应、凝集反应、补体结合反应及中和反应等。

**名词解释**

1. 沉淀反应　　　　　2. 间接凝集反应　　　　　3. 免疫印迹试验
4. 协同凝集试验　　　5. T 细胞增殖试验

**问答题**

1. 简述 ELISA 方法的原理及步骤。

2. 简述免疫 PCR 的原理及步骤。

（刘永茂）

**ⓔ 参考答案**

# 主要参考文献

[1] 吕昌龙，李殿俊，李一 . 医学免疫学 . 8 版 . 北京：高等教育出版社，2015.

[2] 吕昌龙，李一，任欢 . 医学免疫学复习指南与题集 . 北京：高等教育出版社，2010.